高等医学教育课程同步周周练

外科学周周练

主 编 李 璘 李春云 李玉飞

中国协和医科大学出版社

北 京

图书在版编目（CIP）数据

外科学周周练 / 李璘，李春云，李玉飞主编. —北京：中国协和医科大学出版社，2022.7
（高等医学教育课程同步周周练）
ISBN 978-7-5679-1989-1

Ⅰ.①外…　Ⅱ.①李…②李…③李…　Ⅲ.①外科学－高等学校－习题集　Ⅳ.①R6-44

中国版本图书馆CIP数据核字（2022）第108545号

高等医学教育课程同步周周练
外科学周周练

主　　编：李　璘　李春云　李玉飞
策划编辑：陈　佩
责任编辑：刘　婷　郑成巍
封面设计：许晓晨
责任校对：张　麓
责任印制：张　岱

出版发行：**中国协和医科大学出版社**
　　　　　（北京市东城区东单三条9号　邮编100730　电话010-65260431）
网　　址：www.pumcp.com
经　　销：新华书店总店北京发行所
印　　刷：三河市龙大印装有限公司

开　　本：880mm×1230mm　　1/32
印　　张：15.75
字　　数：380千字
版　　次：2022年7月第1版
印　　次：2022年7月第1次印刷
定　　价：69.00元

ISBN 978-7-5679-1989-1

编者名单

主　　编　李　璘　李春云　李玉飞
编　　者　（按姓氏笔画排序）
　　　　　邓光祁（湖南师范大学医学院）
　　　　　刘达琳（浙江大学医学院附属邵逸夫医院）
　　　　　李　健（湖南师范大学医学院）
　　　　　李　璘（湖南师范大学医学院）
　　　　　李玉飞（湖南师范大学医学院）
　　　　　李春云（湖南师范大学医学院）
　　　　　张国灿（湖南省人民医院）
　　　　　郭妙兰（湖南省人民医院）
　　　　　董运鹏（宜昌市中心人民医院）

前　言

医学专业内容繁多、知识点复杂，需要及时高效地复习才能巩固所学的知识。同时，近年来，医学类考研竞争日趋激烈，对考研复习也提出了更高的要求。客观地讲，师范院校医学院的学生在考研上并不占优，但是湖南师范大学医学院考研成绩却屡创新高。特别在2022年考研难度加大的情况下，上线率达到77.4%，其中不乏北京协和医学院、北京大学、浙江大学等医学名校。这些成绩的取得离不开同学们的刻苦努力，也与学院一线教师多年的教学和考研辅导经验密不可分。为此，我们总结编写了这套丛书，以期让更多的同学受益。

"高等医学教育课程同步周周练"丛书分为《诊断学周周练》《内科学周周练》《外科学周周练》《生理学周周练》《生物化学与分子生物学周周练》5个分册。最大的特点是采用真题解析、知识点加练习题结合的形式，将2012—2022年共11年的考研知识点和真题解析融入临床医学专业的主干核心课程之中，学生在学习对应课程时就可以结合对应分册，进行针对性学习和考研准备，效果远胜于考研前的临时突击。

本套丛书既便于医学本科生同步学习及练习，又可用于考研前自我评估和复习巩固，还可作为高校相关课程及考研辅导教师教学的参考书，对参加执业医师资格考试的考生及住院医师也具有很高的学习参考价值。

本分册《外科学周周练》为《外科学》的配套辅导用书。外科学是临床医学专业的一门专业核心课程，就该门课程的学习和考研而言，有3个共性问题：**记不住**，外科学知识点繁多，知识点学了忘，背了还是忘；**分不清**，具有相似症状或体征的病人诊断却不同，诊断相同的病人又可能表现出不一样的症状和体征；**不会用，**临床思维逻辑性强，面对病人时，不会把所学的理论知识运用到临床实践中。

针对"记不住"的问题，本书以全国高等教育五年制临床医学专业教学大纲和研究生入学考试大纲为依据，在第一部分"考研真题解析"中对外科学的重点、难点、考点进行了总结提炼，帮助学习者快速识别重要知识点。

针对"分不清"的问题，本书在第二部分"知识点总结"中对易混淆及易错知识点进行了对比辨析，帮助学习者快速掌握需要鉴别的知识点。

针对"不会用"的问题，本书在第三部分"拓展练习及参考答案"中强调了知识点在病例中的应用。

本书按照教学日历编排，方便学习者同步使用，李璘、李玉飞负责大纲拟定及全书内容审校；李春云负责编写第1～6周，郭妙兰负责编写第7周，张国灿负责编写第8、9周，董运鹏负责编写第10周，李健负责编写第11周，刘达琳负责编写第12、13周，邓光祁负责编写第14～17周。

尽管力臻完善，但书中难免存在疏漏与不足之处，敬请广大同仁和读者批评指正。

编　者

2022年6月

目　录

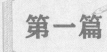

第一篇

外科学总论

第1周　外科疾病、无菌术、麻醉、围手术期处理

笔记

一、考研真题解析

1.（2012年X型题）能达到灭菌效果的制剂包括

　　A．甲醛　　　　　　　B．乙醇　　　　　　　C．过氧乙酸　　　　　　D．氯己定

【答案与解析】　1．AC。甲醛、环氧乙烷、戊二醛、过氧乙酸等都是灭菌剂，可杀灭所有活的微生物。而70%的乙醇、1∶1000氯己定及1∶100苯扎溴铵浸泡，不能杀灭所有的病原微生物，属于消毒剂。

2.（2012年A型题）下列属于清洁伤口的是

　　A．甲状腺手术切口　　　　　　　　　　B．胸部刀割伤后4小时清创伤口

　　C．头面部撞伤14小时的伤口　　　　　　D．胃大部切除术的切口

【答案与解析】　2．A。伤口可分为清洁伤口、污染伤口和感染伤口3大类。甲状腺手术为无菌手术，其切口为无菌切口，属于清洁伤口。胃大部切除术中，胃液可能污

腹腔，其切口为污染伤口。而胸部刀割伤、头面部撞伤均为污染伤口。

3.（2013年A型题）椎管内麻醉时，最先受到阻滞的神经是

A. 交感神经　　　　B. 副交感神经　　　　C. 感觉神经　　　　D. 运动神经

【答案与解析】 3. A。脊神经由前、后根合并而成。前根又称腹根，从脊髓前角发出，由运动神经纤维和交感神经传出纤维（骶段为副交感神经传出纤维）组成；后根又称背根，由感觉神经纤维和交感神经传入纤维（骶段为副交感神经传入纤维）组成，进入脊髓后角。各种神经纤维粗细依次为运动神经纤维、感觉纤维及交感和副交感纤维。因此，交感神经最先被阻滞，且阻滞平面比感觉神经高2～4个节段，运动神经最迟被阻滞，其平面比感觉神经要低1～4个节段。且椎管内麻醉根据局部麻醉药注入的部位不同，可分为蛛网膜下隙阻滞和硬脊膜外隙阻滞。

4.（2013年A型题）肠梗阻患者不宜使用的麻醉药是

A. 氧化亚氮　　　　B. 恩氟烷　　　　C. 异氟烷　　　　D. 七氟烷

【答案与解析】 4. A。氧化亚氮（N_2O）又称笑气，最低肺泡有效浓度（MAC）为105%，麻醉性能较弱，临床上常与其他全身麻醉药复合应用于麻醉维持。N_2O可使体内封闭腔（如中耳、肠腔等）内压升高，故肠梗阻患者不宜应用。恩氟烷麻醉性能较强，临床上一般用于麻醉维持，同时可使眼内压降低，对眼内手术有利。因深麻醉时脑电图显示癫痫样发作，临床表现为面部和肌肉抽搐，有癫痫病史者应慎用。异氟烷麻醉性能强，用于麻醉维持时易保持循环功能稳定，停药后苏醒较快。七氟烷麻醉性能也较强，用面罩吸入诱导时，呛咳和屏气发生率很低。苏醒过程平稳，恶心和呕吐的发生率低。

（5、6题共用选项）（2014年B型题）

A．普鲁卡因　　　　B．利多卡因　　　　C．丁卡因　　　　D．布比卡因

5．毒性反应最小的局部麻醉药是

6．适合于分娩镇痛的局部麻醉药是

【答案与解析】　5．A。普鲁卡因是一种弱效、短时效但较安全的常用局部麻醉药。它的麻醉效能较弱，黏膜穿透力很差，故不用于表面麻醉和硬脊膜外隙阻滞。由于它是临床局部麻醉药中毒性最小的，故适用于局部浸润麻醉。6．D。布比卡因、罗哌卡因与血浆蛋白结合率高，游离药的浓度低，故透过胎盘的量少，均较适用于分娩镇痛，而丁卡因、利多卡因及普鲁卡因均不能应用于分娩镇痛。

7．（2016年A型题）下列幽门梗阻患者术前准备措施中，不合理的是

A．应用广谱抗生素　　　　　　　B．纠正水、电解质失衡

C．禁食、胃肠减压　　　　　　　D．温盐水洗胃

【答案与解析】　7．A。幽门梗阻患者术前准备：先行非手术治疗，放置胃管，进行胃肠减压和引流。高渗温盐水洗胃，以减轻胃壁水肿。同时补液，维持水、电解质、酸碱平衡和营养。如非手术治疗症状未能缓解，可考虑手术治疗。胃内为高酸环境，不需要预防性应用广谱抗生素。

8．（2016年A型题）下列高血压患者的术前处理中，正确的是

A．术前2周停用降压药　　　　　B．入手术室血压骤升者，应果断停止手术

C．血压降至正常后再手术　　　　D．血压在160/100mmHg以下，不予处理

【答案与解析】　8．D。高血压患者应继续服用降压药物，避免戒断综合征。患者

血压在 160/100mmHg 以下，可不必做特殊准备。血压过高者（＞180/100mmHg），术前应选用合适的降压药物，使血压平稳在一定水平，但不要求降至正常后才做手术。对原有高血压病史、进入手术室血压急剧升高者，应与麻醉医师共同处理，根据病情和手术性质，选择实施或延期手术。

9.（2021年A型题）下列关于术前准备的叙述中，错误的是

A．高血压患者应继续服用降压药物，避免戒断综合征

B．确有凝血障碍者，择期手术前应做相应治疗

C．肾功能损害者，在有效的透析疗法治疗后，可耐受手术

D．糖尿病患者须在术前把血糖控制在正常水平

【答案与解析】 9．D。术前准备时，口服降糖药的患者，应继续服用至手术的前一天晚上；禁食患者须静脉输注葡萄糖加胰岛素维持血糖轻度升高状态（5.6 ～ 11.2mmol/L）。

10．（2021年A型题）麻醉平面达脐部时，相对应的脊神经节段是

A．T_6　　　　　　　　B．T_8　　　　　　　　C．T_{10}　　　　　　　　D．T_{12}

【答案与解析】 10．C。脊神经支配平面分别是 T_6 对应剑突下，T_8 对应肋缘，T_{10} 平脐，T_{12} 对应耻骨联合上 2 ～ 3cm。

二、知识点总结

本周知识点考点频率统计见表 1-1。

表1-1 无菌术、麻醉及围手术期处理考点频率统计表（2012—2022年）

年份	无菌术	麻醉				围手术期处理		
		麻醉前准备	全身麻醉	局部麻醉	椎管内麻醉	术前	术后	术后并发症防治
2022								
2021		√			√			
2020								
2019								
2018								
2017								
2016						√		
2015								
2014				√				
2013			√		√			
2012	√						√	

（一）外科疾病的病因分类

见表1-2。

表1-2　外科疾病的病因分类

分类	定义	举例
损伤	由暴力或其他致伤因子引起的人体组织破坏，多需要通过外科方法达到修复和恢复功能的目的	内脏破裂、骨折、烧伤
感染	致病的微生物导致人组织、器官损伤和破坏，形成局限的感染灶或脓肿，常须手术治疗	化脓性阑尾炎、肝脓肿
肿瘤	①良性肿瘤：占大多数，手术切除后可痊愈。②恶性肿瘤：手术能根治、延长生命或缓解症状	脂肪瘤、直肠癌、食管癌
畸形	先天性畸形	唇裂、腭裂、先天性心脏病、肛管直肠闭锁
	后天性畸形	烧伤后瘢痕挛缩
内分泌功能失调	内分泌功能失调所致	甲状腺和甲状旁腺功能亢进症
寄生虫病	寄生虫感染所致	肝棘球蚴病、胆道蛔虫症
其他	—	肠梗阻、尿路梗阻、下肢静脉曲张、门静脉高压症、胆石症、尿路结石、大出血

（二）常见的灭菌、消毒法

主要针对手术器械、物品的几种常见的灭菌、消毒方法见表1-3。

1. **高压蒸汽灭菌法（最常见）**　目前临床中最常见、使用最多，效果很可靠。适用于大多数医用物品，如手术器械、消毒衣巾、布类敷料和玻璃器皿等。高压蒸汽灭菌器分为下排气式和预真空式。

笔记

（1）下排气式灭菌器：由一个有两层壁的耐高压的锅炉构成，分手提式、立式及卧式。

（2）预真空式灭菌器：相对下排气式灭菌器更为先进，提前抽空灭菌器内的空气使其呈真空状态，然后中心供气系统将蒸汽输入至灭菌器。此种灭菌器缩短了灭菌时间，对物品损害较轻。

高压蒸汽灭菌的使用规定：①灭菌包裹的体积不宜过大。②包扎不能过紧，不用绳扎。③灭菌室内不宜排得过紧。④包裹内放置灭菌指示带。⑤包裹上注明灭菌日期，有效日期通常为2周。

表1-3　几种常见的灭菌、消毒方法

设备类别	适用类别	工具/材料	温度（℃）	最短灭菌时间	其他参数
高压蒸汽灭菌法	敷料、器械	下排气式灭菌器	121	敷料30分钟，器械20分钟	压力102.9kPa
		预真空式灭菌器	132～134	4分钟	压力205.8kPa
化学气体灭菌法	不耐高温、湿热的医疗材料，如电子仪器、光学仪器、内镜、心导管、导尿管及其他橡胶制品	环氧乙烷、过氧化氢等离子体、甲醛	37～63	1～6小时	气体有效浓度450～1200mg/L

笔记

续　表

设备类别	适用类别	工具/材料	温度（℃）	最短灭菌时间	其他参数
煮沸法	金属器械、玻璃制品及橡胶类物品	非压力锅	100	消毒15～20分钟，灭菌1小时	—
		压力锅	124	10分钟	压力127.5kPa
药液浸泡法	锐利手术器械、内镜	2%中性戊二醛、10%甲醛、70%酒精、1:1000苯扎溴铵、1:1000氯己定	—	2%中性戊二醛（消毒30分钟，灭菌10小时）	—
干热灭菌法	玻璃、粉剂、油剂	—	160	2小时	—
			170	1小时	—
			180	30分钟	—
电离辐射法	无菌医疗耗材	γ射线、电子射线	—	—	—

　　2. 化学气体灭菌法　适用于不耐高温、湿热的医疗材料，如电子仪器、光学仪器、内镜、心导管、导尿管及其他橡胶制品。主要有环氧乙烷气体灭菌法、过氧化氢等离子体低温灭菌法和甲醛熏蒸灭菌法。

　　3. 煮沸法　适用于金属器械、玻璃制品及橡胶类物品。

　　4. 药液浸泡法　适用于锐利手术器械、内镜等从而达到消毒的目的，须定期更换药液或核对浓度。常用药液有2%中性戊二醛（消毒30分钟，灭菌10小时）、10%甲醛、70%乙醇、1:1000苯扎溴铵、1:1000氯己定等。

5. 干热灭菌法 适用于耐热、不耐湿，蒸汽或气体不能穿透物品的灭菌，如玻璃、粉剂、油剂等。温度不同，灭菌时间不同。

6. 电离辐射法 使用于无菌医疗耗材，如一次性注射器、丝线和一些药品等。

（三）手术人员和患者手术区域的准备

1. 手术人员的术前准备

（1）一般准备：换清洁的鞋子和衣裤，戴好口罩和帽子，口罩需要遮住口鼻，帽子需要遮住头发。剪短指甲，去除甲缘下积垢。手或手臂破损或有化脓性感染时，不能参加手术。

（2）外科手消毒：包括清洁和消毒两个步骤，常用的手消毒剂有乙醇、异丙醇、氯己定、碘附等。最常用的手消毒方法为刷手法，可清除皮肤表面几乎所有暂住菌和少部分常住菌。外科手消毒的方法日渐简化。

（3）穿无菌手术衣和戴手套的方法：须遵循无菌原则。戴手套时，戴了手套的手不能接触未戴手套的内表面，未戴手套的手不能接触手套的外面。

2. 患者手术区的准备 主要目的是清除手术切口处及其周围皮肤上的暂住菌，并抑制常住菌的移动，减少手术部位的相关感染。术前患者沐浴更衣，除局部麻醉外，手术前皮肤消毒应在麻醉后进行。传统的皮肤消毒法是用2.5%～3.0%碘酊，待其干燥后以70%乙醇涂擦2遍以脱去碘酊。新型的皮肤消毒剂为活性碘或活性氯，对皮肤刺激性小。

（1）患者手术区域的消毒规范：①消毒时应从手术区中心向四周涂擦。如为感染部位手术或肛门区手术，则应从手术区外周向感染处或会阴肛门处涂擦。已经接触污染部位的药液纱布，不能再擦清洁区。②手术区皮肤消毒范围要包括手术切口周围15cm的区域。

笔记

笔记

（2）铺无菌单：①目的。除显露手术切口所须最小皮肤区外，遮盖非手术区，尽量减少手术中的污染，为手术操作提供充分的无菌平面。②除手术切开部位外，手术切口周围必须覆盖4层或4层以上的无菌巾。③铺巾原则是先铺相对不洁区，如下腹部、会阴部，最后铺靠近操作者的一侧，并用布巾钳将交角夹住，以防移动。④无菌巾铺设完成，不可随便移动。如果位置不准确，只能由手术区向外移动，不能由外向内移动。

3. 手术进行中的无菌原则

（1）明确无菌区域：手术人员穿无菌手术衣和戴无菌手套之后，个人的无菌空间为肩部以下、腰部以上的身前区（至腋中线）、双侧手臂。手术台及器械推车铺设无菌单后，台面范围也是无菌区。

（2）不可在手术人员的背后传递手术器械或物品。

（3）手术中如果手套破损或接触到有菌地方，应更换无菌手套。如前臂或肘部触碰到有菌地方，应更换无菌手术衣或加套无菌袖套。如果无菌单、布单等已被浸湿，其无菌隔离作用已不再完整，应加盖干的无菌单。

（4）手术前、后清点器械及敷料。

（5）切开和缝合皮肤前消毒。

（6）切口边缘应以无菌大纱布遮盖；切开空腔脏器之前，要先用纱布垫保护周围组织。

（7）手术过程中，同侧手术人员调换位置要正确。

（8）参观手术的人员不能太多，应与手术人员和无菌器械保持30cm以上的距离，尽量减少在手术间的走动。

（9）手术进行时，室内空调口不能吹向手术台，不开窗或用电扇。

（10）所有参加手术人员必须严格遵守无菌制度。对于可疑被污染的物品，一律按污染处理。

（四）麻醉

1. 麻醉前准备

（1）纠正或改善病理生理状态：①营养不良。纠正至血红蛋白≥80g/L、血浆清蛋白≥30g/L，并纠正内环境紊乱。②合并心血管疾病。β受体阻断药用药至手术当天，高血压控制在180/100mmHg以下，避免使用中枢性降压药。③吸烟。术前戒烟2周，进行呼吸功能训练。④糖尿病。血糖≤8.3mmol/L、尿糖低于（＋＋），尿酮阴性；酮症酸中毒：酮体阴性、纠正酸中毒。

（2）胃肠道准备：①择期手术前应常规排空胃，以避免反流误吸、窒息和吸入性肺炎。②择期手术应禁食：至少6小时（易消化的固体食物或非母乳至少6小时，油炸食物、富含脂肪或肉类食物至少8小时）；新生儿、婴幼儿禁食至少4小时（母乳至少6小时，非母乳或婴儿配方奶粉至少6小时）。所有年龄患者术前禁饮2小时。

（3）麻醉前用药的目的：①镇静催眠，遗忘不良刺激。②提高患者的痛阈。③降低迷走神经的不良反射。④抑制腺体分泌。

2. 常用的麻醉药

（1）氧化亚氮：麻醉效能低，故不能单独使用，常与其他全身麻醉药联合使用，可用于牙科或产科镇痛；因可是体内封闭腔内压升高，故肠梗阻、气胸患者不宜使用。

（2）七氟烷：麻醉性能强，对呼吸道无刺激性，适用于吸入诱导。

（3）氯胺酮：起效快，作用时间短，镇痛作用显著，适用于全身麻醉诱导、小儿基础麻醉及成人短小手术麻醉，还常与其他静脉麻醉复合用于麻醉维持，也可作为神经阻滞的辅助用药。

（4）依托咪酯：对循环系统影响小，有轻度扩张冠状动脉作用，适用于全身麻醉诱导，尤其是冠状动脉粥样硬化性心脏病，心功能差，休克和年老体弱患者。

（5）咪达唑仑：短效麻醉镇静作用，有抗焦虑、镇静、催眠、顺行性遗忘、抗惊厥和中枢性肌松弛等作用，适用于术前镇静、麻醉诱导和维持、重症监护室（ICU）患者镇静，也可辅助用药。

3. 椎管内麻醉对机体的影响

（1）对呼吸的影响：取决于阻滞平面的高度。

（2）对循环的影响：①交感神经被阻滞→小动脉舒张→周围阻力下降，静脉扩张→静脉系统内血容量增加→回心血量减少，心输出量降低→低血压。②交感神经阻滞→迷走神经兴奋性增强→心率减慢。

（3）对其他系统的影响：①迷走神经兴奋→胃蠕动增快→恶心、呕吐。②骶神经阻滞→术后尿潴留。

（五）术前准备

1. 手术类型

（1）按照手术的时限性，可分为急症手术、限期手术和择期手术（表1-4）。

（2）按手术的彻底程度，可分为根治性手术、姑息性手术。

（3）按术中与细菌接触的情况，可分为无菌手术、污染手术、感染手术。

（4）按手术的程序计划，可分为一期手术、分期手术。

表1-4 手术时限性分类

类型	特点	举例
急症手术	术前准备时间短，若不及时手术，可能危及生命	各种创伤、急性大出血和急腹症等
限期手术	手术时间可选择，但不能任意延长，否则可能失去手术时机	恶性肿瘤根治术、甲状腺功能亢进症
择期手术	术前准备时间充分，术前准备时间不受疾病限制	胆囊切除术、腹股沟疝修补术、家族性腺瘤切除术

2. 术前准备 见表1-5。

表1-5 术前准备要点

术前准备	具体事项	准备要点
一般准备	心理准备	术前谈话、签署各种知情同意书
	生理准备	适应性锻炼，大小便、咳嗽、吸烟、体位；输血和补液；预防感染，手术区感染、肠道手术、操作时间长、难彻底清创、癌肿及大血管手术、替代品或器官植入需要预防性应用抗生素
		胃肠道准备：①术前8～12小时禁食，4小时禁饮，必要时胃肠减压。②胃肠道手术患者，手术前1～2日开始进流食。③幽门梗阻患者术前洗胃。④结直肠手术，术前1日或当天清晨行清洁灌肠或结肠清洗，并术前2～3日口服肠道制菌药

续 表

术前准备	具体事项	准备要点
特殊准备	营养不良	血浆清蛋白＜30g/L或转铁蛋白＜1.5mg/L时，有低蛋白血症，可予肠内、肠外营养
	脑血管病	脑卒中多发生于术后，对近期有脑卒中史者，择期手术至少推迟2周，最好推迟6周
	心血管病	高血压患者不停药，血压＜160/100mmHg无须应用降压药；血压＞180/100mmHg用合适降压药，不必降至正常；心力衰竭纠正后3～4周可手术；心肌梗死在严密监护下（6个月以上无心绞痛发作者）可手术；急性心肌炎除急症抢救手术外，不做手术；冠状动脉粥样硬化性心脏病易心搏骤停，须注意术中监护
	肺功能障碍	术前2周戒烟，练习深呼吸和咳嗽；慢性阻塞性肺疾病患者，应用氨茶碱等药物；痰液黏稠，雾化吸入；肺功能不全合并感染，术前应用抗生素；哮喘患者应用激素；注意麻醉前用药的安全；急性呼吸道感染，择期手术应推迟至治愈后1～2周
	糖尿病	仅以饮食控制者，不需要特殊准备；口服降糖药患者，继续服用至手术前1日晚；服用长效降糖药，术前2～3日停用；禁食时间不宜过长，须静脉用葡萄糖加胰岛素维持血糖轻度升高状态（5.6～11.2mmol/L）；平时用胰岛素者，应以葡萄糖加胰岛素维持正常糖代谢，手术日清晨停胰岛素；酮症酸中毒患者行急症手术时，应尽可能纠正酸中毒、血容量不足及电解质紊乱
	下肢深静脉血栓的预防	有高危因素者，应预防性使用低分子肝素

（六）术后处理

术后处理要点见表1-6。

笔记

表1-6　术后处理要点

术后处理	处理要点
常规处理	医嘱：术后谈话、诊断、实施手术、监测方法、治疗措施（止痛、抗生素、输液各种导管）
	监测：评估是否需入住重症监护室（ICU）；监测生命体征、尿量、出入量，必要时予有创血流动力学监测，如中心静脉压（CVP）、肺动脉楔压（PAWP）、肺动脉压（PAP）等
	静脉输液：输液量须恰当
	引流管：确保引流管通畅、固定，并记录引流物的量和性质
卧位	全身麻醉未清醒的患者：取平卧位，头转向一侧
	全身麻醉清醒后，不同的手术、不同的患者取不同的体位。具体如下：①蛛网膜下隙阻滞（腰麻），去枕平卧1日。②颅脑手术，15°～30°，头高足低，低斜坡卧位。③颈胸部手术，高半坐位卧式。④腹部手术，低半坐位卧式或低斜坡卧位。⑤脊柱或臀部手术，俯卧或仰卧位。⑥休克，头抬高5°，足抬高20°
活动	与手术大小、耐受程度、病情轻重有关，早期床上活动，早期离床，减少合并症（肺、血栓、尿潴留、腹胀）
缝线拆除	头、面、颈，4～5天；下腹、会阴，6～7天；胸、背、上腹、臀，7～9天；四肢，10～12天；减张缝线，14天。青少年可缩短拆线时间；年老、营养不良者可延迟拆线时间；电刀切口拆线时间可推迟1～2天
胃肠道	非胃肠道手术：应禁食至胃肠道功能恢复（肛门排气）
	胃肠道手术：禁食时间长，直至吻合口愈合，须肠外或鼻肠管肠内营养

笔记

1. **手术缝合切口的分类**　见表1-7。

表1-7　手术缝合切口的分类

类别	别称	举例
Ⅰ类	清洁切口	甲状腺大部切除术
Ⅱ类	可能污染切口	胃、胆囊、皮肤不易彻底消毒部位，6小时内清创的创口，缝合创口再切开
Ⅲ类	污染切口	阑尾穿孔、肠坏死

2. **伤口愈合的分类**

（1）甲级：愈合优良，无不良反应。

（2）乙级：有炎症，如红肿、硬结、血肿、积液等，但未化脓。

（3）丙级：切口化脓，切开引流。

拓展练习及参考答案

　拓展练习

【填空题】

1. 根据病因，外科疾病分为（　）、（　）、（　）、（　）、（　）、（　）及其他7大类。

2. 无菌术包括（　）、（　）、（　）和（　）等。

3. 常用的灭菌方法有（　）、（　）、（　）、（　）、（　）。

4. 药液浸泡法主要适用于（　）、（　）等的消毒。

5．根据手术的时限性，外科手术分为（　　）、（　　）、（　　）3大类。

【判断题】

1．灭菌和消毒都是外科手术的基本操作，其本质相同。

2．煮沸法适用于橡胶类制品的消毒或灭菌，一般情况下，在水中煮沸至100℃并持续30分钟可杀灭一切病原微生物。

3．经高压蒸汽灭菌的物品，其灭菌有效期通常为10天。

4．高血压患者术前应尽可能将血压降至正常。

5．糖尿病患者术前、术中应将其血糖调节至正常。

【名词解释】

1．无菌术

2．全身麻醉

3．局部麻醉

【选择题】

A型题

1．手术进行中，术者前臂碰触了有菌地方，此时应

A．更换另一手套　　　　　　　　　　　　B．重新洗手、穿无菌衣、戴手套

C．用75%乙醇消毒术者前臂衣袖　　　　　D．加套另一无菌袖套

E．重新更换手术无菌单

2．不宜用于会阴部皮肤消毒的是

A．70%乙醇　　　　　　　B．1∶1000新洁尔　　　　　　C．1∶1000氯己定

D．络合碘　　　　　　　　E．商品化会阴部消毒剂

3．甲状腺手术后，术者手套有破口，接连施行手术时，术者双手的消毒方式应为

A. 加戴无菌手套、穿无菌衣   B. 仅更换手套   C. 更换手套，更换手术衣

D. 重新洗手，时间缩短为1分钟   E. 重新洗手

4. 煮沸消毒杀菌，带有芽孢的细菌至少需要

A. 20分钟   B. 30分钟   C. 40分钟

D. 50分钟   E. 60分钟

5. 手术区皮肤消毒范围应包括切口周围

A. 5cm   B. 10cm   C. 15cm

D. 20cm   E. 25cm

6. 手术前准备的最根本目的是

A. 促进切口愈合   B. 防止切口感染   C. 提高对手术的耐受力

D. 预防术中各种并发症   E. 提高手术成功率

7. 阑尾穿孔行阑尾切除术后1周拆线，切口红肿，2天后消失，该切口属于

A. Ⅱ类甲级   B. Ⅱ类乙级   C. Ⅲ类甲级

D. Ⅲ类乙级   E. Ⅲ类丙级

8. 下列关于麻醉前患者准备的叙述，错误的是

A. 合并高血压患者，血压控制在180/100mmHg以下较为安全

B. 合并急、慢性肺部感染者，应用有效抗生素3～5天

C. 有心力衰竭史、心房颤动或心脏明显扩大者，术前3天应停用洋地黄类药物

D. 糖尿病患者空腹血糖不高于8.3mmol/L

E. 小儿术前应至少禁食4小时，禁水2小时

9. 下列防治术后尿潴留的措施，不妥的是

A. 术前练习卧床小便   B. 术前或术后常规放置导尿管   C. 及时恰当地镇静、镇痛

D. 下腹部热敷　　　　　　　　　　E. 情况允许可坐起或站立小便

10. 关于手术后拆线时间，下列说法不正确的是

A. 四肢 10 ～ 12 天　　　　　　B. 下腹部 5 ～ 6 天　　　　　　C. 减张缝合 2 周

D. 胸、上腹部 7 ～ 8 天　　　　E. 头、颈部 4 ～ 5 天

B 型题

（11 ～ 14 题共用选项）

A. 药液浸泡法　　　B. 高压蒸汽灭菌法　C. 化学气体熏蒸法　D. 煮沸法　　　　E. 电离辐射法

11. 大批量的一次性耗材常用的灭菌方法为

12. 敷料、器械最常用的灭菌方法为

13. 锐利的手术器械、内镜常用的快速消毒方法为

14. 导管类物品可用的灭菌方法为

X 型题

15. 下列不违背手术中无菌原则的操作是

A. 皮肤切口前 70% 乙醇涂擦皮肤 1 遍

B. 手术人员术中绕过器械台进行调换位置

C. 术中无菌巾浸湿时，须加盖干的无菌布单

D. 手术开始前、结束后清点敷料及器械

E. 切开空腔脏器前用纱布垫保护周围组织

16. 下列能单独用于 ICU 患者镇静的药物是

A. 氯胺酮　　　　　　　　　　B. 琥珀胆碱　　　　　　　　C. 咪达唑仑

D. 右美托咪定　　　　　　　　E. 维库溴铵

笔记

【问答题】

1. 简述患者手术区的消毒规范。

2. 椎管内麻醉的禁忌证。

3. 男性，48岁，右半结肠癌，准备行根治切除术，如何进行术前准备？

参考答案

【填空题】

1. 损伤；感染；肿瘤；畸形；内分泌功能失调；寄生虫病

2. 灭菌法；抗菌法；操作规则；管理制度

3. 高压蒸汽灭菌法；化学气体灭菌法；煮沸法；干热灭菌法；电离辐射法

4. 锐利手术器械；内镜

5. 急症手术；限期手术；择期手术

【判断题】

1. ×　灭菌和消毒是不同的概念，灭菌指杀灭一切活的微生物，包括芽孢，消毒并未消灭所有微生物。

2. ×　1小时。

3. ×　14天。

4. ×　不必降至正常。

5. ×　围手术期将血糖控制在7.77～9.99mmol/L是较为理想的范围。

【名词解释】

1. 无菌术　由于人体和周围环境中普遍存在各种微生物，在手术、穿刺、插管、注射及换药等过程中，为防止微生物通过这些感染途径导致污染或感染而采取的一系列的操作规范和管理制度。所有医务人员均应遵守这些规范和制度，确保无菌术的实施。

2. 全身麻醉　麻醉药经呼吸道吸入或静脉、肌内注射进入人体内，产生中枢神经系统的抑制，临床表现为神志消失、全身的痛觉丧失、遗忘、反射抑制和一定程度的肌肉松弛。

3. 局部麻醉　用局部麻醉药暂时阻断某些周围神经的冲动传导，使这些神经所支配的区域产生麻醉作用。

【选择题】

A 型题　1. D　2. A　3. E　4. E　5. C　6. C　7. D　8. C　9. B　10. B

B 型题　11. E　12. B　13. A　14. C

X 型题　15. ACDE　16. CD

【问答题】

1. 答案如下：①消毒时应从手术区中心向四周涂擦。如为感染部位手术或肛门区手术，则应从手术区外周向感染处或会阴肛门处涂擦。已经接触污染部位的药液纱布，不能再擦清洁区。②手术区皮肤消毒范围要包括手术切口周围 15cm 的区域。

2. 答案如下：①中枢神经系统疾病。②凝血功能异常。③休克。④穿刺部位皮肤感染。⑤脓毒症。⑥脊柱外伤或结核。⑦急性心力衰竭或冠状动脉粥样硬化性心脏病发作。

3. 答案如下：①一般准备。心理准备；生理准备，适应性锻炼、输血和补液、预防感染、保证营养、胃肠道准备（禁食、禁饮）、保障睡眠、排空膀胱等。②特殊准备。

第2周　内环境紊乱、输血

一、考研真题解析

1.（2016年A型题）女性，30岁。癔症发作后出现手足搐搦、口周麻木，其原因是

　　A. 代谢性酸中毒　　B. 代谢性碱中毒　　C. 呼吸性碱中毒　　D. 呼吸性酸中毒

【答案与解析】　1. C。癔症、忧虑、疼痛、发热、创伤、中枢神经系统疾病、低氧血症、肝衰竭，以及呼吸机辅助通气过度等可引起通气过度，体内生成的二氧化碳（CO_2）排出过多，以致动脉血二氧化碳分压（$PaCO_2$）降低，最终引起呼吸性碱中毒。多数患者有呼吸急促，可有眩晕，手、足和口周麻木及针刺感，肌震颤及手足搐搦，且常有心率加快。

2.（2017年A型题）低钾血症经过补钾治疗仍然不能纠正，应该考虑合并存在的情况是

　　A. 低钠血症　　　　B. 低磷血症　　　　C. 低钙血症　　　　D. 低镁血症

【答案与解析】　2. D。低钾血症易伴发低镁血症，缺镁可引起低钾血症。

3.（2018年A型题）男性，35岁。5小时前重物砸伤双大腿，急诊查血钾6.1mmol/L，心率50次/分，心律不齐。应首先静脉注射的药物是

（4～6题共用题干）（2019年A型题）

男性，45岁。体重65kg。因胆囊结石及胆总管结石行胆囊切除、胆总管切开取石术，手术顺利。手术当天，总输入液量4500ml，出量包括胃肠减压500ml、T管引流450ml、腹腔引流50ml、尿量2500ml。患者心、肾功能及血电解质正常，未用利尿药。

4．术后第1天输液总量应是

A．1500ml B．2000ml C．3500ml D．4500ml

5．患者手术当天的显性额外损失量是

A．1000ml B．2000ml C．2500ml D．3500ml

6．术后第1天的补液中应包括生理盐水

A．500ml B．1000ml C．1500ml D．2000ml

【答案与解析】 4．C。在纠正原有的体液缺失后，应坚持"量入为出"的原则，每日输液量＝每日生理需要量＋累积失水量。该患者每日生理需要量为2500ml水（其中为补充每日4.5g NaCl，约等于须补充0.9% NaCl 500ml）。故术后第1天总输液量＝生理需要量＋累积丢失量＝2500ml＋（500ml＋450ml＋50ml）＝3500ml。5．A。显性失水是指粪便呕吐物、渗出液、引流液等可观察到的液体量总和。该患者显性额外损失量＝胃肠减压＋T管引流＋腹腔引流＝1000ml。6．C。第1天补充的生理盐水＝累积损失量＋生理需要量的Na^+（4.5g NaCl）＝1000ml＋500ml＝1500ml（17mmol/L Na^+相当于1g钠盐）。

7．（2020年A型题）下列液体中，其渗透压高于血浆的是

A．林格（Ringer）液   B．5%葡萄糖溶液

C．5%碳酸氢钠溶液   D．1.87%乳酸钠溶液

【答案与解析】 7．C。5%碳酸氢钠溶液渗透压大于血浆渗透压，属于高渗溶液。Ringer液为生理盐水中加入氯化钾、氯化钙，属于等渗溶液。5%葡萄糖溶液、1.9%尿素、2.5%甘露醇、1.4%的碳酸氢钠和1.87%乳酸钠溶液均属于等渗溶液。

8．（2020年X型题）失血时输血的原则中，正确的有

A．失血量低于总血容量10%时，不需要输血，可待其自行代偿

B．失血量达总血容量10%～20%时，输入晶体液和胶体液

C．失血量达总血容量20%～30%时，可适当输入浓缩红细胞（CRBC）

D．失血量超过总血量30%时，应全部输入全血

【答案与解析】 8．ABC。凡一次失血量低于总血容量10%者，可通过机体自身代偿而无须输血。当失血量达总血容量的10%～20%时，此时可输入适量晶体液、胶体

液或少量血浆代用品。若失血量超过总血容量20%时，除输入晶体液或胶体液补充血容量外，还应适当输入浓缩红细胞以提高携氧能力。原则上，失血量在30%以下时，不输全血；超过30%时，可输全血与CRBC各半，再配合晶体液、胶体液及血浆补充血容量。

9.（2022年A型题）关于高渗性脱水，下列叙述错误的是

A．细胞外液减少　　　　　　　　B．细胞内液增加

C．抗利尿激素分泌增多　　　　　D．醛固酮分泌增多

【答案与解析】　9．B。高渗性脱水即细胞外液减少合并高血钠，细胞外液渗透压升高，细胞内液量、细胞外液量均减少。血浆晶体渗透压升高，刺激下丘脑合成抗利尿激素增多，经下丘脑－垂体束释放增多。高血钠刺激肾素－血管紧张素－醛固酮系统，醛固酮分泌增多。

二、知识点总结

本周知识点考点频率统计见表2-1。

表2-1 内环境紊乱、输血考点频率统计表（2012—2022年）

年份	内环境紊乱											输血			
	等渗性脱水	高渗性脱水	低渗性脱水	水中毒和水肿	高钾血症	低钾血症	镁、钙、磷代谢紊乱	代谢性酸中毒	代谢性碱中毒	呼吸性酸中毒	呼吸性碱中毒	适应证及注意事项	不良反应	自体输血	血液成分制品
2022		√													
2021															
2020	√											√			
2019	√														
2018					√										
2017						√									
2016											√				
2015															
2014															
2013															
2012															

（一）水、钠代谢紊乱

1. **脱水** 脱水是指人体由于饮水不足或消耗、丢失大量水而无法及时补充，导致细胞外液减少而引起新陈代谢障碍的一组临床综合征。

钠排泄特点：多吃多排，少吃少排，不吃不排。

（1）3种类型脱水的含义和特点：见表2-2。

表2-2　3种类型脱水的含义及特点

脱水类型	含义	丢失成分	特点
等渗性脱水	即细胞外液减少而血钠正常	水、钠成比例丢失	血容量减少但血清钠浓度和血浆渗透压仍在正常范围内
低渗性脱水	即细胞外液减少合并低血钠	失钠>失水	血清钠浓度<135mmol/L，血浆渗透压<280mOsm/L，伴有细胞外液量减少
高渗性脱水	即细胞外液减少合并高血钠	失钠<失水	血清钠浓度>150mmol/L，血浆渗透压>310mOsm/L，细胞外液量和细胞内液量都减少

（2）3种类型脱水的病因：见表2-3。

表2-3　3种类型脱水的病因

脱水类型	病因	举例
等渗性脱水	消化液急性丢失	肠外瘘、大量呕吐、腹泻
	体液丢失在感染区或软组织内	腹腔内或腹膜后感染、肠梗阻等
	体液大量渗出或引流	大量抽放胸腔积液、腹水，大面积烧伤等

续　表

脱水类型	病因	举例
低渗性脱水	经消化液丢失	大量呕吐、长期胃肠减压引流导致大量含 Na^+ 消化液丢失而只补充水或仅输注葡萄糖
	经皮肤丢失	大量出汗、大面积烧伤只补充水
	经肾脏丢失	长期连续应用排钠利尿药，如呋塞米、依他尼酸、噻嗪类利尿药等；肾上腺功能不全，醛固酮分泌不足，Na^+ 重吸收减少；肾实质性疾病、肾小管中毒
	第三间隙聚集	腹膜炎、胰腺炎形成大量腹水，肠梗阻导致大量肠液在肠腔内集聚，胸膜炎形成大量胸腔积液
高渗性脱水	摄入不足	饮食和饮水困难、食管癌
	水分丧失过多	高热、大量出汗、甲状腺功能亢进、大面积烧伤
	经消化道丢失	呕吐、腹泻、消化道引流
	经肾脏丢失	尿崩症；甘露醇、葡萄糖等高渗溶液作脱水剂；溶质性利尿
	呼吸道过度通气	插管患者呼吸机参数调节不当

（3）3种类型脱水的临床表现：见表2-4。

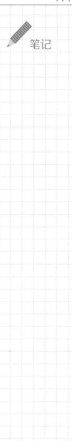

表2-4　3种类型脱水的临床表现

分类	临床表现
等渗性脱水	一般临床表现：皮肤干燥、松弛，眼窝凹陷，舌干燥，不口渴
	血容量不足：脉搏细速、肢端湿冷、血压不稳定或下降
	血液浓缩：红细胞（RBC）、血细胞比容（HCT）、血红蛋白（Hb）升高
高渗性脱水	一般临床表现：皮肤干燥、松弛，眼窝凹陷，舌干燥，口渴明显，烦躁不安、谵妄等神经系统症状
	血容量不足：脉搏细速、肢端湿冷、血压不稳定或下降
	血液浓缩：RBC、HCT、Hb升高
低渗性脱水	一般临床表现：皮肤干燥、松弛，眼窝凹陷，舌干燥，不口渴，神志不清、抽搐、腱反射减弱等
	血容量不足：脉搏细速、肢端湿冷、血压不稳定或下降，易发生
	血液浓缩：RBC、HCT、Hb升高

（4）3种类型脱水的治疗：见表2-5。

表2-5 3种类型脱水的治疗

治疗		低渗性脱水	高渗性脱水	等渗性脱水
病因治疗（首要）		是	是	是
对症治疗	补液种类	盐溶液或高渗盐水	低渗体液，5%葡萄糖溶液	平衡盐溶液（首选）或等渗盐水（可致高氯血症）
	补液量	补钠量（mmol）=［血钠正常值（mmol/L）－血钠测得值（mmol/L）］×体重（kg）×0.6（女性为0.5）	按每丧失体重1%补液400～500ml	累积损失量＋继续损失量＋生理需要量
	补液速度	先补总量的一半后再调整，先快后慢	0.5～1.0mmol/（L·h），不宜过快	先快后慢、先盐后糖、先晶后胶

2. 水中毒和水肿 见表2-6。

表2-6　水中毒和水肿的知识要点

	概念	病因	临床表现	治疗
水中毒	水潴留使体液量明显增多，血清钠浓度＜130mmol/L，血浆渗透压＜280mmol/L	急性肾衰竭、抗利尿激素分泌过多、持续过量饮水	①急性：发病急骤，颅高压症状及体征。②慢性：原发疾病的症状所掩盖，可有软弱无力、恶心、呕吐、嗜睡等。③血液稀释：RBC、Hb、HCT、血浆渗透压均下降	原发病防治、限水或禁水、应用利尿药
水肿	过多液体在组织间隙或体腔内聚集	①全身性：充血性心力衰竭、肾病综合征和肾炎、肝脏疾病、营养不良和某些内分泌疾病。②局限性：局部炎症，静脉或淋巴管阻塞等	皮下水肿、皮肤肿胀、弹性差。心源性水肿在低垂部位首先出现。肾性水肿先出现眼睑或面部水肿。肝性水肿以腹水多见	

（二）钾代谢紊乱

钾排泄特点：多吃多排，少吃少排，不吃也排。低钾血症和高钾血症的定义、病因、临床表现和治疗见表2-7。

笔记

表2-7　低钾血症和高钾血症的知识要点

要点		低钾血症	高钾血症
定义		血清钾浓度＜3.5mmol/L	血清钾浓度＞5.5mmol/L
病因		①钾摄入不足：消化道梗阻、长期禁食、昏迷、神经性厌食。②消化道大量失钾：严重呕吐、腹泻、持续性胃肠减压、肠瘘。③肾排钾过多：长期使用呋塞米或噻嗪类利尿药或盐皮质激素、肾小管性酸中毒、急性肾衰竭。④输注液体中钾补充不足。⑤钾向组织内转移：大量输注葡萄糖和胰岛素，代谢性、呼吸性碱中毒	①进入体内钾太多：口服含钾药物或静脉注射过多钾。②肾排钾功能减退：急、慢性肾衰竭，应用保钾利尿药。③细胞内钾的移出：溶血、组织损伤、酸中毒
临床表现	神经肌肉	肌无力（最早）→四肢软弱无力（软瘫，腱反射减退或消失）→躯干、呼吸肌（呼吸困难）	轻度肌颤，手足感觉异常，肢体软弱无力，腱反射减退或消失，延缓性麻痹
	中枢神经系统	精神萎靡、冷漠、嗜睡，甚至神志不清	神志模糊
	消化系统	食欲缺乏、恶心、呕吐、腹胀、肠蠕动消失→肠麻痹	食欲缺乏、恶心、呕吐、腹泻
	心脏	窦性心动过速、传导阻滞、节律异常。心电图（ECG）：T波低平、倒置，ST段压低，QT间期延长，U波出现	心室颤动或心搏骤停（最危险）、心动过缓、房室传导阻滞、快速性心律失常。ECG：T波高尖，QT间期缩短，QRS增宽伴幅度下降，P波下降并逐渐消失
	酸碱平衡	低钾-碱中毒-反常性酸性尿	高钾-酸中毒-反常性碱性尿

续 表

要点		低钾血症	高钾血症
治疗	病因治疗	治疗原发病	治疗原发病
	对症治疗	补钾途径：①口服氯化钾，适用于轻度低钾血症。②静脉补钾，原则为每天补氯化钾3～6g（与低钾程度有关）、浓度≤0.3%、速度≤20mmol/h、见尿补钾（尿量＞40ml/h）、连续3～5天	促钾转入细胞内［钙剂、碳酸氢钠（$NaHCO_3$）、葡萄糖＋胰岛素］、利尿药促肾排钾（呋塞米、噻嗪类利尿药）、阳离子交换树脂（消化道排钾）、透析疗法（最快速有效）

（三）酸碱平衡失调

1. 代谢性酸中毒　见表2-8。

表2-8　代谢性酸中毒的知识要点

要点	代谢性酸中毒
定义	是指细胞外液H^+增加和/或HCO_3^-丢失引起的pH下降，以血浆原发性HCO_3^-减少为特征
病因	①碱性物质丢失过多：严重腹泻、肠瘘、胰瘘、胆道引流。②肾脏排酸保碱功能障碍：肾衰竭、肾小管中毒时体内固定酸由尿中排出障碍。③酸性物质产生过多：细胞无氧糖酵解增强而产生乳酸性酸中毒，糖尿病、严重饥饿或酒精中毒引起酮症酸中毒。④外源性固定酸摄入过多：大量摄入阿司匹林、长期服用氯化铵、盐酸精氨酸或盐酸赖氨酸等药物。⑤高钾血症：细胞外液K^+增高，K^+与细胞内H^+交换，细胞外H^+增加，导致代谢性酸中毒

续　表

要点		代谢性酸中毒
临床表现		轻症者无明显症状，重症患者疲乏、眩晕、嗜睡，感觉迟钝或烦躁。最明显表现：面颊潮红、呼吸加快加深，库斯莫尔（Kussmaul）呼吸。酮症酸中毒：呼出气带有酮味，神经反射性减弱或消失、神志不清或昏迷，有轻微腹痛、腹泻等胃肠道症状。心律不齐、急性肾功能不全、休克
治疗	病因治疗	最重要
	对症治疗	补碱：不宜过早，一般 HCO_3^- ＜ 10mmol/L 时使用，5% $NaHCO_3$ 溶液 100 ～ 250ml，不宜过快、过多，须及时复查血气分析及电解质

2. 代谢性碱中毒　见表2-9。

表2-9　代谢性碱中毒的知识要点

要点	代谢性碱中毒
定义	是指细胞外液碱增多和/或 H^+ 丢失引起 pH 升高，以血浆 HCO_3^- 原发性增多为特征
病因	酸性物质丢失过多：①呕吐剧烈、长时间胃肠减压导致低氯低钾性碱中毒。②袢利尿药或噻嗪类利尿药。③醛固酮促进 H^+ 和 K^+ 经肾排出导致低钾性碱中毒
	碱性物质摄入过多：①消化性溃疡服用过多 $NaHCO_3$ 或静脉输注过量 $NaHCO_3$。②摄入乳酸钠、乙酸钠或大量输注含柠檬酸盐抗凝的库血导致浓缩性碱中毒
	H^+ 向细胞内移动：低钾血症－代谢性碱中毒－反常性酸性尿

续　表

要点		代谢性碱中毒
临床表现		①一般无明显症状。②神经肌肉系统烦躁不安、精神错乱或谵妄等中枢神经兴奋的表现，面部及肢体肌肉抽动、腱反射亢进及手足抽搐。③呼吸变浅变慢，换气量减少。④心律失常、心脏传导阻滞、血压下降甚至心搏骤停
治疗	病因治疗	原发病治疗
	对症治疗	补液种类：①轻症低氯性碱中毒输注等渗盐水或葡萄糖盐水。②严重代谢性碱中毒pH＞7.65给予稀盐酸溶液。③低钾血症补给氯化钾 补液量：1mol/L盐酸溶入0.9%氯化钠（NaCl）或5%葡萄糖溶液1000ml 补液速度：中心静脉导管缓慢滴入25～50ml/h

3. 呼吸性酸中毒　见表2-10。

表2-10　呼吸性酸中毒的知识要点

要点	呼吸性酸中毒
定义	指CO_2排出障碍或吸入过多引起的pH下降，以血浆碳酸（H_2CO_3）浓度原发性升高为特征。
病因	①CO_2排出障碍：颅脑损伤，脑血管意外，呼吸中枢抑制剂、麻醉药用量过大，呼吸机使用不当。②喉头痉挛或水肿、气管异物、溺水→急性呼吸性酸中毒。③慢性阻塞性肺疾病、哮喘、严重胸廓畸形、呼吸机麻痹、气胸、胸腔积液→慢性呼吸性酸中毒。④通气障碍：心源性肺水肿、重度肺气肿、重症肺炎、肺广泛纤维化。⑤吸入CO_2过多：环境中CO_2浓度过高

续　表

要点		呼吸性酸中毒
临床表现		①急性：呼吸急促、呼吸困难以及明显的神经系统（头痛、视野模糊、烦躁不安→震颤、神志不清甚至谵妄、昏迷）。②慢性：与原发疾病相关的症状，如咳嗽、气促、呼吸困难、发绀等缺氧症状
治疗	病因治疗	原发病治疗
	对症治疗	①改善通气：尽快插管，机械通气。②慢性呼吸性酸中毒：控制感染、扩张小支气管、促进排痰

4. 呼吸性碱中毒　见表2-11。

表2-11　呼吸性碱中毒的知识要点

要点	呼吸性碱中毒
定义	指肺泡通气过度引起的$PaCO_2$降低、pH升高，以血浆H_2CO_3浓度原发性减少为特征
病因	通气过度：癔症发作、脑炎、脑外伤、脑肿瘤、脑血管障碍、呼吸机使用不当、高热、甲亢、疼痛、创伤
	低氧血症：环境缺氧、各种可致低氧血症的疾病
临床表现	肌肉兴奋性增高：手足和口周麻木和针刺感，肌震颤、手足搐搦等症状
	神经系统功能障碍：眩晕、神志淡漠、意识障碍

续 表

要点		呼吸性碱中毒
治疗	病因治疗	原发病治疗
	对症治疗	①去除过度通气：吸入含5% CO_2 的混合气体、嘱患者反复屏气、用纸袋罩住口鼻使其反复吸回呼出的 CO_2。②精神性通气过度：酌情使用镇静剂。③手足抽搐：静脉注射钙剂。④危重患者或中枢神经系统病变：药物阻断自主呼吸，呼吸机辅助通气。⑤呼吸机使用不当：调整呼吸参数

（四）输血

1. 适应证、用途和输血成分　见表2-12。

表2-12　输血的适应证、用途和输血成分

适应证	用途	输血成分
大量失血	补充血容量，用于治疗因手术、严重创伤或其他各种原因所致的低血容量休克	①失血量＜10%（500ml）：自身代偿，无须输血。②失血量10%～20%（500～1000ml）：输晶体液、胶体液或少量血浆代用品。③失血量＞20%（1000ml）：输晶体液、胶体液＋CRBC。④失血量＜30%：不输全血。⑤失血量＞30%：输全血与CRBC各半，再配合晶体液、胶体液及血浆。⑥失血量＞50%：输全血

续　表

适应证	用途	输血成分
贫血或低蛋白血症	慢性失血、烧伤、红细胞破坏增加、清蛋白合成不足	①纠正贫血：输入CRBC。②低蛋白血症：输入血浆或清蛋白
重症感染	全身性严重感染或脓毒症、严重骨髓抑制继发难治性感染	中性粒细胞低下且抗感染治疗效果不佳时，输入浓缩粒细胞
凝血异常	凝血异常所致出血	①凝血异常所致出血：输入新鲜冰冻血浆。②甲型血友病A：输Ⅷ因子或抗血友病因子。③纤维蛋白原缺乏症：补充纤维蛋白原或冷沉淀制剂。④血小板减少症或血小板功能障碍：输血小板
卫生部指南	Hb＜70g/L：输入浓缩红细胞。Hb 70～100g/L：应根据患者的具体情况来决定是否输血。Hb＞100g/L：不需要输血	

2. 输血的不良反应及其防治

（1）发热反应与过敏反应：见表2-13。

表2-13　发热反应与过敏反应

鉴别点	发热反应	过敏反应
发生时间	输血开始后15分钟至2小时内	输血数分钟后，也可在输血中或输血后发生
表现	表现为畏寒、寒战和高热，体温可上升至40℃，血压多无变化，持续30分钟至2小时后缓解	皮肤局限性或全身性瘙痒或荨麻疹、支气管痉挛、血管神经性水肿、会厌水肿，甚至过敏性休克、昏迷、死亡
原因	免疫反应：致热原如蛋白质、死菌或细菌的代谢产物等	过敏性体质：多次输注血浆制品，体内产生IgA
治疗	可先减慢或停止输血；退热，物理或药物；减轻寒战，保暖，应用异丙嗪或哌替啶	暂停或中止输血。抗过敏：应用抗组胺药物、肾上腺素、激素
预防	对于多次输血或经产妇患者应输注不含白细胞和血小板的成分血（如洗涤红细胞）	有过敏史者，输血前半小时给予抗过敏药物和激素；对IgA水平低下或检出IgA抗体的患者，应输不含IgA的血液、血浆或血液制品，如必须输红细胞时，应输洗涤红细胞；有过敏史者不宜献血；献血员在采血前4小时应禁食

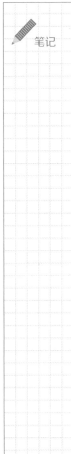

（2）溶血反应：①病因。多为ABO血型不合。②临床表现。a.输血静脉红肿、疼痛，寒战、高热。b.胸闷、呼吸困难，甚至休克、弥散性血管内凝血（DIC）。c.溶血表现，血红蛋白尿、溶血性黄疸，甚至急性肾衰竭。d.术中患者，手术视野渗血、血压下降。③治疗：立即停止输血；核对血型，并抽静脉血对观察是否为粉红色；对症处理，

抗休克、碱化尿液、抗DIC等。④预防。严格执行输血制度。

（3）细菌污染反应：①病因。由于采血、贮存环节中无菌技术有漏洞而致污染。②临床表现。a.污染的细菌毒力小数量少，仅有发热反应。b.污染的细菌毒力小数量多，输入后可立即出现内毒素性休克。c.烦躁、寒战、高热、呼吸困难、恶心、呕吐、发绀、腹痛。d.血红蛋白尿、急性肾衰竭、肺水肿，甚至迅速死亡。③治疗。立即停止输血；对血液进行细菌检查及细菌培养检查；对症治疗，抗感染、抗休克等。④预防。严格执行无菌制度。

（4）循环超负荷：①病因。a.输血速度过快。b.原有心功能不全，对血容量增加承受能力小。c.原有肺功能减退或低蛋白血症不能耐受血容量增加。②临床表现。a.输血中或输血后突发心率加快、呼吸急促、发绀或咳吐血性泡沫痰。b.颈静脉怒张、静脉压升高，肺内可闻及大量湿啰音。③治疗。立即停止输血；对症治疗，吸氧，使用强心药、利尿药以改善循环负荷并排出过多的体液。④预防。心功能低下者严格控制输血速度及输血量，严重贫血者输CRBC为宜。

（5）输血相关的急性肺损伤：①病因。供血者血浆中存在白细胞凝集素或人类白细胞抗原（HLA）特异性抗体。②临床表现。急性呼吸困难、严重的双侧肺水肿及低氧血症，可伴有发热和低血压。③治疗。插管、输氧、机械通气。预防：禁用多次妊娠供血者的血浆作为血液制品。

（6）输血相关性移植物抗宿主病：①病因。免疫活性的淋巴细胞输入有严重免疫缺陷的受血者体内，成为移植物并增殖，对受血者的组织起反应。②临床表现。发热、皮疹、肝炎、腹泻、骨髓抑制和感染，甚至死亡。③治疗。无有效治疗手段。④预防。

有免疫缺陷患者所输注的含淋巴细胞的血液成分，应经γ射线辐照去除免疫活性淋巴细胞。

（7）疾病传播：①病因。病毒和细菌性疾病经血液途径传播。②临床表现。丙型病毒性肝炎、乙型病毒性肝炎、获得性免疫缺陷综合征（简称艾滋病）、疟疾等。③预防。严格掌握输血适应证，严格进行献血员体检，在血制品生产过程中采用有效手段灭活病毒，自体输血。

（8）大量输血的影响及处理措施：大量输血指24小时内用库存血细胞置换患者全部血容量或数小时内输入血量超过4000ml。大量输血的影响及处理措施见表2-14。

表2-14　大量输血的影响及处理措施

要点	内容
影响	低体温：与输入大量冷藏血有关
	碱中毒：与枸橼酸钠在肝转化成碳酸氢钠有关
	低钙血症：与应用大量含枸橼酸钠的血制品有关
	高钾血症：与一次输入大量库存血有关
	凝血异常：与凝血因子被稀释和低体温有关
处理措施	有出血倾向及DIC时，及时补充新鲜冰冻血浆，必要时补充冷沉淀及浓缩血小板；检测血钙、血钾，若高钾血症合并低钙血症，应注意对心功能的影响

笔记

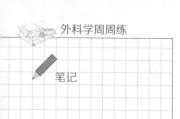

笔记

拓展练习及参考答案

✍ 拓展练习

【填空题】

1. 细胞外液量在男性约占体重的（　），细胞内液量在男性约占体重的（　），细胞内液中含量最高的阳离子是（　）。

2. 代谢性酸中毒最突出的表现是（　）。

3. 血细胞制剂包括（　）、（　）和（　）。

【判断题】

1. 细胞外液和细胞内液的渗透压一般为280～310mOsm/L。

2. 高钾血症的治疗原则中，应补充血容量。

3. 血清中的非离子化钙不到半数，但却起着维持神经肌肉稳定性的作用。

【名词解释】

1. 水中毒

2. 代谢性酸中毒

【选择题】

A型题

1. 引起低钙血症的外科疾病不包括

A. 急性重症胰腺炎　　　　B. 骨转移性癌　　　　C. 甲状旁腺功能减退症

D. 小肠瘘　　　　E. 肾衰竭

2. 低钾血症患者补钾，下列选项配液最正确的是

A．10%氯化钾 10ml ＋ 10%葡萄糖溶液 500ml

B．15%氯化钾 15ml ＋ 10%葡萄糖溶液 500ml

C．10%氯化钾 20ml ＋ 10%葡萄糖溶液 500ml

D．15%氯化钾 20ml ＋ 10%葡萄糖溶液 500ml

E．15%氯化钾 20ml ＋ 10%葡萄糖溶液 250ml

3．等渗性缺水多发生于

A．进水量不足　　　　　　B．水分丧失过多　　　　　　C．等渗盐水补充过多

D．胃肠道消化液长期慢性丧失　　E．胃肠道消化液急性丧失

4．下列不符合低钾血症临床表现的是

A．肌无力，腱反射减退　　B．腹胀，肠麻痹　　　　　　C．心率快，心律异常

D．代谢性碱中毒　　　　　E．尿量少，呈碱性

5．幽门梗阻所致持续呕吐可造成

A．低氯高钾性碱中毒　　　B．缺钾性酸中毒　　　　　　C．低氯低钾性酸中毒

D．低氯高钠性碱中毒　　　E．低氯低钾性碱中毒

B型题

（6～8题共用选项）

A．急性肠梗阻　　　　　　B．感染性休克　　　　　　　C．肺炎高热

D．慢性十二指肠瘘　　　　E．挤压综合征

6．低渗性缺水的常见病因是

7．代谢性酸中毒最易发生于

8．高钾血症的常见病因是

X型题

9. 下列关于补液的说法，正确的是

A. 低渗性脱水应补等渗或高渗溶液

B. 等渗性脱水用生理盐水可致高氯血症

C. 估计脱水量后，先补半量，再加当日的生理需要量和继续损失量

D. 高渗性脱水可补注射用水

E. 等渗性脱水首选平衡盐

【问答题】

1. 试述高钾血症的治疗原则。

2. 试述补钾原则。

参考答案

【填空题】

1. 20%；40%；K^+

2. 呼吸加深加快

3. 红细胞制剂；白细胞制剂；血小板制剂

【判断题】

1. √

2. ×　高钾血症治疗原则为立即停止钾盐摄入，积极防治心律失常，迅速降低血钾浓度，恢复肾脏功能。

3. ×　非离子化钙在血清中占比约为55%，维持神经肌肉稳定性的为离子化钙。

【名词解释】

1. 水中毒　水潴留使体液量明显增多，血清Na^+浓度＜130mmol/L，血浆渗透压＜280mOsm/L，但

体钠总量正常或增多，故又称之为高容量性低钠血症。

2. 代谢性酸中毒　是指细胞外液 H^+ 增加和/或 HCO_3^- 丢失引起的 pH 下降，以血浆原发性 HCO_3^- 减少为特征。

【选择题】

A 型题　1. B　2. A　3. E　4. E　5. E

B 型题　6. D　7. B　8. E

X 型题　9. ABCE

【问答题】

1. 答案见表 2-7。

2. 答案见表 2-7。

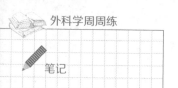

第3周　外科患者的代谢及营养治疗

一、考研真题解析

1.（2013年A型题）男性，50岁。体重60kg，行胃癌根治术，其术后每日需要最合适的热量是

A．1500kcal　　　　B．1650kcal　　　　C．1800kcal　　　　D．1950kcal

【答案与解析】　1．B。准确的能量供给或能量平衡与外科患者（尤其是危重患者）的预后直接相关，应针对患者的实际需要采取必要的营养支持。正常状态下机体能量需要量为25kcal/（kg·d）。手术创伤、外科感染等应激情况下，机体静息能量消耗高于正常人，通常择期手术患者会增加10%。即本题计算公式为：25×60×110%＝1650kcal。

2.（2014年X型题）重症胰腺炎时肠内营养的最佳途径有

A．口服　　　　　B．胃管滴入　　　　C．鼻空肠管输入　　　D．空肠造瘘输入

【答案与解析】　2．CD。须肠内营养的患者常不能或不愿口服，或口服量不能达到治疗剂量，因此肠内营养的实施基本上均须经导管输入。最常用的是鼻胃管，也有鼻十二指肠管和鼻空肠管。近年来，内镜辅助的胃造口及空肠造口管等也是常用的输入途径。重症胰腺炎的病程很长，在病情稳定后，可经空肠造口管或鼻空肠管输入肠内营养制剂。由于营养液不经过十二指肠，因此不会刺激胰液分泌而使病情加重。此时应用肠

内营养制剂，有避免肠外营养并发症、保护肠屏障功能及防止细菌移位的作用。

3．（2014年X型题）长期肠外营养发生胆汁淤积等肝功能损害的原因有

A．葡萄糖超负荷   B．肠道缺乏食物刺激

C．体内谷氨酰胺大量消耗   D．肠道细菌及内毒素移位

【答案与解析】 3．ABCD。肠外营养本身引起的并发症包含胆汁淤积及肝酶谱升高（肝功能损害）。引起这种并发症的原因是多方面的，包括葡萄糖超负荷、全胃肠外营养时肠道缺少食物刺激、体内的谷氨酰胺大量消耗，以及肠屏障功能受损使细菌及内毒素移位等。

4．（2015年X型题）全胃肠外营养的适应证有

A．短肠综合征

B．结肠外瘘

C．重症胰腺炎

D．甲状腺功能亢进症（甲亢）术后饮水呛咳

【答案与解析】 4．AC。凡是需要营养支持，但又不能或不宜接受肠内营养支持的患者均为肠外营养支持的适应证。具体为：①1周以上不能进食或因胃肠道功能障碍或不能耐受肠内营养者。②通过肠内营养无法达到机体需要的目标量时。如营养不良者的术前应用、急性重症胰腺炎、短肠综合征、严重感染与脓毒症、大面积烧伤、肝肾衰竭等。结肠外瘘直接用引流袋，进食不影响其愈后；甲亢术后饮水呛咳是喉上神经内支损伤所致，与肠外营养无关。

5．（2018年A型题）关于机体在应激状态下代谢变化的叙述，错误的是

A．代谢率增高　　　　　　　　　　B．脂肪动员加速

C．蛋白质分解加速　　　　　　　　D．葡萄糖的储存增加

【答案与解析】5．D。应激状态下机体静息能量消耗增高、高血糖及蛋白质分解增强。碳水化合物代谢改变主要表现：一方面是内源性葡萄糖异生作用明显增加，另一方面是组织、器官葡萄糖的氧化利用下降以及外周组织对胰岛素抵抗，从而造成高血糖，不是由于储存增加。创伤后蛋白质代谢变化是蛋白质分解增加、负氮平衡。脂肪是应激患者的重要能源，创伤应激时机体脂肪组织的脂肪分解增强，其分解产物作为糖异生作用的前体物质，从而减少蛋白质分解，保存机体蛋白质，对创伤应激患者有利。

（6、7题共用选项）（2019年B型题）

A．支链氨基酸　　B．谷氨酰胺　　　　C．精氨酸　　　　　　D．核苷酸

6．对肠黏膜细胞有营养作用的药物是

7．肝功能不全患者肠外营养时应选用的药物是

【答案与解析】6．B。谷氨酰胺是体内氨基酸池中含量最多的氨基酸，它虽为非必需氨基酸，但它是生长迅速的肠黏膜细胞所特需的氨基酸，与肠黏膜免疫功能蛋白质合成有关。因此，对弥漫性肠黏膜受损或肠黏膜萎缩者，谷氨酰胺是黏膜修复的重要营养物质，可补充谷氨酰胺辅助治疗。7．A。肠外营养支持治疗时，可用葡萄糖和支链氨基酸，脂肪乳可选用中、长链脂肪乳剂，并给予足量的维生素。支链氨基酸可以拮抗芳香族氨基酸，属于营养必需氨基酸。

8．（2019年X型题）长期肠外营养可能出现的并发症有

A．肝功能异常　　　B．高磷血症　　　　C．肠黏膜萎缩　　　D．细菌移位

【答案与解析】8．ACD。肠外营养时提供的营养物质直接进入循环中，营养物质过量或不足容易引起或加重机体代谢紊乱和器官功能异常，产生代谢性并发症，如高血糖、低血糖、氨基酸代谢紊乱、高血脂、电解质及酸碱代谢失衡、必需脂肪酸缺乏、再喂养综合征、维生素及微量元素缺乏症等。长期肠外营养可能引起肝损害。此外，长期禁食可导致肠黏膜上皮绒毛萎缩，肠黏膜上皮通透性增加，肠道免疫功能障碍，导致肠道细菌移位而引发肠源性感染。高磷血症主要见于肾功能不全的患者。

9．（2021年A型题）下列不需要使用全胃肠外营养的情况是

A．短肠综合征　　　　　　　　　B．溃疡性结肠炎长期腹泻

C．重症急性胰腺炎　　　　　　　D．胆囊造瘘术后

【答案与解析】9．D。凡是需要营养支持，但又不能或不宜接受肠内营养者均为肠外营养的适应证，具体为：①1周以上不能进食或因胃肠道功能障碍或不能耐受肠内营养者，如营养不良的术前应用、消化道瘘，急性重症胰腺炎，短肠综合征、大面积烧伤、复杂手术后、严重感染与脓毒症。②通过肠内营养无法达到机体的需要的目标量时。

10．（2022年A型题）全胃肠外营养时，补充氮（克）和热量（千卡）的比例一般是

A．（1:10）～（1:50）　　　　　B．（1:60）～（1:90）

C．（1:150）～（1:200）　　　　D．（1:250）～（1:300）

【答案与解析】10．C。全胃肠外营养时，补充氮（克）和热量（千卡）的比例一般是（1:150）～（1:200），非氮热量通常由葡萄糖和脂肪提供。

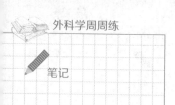

笔记

二、知识点总结

本周知识点考点频率统计见表3-1。

表3-1　外科患者的代谢及营养治疗考点频率统计表（2012—2022年）

年份	外科患者的代谢			营养治疗							
				肠内营养				肠外营养			
	能量代谢	物质代谢	代谢改变	途径	并发症及病因	适应证	营养制剂	途径	并发症及病因	适应证	营养制剂
2022											√
2021										√	
2020											
2019									√		√
2018			√								
2017											
2016											
2015										√	
2014				√					√		
2013	√										
2012											

（一）外科患者的代谢变化

1. 饥饿时机体代谢变化 肝、肌肉中糖原储备消耗→糖异生增加（蛋白质分解增强、合成减弱）→脂肪分解增强。

2. 创伤应激下机体代谢变化

（1）葡萄糖：内源性葡萄糖异生作用增强，葡萄糖氧化利用减弱，外周组织对胰岛素抵抗增强→高血糖。

（2）蛋白质：分解增强、负氮平衡。

（3）脂肪：分解增强。

（二）肠外营养

指通过周围静脉和中心静脉由肠外补充患者需要的营养，包括氨基酸、脂肪、糖类、维生素及微量元素等。

1. 肠外营养途径 见表3-2。

表3-2 肠外营养途径

方式	途径	适应证
中心静脉	①颈内静脉途径。②锁骨下静脉途径。③经头静脉或贵要静脉插入中心静脉导管（PICC）途径	长期肠外营养，需要高渗透压营养液的患者
周围静脉	浅表静脉，大多数是为上肢末梢静脉	只需短期（＜2周）肠外营养者

2. 肠外营养并发症 见表3-3。

表3-3　肠外营养并发症

主要并发症	具体内容
静脉导管相关并发症	①非感染性：多为置管过程中发生，气胸、空气栓塞、血管及神经损伤；导管脱出、折断、堵塞。②感染性：中心静脉导管相关感染及血栓性静脉炎
代谢性并发症	高血糖、低血糖、高血脂、氨基酸代谢紊乱、内环境紊乱、必需氨基酸缺乏、维生素及微量元素缺乏
脏器功能损害	脂肪肝、胆汁淤积、肠源性感染
代谢性骨病	骨钙丢失、骨质疏松、尿钙排出增加、高钙血症、碱性磷酸酶增高、四肢关节疼痛、骨折

（三）肠内营养

指通过口服、鼻胃管、空肠造瘘等方式由肠内补充患者需要的营养，包括氨基酸、脂肪、糖类、维生素及微量元素等。

1. 肠内营养制剂类型　见表3-4。

表3-4　肠内营养制剂类型

制剂类型	主要成分	适用范围
非要素型制剂（整蛋白型制剂）	以整蛋白或蛋白质游离物为氮源	应用最广泛，适用于胃肠道功能较好的患者
要素型制剂	氨基酸或多肽类、葡萄糖、脂肪、矿物质和维生素的混合物	适用于胃肠道消化、吸收功能部分受损的患者，如短肠综合征、胰腺炎等患者

笔记

续　表

制剂类型	主要成分	适用范围
组件型制剂	仅以某种或某类营养素为主的肠内营养制剂	完全型肠内营养制剂的补充或强化，以适合患者的特殊需要
疾病专用型制剂	根据疾病设计的专用制剂	糖尿病、肝病、肿瘤、婴幼儿、肺病、创伤等不同疾病的患者

2. 肠内营养途径　见表3-5。

表3-5　肠内营养途径

途径	优点	缺点	适用范围
口服	简单、方便	较少	消化道功能正常、具有部分消化功能的患者
鼻胃管	对营养液渗透压不敏感，各种营养液均可	反流、误吸	须短时间营养的患者（＜2周）
鼻肠置管	减少了反流、误吸风险	咽部红肿、不适	须短时间营养的患者（＜2周）
胃/空肠造口	留管时间长	须造口手术	须长时间进行肠内营养的患者

3. 肠内营养的适应证

（1）胃肠功能正常，但营养物质摄入不足或不能摄入者，如昏迷患者、大面积烧伤、危重患者。

（2）胃肠道功能不良者，如消化道瘘、短肠综合征。

（3）胃肠功能基本正常，但伴有其他脏器功能不良者，如糖尿病、肝肾衰竭者。

4. 肠内营养的并发症及防治 见表3-6。

表3-6 肠内营养的并发症及防治

并发症	主要表现	防治措施
机械性并发症	鼻、咽及食管损伤，喂养管堵塞，喂养管拔出困难，造口并发症	严格遵守操作
胃肠道并发症	恶心、呕吐、腹泻、腹胀、肠痉挛	合理操作
代谢性并发症	水、电解质及酸碱代谢异常，糖代谢异常，微量元素、维生素及脂肪酸的缺乏	定期检测血糖、尿糖、酮体、电解质
感染性并发症	反流、误吸，甚至引起吸入性肺炎	定期巡视，及时发现，及时处理

 拓展练习及参考答案

拓展练习

【填空题】

1. 临床营养支持的方法包括（　）和（　）。

2. 肠外营养的并发症包括（　）、（　）、（　）和（　）。

3. 肠内营养的并发症包括（　）、（　）、（　）和（　）。

【判断题】

1. 气胸是肠外营养技术性并发症。

2. 对严重应激状态下的危重患者，应减少氮量。

3. 男性，60岁。慢性肝炎病史20年，呕血、黑便4天。最恰当的营养治疗途径是深静脉置管。

【名词解释】

1. 肠内营养

2. 非要素型制剂

【选择题】

A型题

1. 下列关于饥饿过程中体内的代谢变化的叙述，错误的是

A. 受神经内分泌系统的调节

B. 脂肪的动员使肌肉蛋白的分解减少

C. 肌肉蛋白分解经肝代谢产生大量酮体

D. 谷氨酰胺可通过糖异生作用合成葡萄糖

E. 谷氨酰胺脱下的氮以氨的形式随尿排出

2. 施行肠外营养最严重的并发症是

A. 气胸　　　　　　　　　B. 空气栓塞　　　　　　　C. 低钾血症

D. 高血糖致高渗性非酮性昏迷　　E. 导管性脓毒症

3. 选择肠外营养的疾病不包括

A. 短肠综合征　　　　　　B. 高位小肠瘘　　　　　　C. 恶性肿瘤化疗严重呕吐

D. 胆囊造瘘术后　　　　　E. 坏死性胰腺炎

4. 肠内营养并发症包括

A. 气胸　　　　　　　　　B. 肝损害　　　　　　　　C. 腹泻

D. 胆汁淤积　　　　　　　E. 导管性败血症

笔记

5. 男性，20岁。因高位小肠瘘1天入院，入院后经颈内静脉插管滴入全胃肠外营养液，2周后突然出现寒战、高热，无咳嗽、咳痰，腹部无压痛及反跳痛，最有可能的诊断是

A. 高渗性非酮性昏迷   B. 肺部感染   C. 气胸

D. 导管性脓毒症   E. 导管折断

B型题

（6、7题共用选项）

A. 重症胰腺炎患者   B. 胃肠功能良好的患者   C. 复杂大手术后患者

D. 胃肠功能耐受性较差的患者   E. 血栓性静脉炎患者

6. 肠内营养支持时连续输注适用于

7. 肠内营养支持时分次给予适用于

X型题

8. 下列属于肠内营养的适应证的是

A. 大面积烧伤患者   B. 急性肠梗阻   C. 肝肾衰竭

D. 短肠综合征代偿期   E. 昏迷患者

【问答题】

1. 试述肠内营养的禁忌证。

2. 肠外营养的途径有哪些?

✎ 参考答案

【填空题】

1. 肠内营养；肠外营养

2. 静脉导管相关并发症；代谢性并发症；脏器功能损害；代谢性骨病

3．机械性并发症；胃肠道并发症；代谢性并发症；感染性并发症

【判断题】

1．√

2．×　应增加氮量。

3．×　最恰当的治疗途径应是周围静脉置管。

【名词解释】

1．肠内营养　指通过口服、鼻胃管、空肠造瘘等方式由肠内补充患者需要的营养，包括氨基酸、脂肪、糖类、平衡的多种维生素、平衡的多种微量元素等，均由中小分子营养素组成，与普通的食物有根本的区别。

2．非要素型制剂　该类制剂以整蛋白为氮源，渗透压接近等渗（300～450mOsm/L），口感较好、使用方便、耐受性好，适用于胃肠功能较好的患者。

【选择题】

A型题　1．C　2．B　3．D　4．C　5．C

B型题　6．D　7．A

X型题　8．ACDE

【问答题】

1．答案如下：完全性肠梗阻、血流动力学不稳定、消化道活动性出血、严重腹泻、顽固性呕吐和严重吸收不良。

2．答案见表3-2。

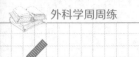

第4周　外科休克、重症监护治疗与复苏、疼痛治疗

一、考研真题解析

（2022年A型题）休克代偿期的临床表现是

A．血压正常或稍高，心率和脉压正常

B．血压正常或稍低，心率和脉压正常

C．血压正常或稍高，心率加快，脉压缩小

D．血压正常或稍低，心率加快，脉压增加

【答案与解析】 C。休克代偿期心率加快，收缩压正常或稍上升，舒张压增高，脉压下降。

二、知识点总结

本周知识点考点频率统计见表4-1。

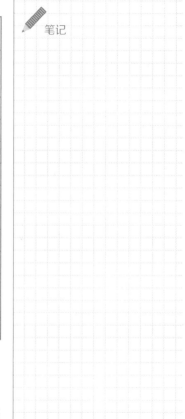

表4-1　外科休克、重症监护治疗与复苏、疼痛治疗考点频率统计表（2012—2022年）

年份	外科休克					重症监护治疗与复苏			疼痛治疗		
	定义	临床表现	诊断	监测	治疗	定义与目的	监测内容	心肺脑复苏	对生理影响	慢性痛的治疗	癌痛治疗
2022		√									
2021											
2020											
2019											
2018											
2017											
2016											
2015											
2014											
2013											
2012											

（一）外科休克

1. 概论

（1）定义：是机体有效循环血容量减少、组织灌注不足、细胞代谢紊乱和功能受损的病理过程，它是一个由多种病因引起的综合征。

（2）分类：①低血容量休克，包括失血性休克和创伤性休克。②感染性休克。③心源性休克。④神经源性休克。⑤过敏性休克。

（3）病理生理：主要是有效循环血容量锐减、组织灌注不足、产生炎症介质。

（4）临床表现：见表4-2。

表4-2　休克临床表现

分期（分度）	休克代偿期（轻度）	休克失代偿期	
		中度	重度
神志	神志清楚，表情痛苦	神志尚清楚，表情淡漠	神志不清，甚至昏迷
口渴	口渴	很口渴	非常口渴，可无主诉
皮肤色泽	开始苍白	苍白	显著苍白，肢端青紫
皮肤温度	正常，发凉	发冷	厥冷，肢端更明显
脉搏	<100次/分，尚有力	100～200次/分	速而细弱，或摸不清
血压	收缩压正常或稍上升舒张压增高，脉压下降	收缩压90～70mmHg，脉压下降	收缩压<70mmHg或测不到
体表血管	正常	表浅静脉塌陷，毛细血管（Cap）充盈迟缓	表浅静脉塌陷，Cap充盈非常迟缓
尿量	正常	尿少	尿少或无尿
失血量	<20%、<800ml	20%～40%、800～1600ml	>40%、>1600ml

（5）诊断：对有相关病史的患者，如严重创伤、大量失血和/或失液、重症感染、心脏病史及过敏患者，若出现有效循环血容量不足的临床表现时，均应警惕休克发生的可能。"一看"，神志淡漠，反应迟钝，面色苍白；"二摸"，脉搏快而弱；"三测"，血压是否降低；"四量"，是否尿量＜30ml/h。

（6）休克的检测：见表4-3。

表4-3　休克的检测项目

监测指标	临床意义
精神状态	反映脑组织血液灌注和全身循环状态
皮肤温度、色泽	反映体表灌注情况
血压	收缩压＜90mmHg，脉压＜20mmHg，提示休克
尿量	反映肾血流灌注状态。尿少通常是休克早期和休克未完全纠正的表现
脉率	其变化早于血压变化。休克代偿期脉率增快，血压正常；休克失代偿期脉率增快，血压下降
中心静脉压	反映全身血容量与右心功能之间的关系，变化比动脉压早，其正常值的范围为5～10cmH$_2$O
动脉血气分析	反映休克时酸碱平衡情况
动脉血乳酸盐	反应组织灌注情况，正常值为1.0～1.5mmol/L，持续升高提示预后不良
弥散性血管内凝血（DIC）的检测	包括血小板（PLT），凝血酶原时间（PT），纤维蛋白原（FIB），血浆、鱼精蛋白、副凝固（3P）试验，血涂片破碎红细胞
有创心导管指标	心排血量、心脏指数反映心排血量及外周血管阻力，肺动脉压、肺毛细血管楔压反映肺静脉、左心房和左心室的功能状态

（7）治疗：①体位，头躯干抬高20°～30°，下肢抬高15°～20°。②补液，最重要的治疗措施，首选平衡盐液。先盐后糖，先浓后淡，先晶后胶，先快后慢，见尿补钾。③积极处理原发病，有时须边抗休克，边准备手术。④纠正酸碱失衡，宁酸毋碱，不主张早期补碱。⑤应用血管活性药物、强心药，血管活性药物在血容量未补足前禁用。⑥改善微循环，用肝素抗凝治疗诊断明确的DIC。⑦糖皮质激素，在严重休克或感染性休克时可短期大量使用。

2. 低血容量性休克

（1）定义：因大量失血、失液或液体积存于第三间隙，致有效循环量降低的一类休克。

（2）病因：大血管破裂，肝、脾破裂，胃十二指肠出血，门静脉高压症所致的胃底、食管下端曲张静脉破裂出血。

（3）分类：失血性休克、创伤性休克。

（4）治疗：补充血容量、止血。中心静脉压与补液的关系见表4-4。

表4-4　中心静脉压与补液的关系

中心静脉压（CVP）	血压（BP）	原因	处理原则
低	低	血容量严重不足	充分补液
低	正常	血容量不足	适当补液
高	低	右心功能不全，或血容量相对过多	强心、纠酸、扩管
正常	低	左心功能不全，或血容量不足	补液试验*
高	正常	容量血管过度收缩	扩管

注：*补液试验指取等渗盐水250ml，于5～10分钟内经静脉输入。如血压升高而中心静脉压不变，提示血容量不足；如BP不变而CVP升高3～5cmH$_2$O，则提示心功能不全。

3. 感染性休克

（1）临床表现：①暖休克（高排低阻力型休克），少见，多见于革兰阳性菌感染；皮肤呈淡红或暗红、温暖、干燥；脉搏慢、搏动清楚；脉压＞30mmHg；尿量＞30ml/h。②冷休克（低排高阻力型休克），多见，多见于革兰阴性菌感染；皮肤苍白、发绀或见花斑样发绀、湿冷；脉搏细弱；脉压＜30mmHg；尿量＜25ml/h。

（2）治疗：①休克纠正前应治疗休克，同时治疗感染；休克纠正后应着重治疗感染。②补充血容量。③纠正酸碱平衡。④血管活性药物。⑤糖皮质激素，早期、大量、短期。

（二）重症监护与治疗

1. 重症监护室（ICU） ICU是集中各有关专业的知识和技术，先进的监测和治疗设备，对重症病例的生理功能进行严密监测和及时有效治疗的专门单位。诊治对象为病情危急，但经治疗后有可能康复或康复后有生活能力的患者。

2. ICU监测目的

（1）早期发现高危因素。

（2）连续评价器官功能状态。

（3）评估原发疾病严重程度。

（4）指导对疾病的诊断和鉴别诊断。

（5）采用目标导向治疗方法，随时调整治疗方法。

3. ICU治疗的内容

（1）循环系统：心电图（ECG）、血流动力学［CVP、心输出量（CO）、BP、肺动脉压（PAP）、肺动脉楔压（PAWP）等］、组织灌注［血乳酸、混合静脉血氧饱和度（SvO_2）、胃黏膜二氧化碳分压（$PgCO_2$）］。

（2）呼吸系统：潮气量（V_T）、呼吸频率（RR）、动脉血氧分压（PaO_2）、肺活量（VC）、氧合指数（OI）等。呼吸治疗：①氧疗。通过不同的供氧装置或技术，使患者吸入氧浓度（FiO_2）高于大气的氧浓度以达到纠正低氧血症和提高氧供的目的。供氧方法包括高流量系统、低流量系统。②机械通气。适用于任何原因所致的呼吸衰竭；无绝对禁忌证，相对禁忌证为严重肺大疱和未经引流的气胸、大咯血、支气管胸膜漏等。

（三）心肺脑复苏

1. 基本概念

（1）心肺复苏（CPR）：即针对呼吸和循环骤停所采取的抢救措施，以人工呼吸代替患者的自主呼吸，以心脏按压形成暂时的人工循环。

（2）心肺脑复苏（CPCR）：对呼吸和循环骤停患者重要的不仅是使自主呼吸和心跳的恢复，更重要的是恢复其中枢神经系统功能，分为基本生命支持（BLS）、高级生命支持（ALS）、复苏后治疗（PCAC）。

2. 基础生命支持　见表4-5。

表 4-5　基础生命支持（心肺复苏）

抢救措施	具体操作
早期识别和启动紧急医疗服务系统（EMSs）	一旦发现有人晕倒，确认周围环境安全，立即"轻拍重喊"，如无反应，立即呼救，并于10秒内判断有无呼吸和大动脉搏动，如果10秒内不能判断是否有脉搏，也应该立即开始CPR
尽早开始CPR	胸外心脏按压（Compress）：具体如下。①施救者方位：患者任何一侧；按压部位：患者胸骨中1/3交界处或两乳头连线中点的胸骨上。②施救者手臂姿势：腕、肘、肩关节在一条直线上，利用上半身力气，垂直向下用力；双手交叉，掌根为按压区，手指翘起。③按压频率：100～120次/分；按压间隙，施救者不能倚靠患者胸壁，亦不离开胸壁，以使胸部充分回弹。④按压深度：成人按压深度5～6cm
	开放气道（Airway）：首先清除呼吸道内的异物，然后开放气道（仰额抬颏、提下颌）
	人工呼吸（Breathing）：①徒手人工呼吸，适用于院前急救。开放气道后，捏闭患者鼻孔，深吸一口气并对准患者口部用力吹入（每次送气时间应大于1秒钟），潮气量以可见胸廓起伏即可，约500～600ml（6～7ml/kg）。②简易人工呼吸器和机械通气
	按压与人工呼吸比例，单人操作为30:2；双人操作，则为15:2。5个周期为1个循环
尽早电除颤	①能量：双向波200J，单向波360J。②位置：心底部（在胸骨右缘锁骨下方）及心尖部（左乳头外侧）是以一定能量的电流冲击心脏使心室颤动终止的方法。③注意事项：电极板涂抹导电糊或垫盐水纱布；放电前施救者及他人不接触患者。④时机：除颤一次后立即恢复胸外心脏按压

3. 高级生命支持（ALS） 是基本生命支持的延续，是以高质量的复苏技术、复苏设备和药物治疗为依托，争取最佳疗效和预后的复苏阶段，是生命链中重要环节。

（1）呼吸支持：通过人工气道进行正压通气时，频率为8～10次/分，气道压低于$30cmH_2O$，避免过度通气。

（2）恢复和维持自主循环。

（3）监测：心电图、呼气末二氧化碳分压（$P_{ET}CO_2$）、冠状动脉灌注压（CPP）、BP、SvO_2。

（4）药物治疗：缩血管药、抗心律失常药；注药途径，静脉注射、气管内注射、骨内注射、心内注射。

4. 复苏后治疗（PCAC） 主要目的是防治缺氧性脑损伤和多器官功能衰竭，一般在ICU进行。包括：①呼吸管理。②维持血流动力学稳定。③脑复苏，低温治疗、促进脑血流灌注、药物治疗。

（四）疼痛

1. 概述

（1）定义：人类大脑对机体组织损伤或可能导致组织损伤的刺激所产生的一种不愉快的主观感觉。

（2）疼痛的临床分类：①按疼痛程度分为轻微疼痛、中度疼痛、剧烈疼痛。②按起病缓急分为急性疼痛、慢性疼痛。③按疼痛部位分为浅表痛、深部痛。

2. 术后镇痛

（1）镇痛药物：阿片类镇痛药、非阿片类镇痛药、局部麻醉药、解热镇痛药。

（2）镇痛方法：①硬膜外镇痛，通过留置的硬膜外导管单次或持续给予镇痛药，常选吗啡，可能出现呼吸抑制、尿潴留等不良反应。②患者自控镇痛（PCA），分为患者自控静脉镇痛（PCIA）和患者自控硬膜外镇痛（PCEA）。

拓展练习及参考答案

拓展练习

【填空题】

1. 血容量不足时，中心静脉压（CVP）低于（   ）。

2. 休克最主要的特征是（   ）。

3. 失血性休克的最主要措施是（   ）。

【判断题】

1. 休克时最常出现的酸碱失衡是阴离子隙（AG）正常性代谢性酸中毒。

2. 休克时的体位常采用头和躯干抬高20°～30°，下肢抬高15°～20°。

3. 反映肾血流灌注的可靠指标是尿量。

【名词解释】

1. 休克

2. 失血性休克

【选择题】

A型题

1. 急救人员5分钟到达现场抢救心搏骤停者，CPR与自动体外除颤仪（AED）联合的最佳方式为

A．AED→CPR→检查心率　　　　B．AED→检查心率→CPR　　　　C．CPR→AED→检查心率

D．CPR→AED→CPR　　　　　　　E．CPR→连续3次AED→CPR

2．休克时出现DIC征象时应进行的处理是

A．肝素　　　　　　　　　　　B．鱼精蛋白　　　　　　　C．维生素K

D．酚磺乙胺　　　　　　　　　E．激素

3．男性，28岁，腹痛伴剧烈呕吐2天。血Na^+ 133mmol/L，血K^+ 3.1mmol/L，HCO_3^- 9mmol/L，血压85/60mmHg。此时治疗应首先采用

A．纠正低血钾　　　　　　　　B．纠正酸中毒　　　　　　C．纠正低血钠

D．急诊手术　　　　　　　　　E．纠正低血容量

4．女性，40岁，因外伤肝破裂急诊入院。血压105/85mmHg，脉搏80次/分，精神不安，面色苍白，四肢湿冷，尿量35ml/h。该患者应诊断为

A．无休克　　　　　　　　　　B．休克代偿期　　　　　　C．休克抑制期中度

D．休克抑制期重度　　　　　　E．休克DIC发生

5．某士兵在演习时被炮弹击中，左大腿外伤。查体：脉搏125次/分，血压85/65mmHg。立即扩容治疗，应首选

A．全血　　　　　　　　　　　B．平衡盐溶液　　　　　　C．血浆

D．5%葡萄糖　　　　　　　　　E．右旋糖酐液

6．男性，29岁。肠扭转致小肠坏死、休克，行小肠切除术后休克已好转。此时该患者不需要做的监护项目是

A．脑电图监护　　　　　　　　B．血压、脉搏、尿量　　　C．观察皮色、皮温

D．心电监护　　　　　　　　　E．精神监护

B 型题

（7～11题共用选项）

A．中心静脉压低、动脉压低　　　　　B．中心静脉压低、动脉压正常

C．中心静脉压高、动脉压低　　　　　D．中心静脉压高、动脉压正常

E．中心静脉压正常、动脉压低

7．心功能差，心输出量减少的血流动力学特点是

8．心排血功能降低，容量血管过度收缩，血容量不足或已足的血流动力学特点是

9．血容量不足的血流动力学特点是

10．容量血管过度收缩，肺循环阻力增高的血流动力学特点是

11．心功能良好，血容量轻度不足的血流动力学特点是

X 型题

12．关于手术后疼痛对机体的影响，下列说法正确的是

A．在某些心脏储备功能差的患者中，可引起充血性心力衰竭

B．可导致低氧血症和高碳酸血症

C．可导致术后尿潴留

D．可导致死伤的肿瘤细胞术后扩散

E．可导致机体低凝状态

【问答题】

简述休克的主要治疗原则。

笔记

✍ 参考答案

【填空题】

1．5cmH$_2$O

2．微循环灌流量锐减

3．补充血容量

【判断题】

1．×　为AG升高性代谢性酸中毒。

2．√

3．√

【名词解释】

1．休克　是机体有效循环血容量减少、组织灌注不足、细胞代谢紊乱和功能受损的病理过程，它是一个由多种病因引起的综合征，其本质是氧供给不足和需求增加。

2．失血性休克　由于大血管破裂或脏器出血引起的血液丢失过多导致有效循环血量不足的休克。

【选择题】

A型题　1．D　2．A　3．E　4．B　5．B　6．A

B型题　7．C　8．E　9．A　10．D　11．B

X型题　12．ABCD

【问答题】

答案见知识点总结（一）1（7）。

第5周　外科感染

一、考研真题解析

1.（2012年A型题）革兰阴性杆菌败血症的临床特点是

A．易并发心肌炎　　　　　　　　B．感染性休克发生早、持续时间长

C．热型为稽留热或弛张热　　　　D．常见可转移性脓肿

【答案与解析】　1. B。革兰阴性杆菌感染多于革兰阳性球菌，常见有大肠埃希菌、铜绿假单胞菌、变形杆菌等，主要毒性在于内毒素，其所致的败血症临床表现多较严重，可出现低温、低白细胞、低血压的三低现象，甚至发生感染性休克，感染性休克发生早且持续时间长。革兰阳性杆菌败血症可有发热，可为间歇热、稽留热或弛张热，易并发心肌炎、转移性脓肿。

2.（2014年A型题）中指脓性指头炎如治疗不及时，最易发生的并发症是

A．化脓性腱鞘炎　　B．掌中间隙感染　　　C．末节指骨缺血坏死　　D．败血症

【答案与解析】　2. C。脓性指头炎为手指末节掌面的皮下化脓性细菌感染，多因甲沟炎加重或指尖、手指末节皮肤受伤后引起。致病菌多为金黄色葡萄球菌。初起阶段指头有针刺样痛轻度肿胀，继而指头肿胀，有剧烈跳痛，可有发热、全身不适、白细胞计数增高。若治疗不及时，必然继续加重，神经末梢因受压和营养障碍而麻痹，指头疼痛

反而减轻，皮色由红转白，反映局部组织缺血坏死。故患者指剧烈疼痛、肿胀明显、伴有全身症状时应及时切开引流，以免发生指骨受压缺血坏死和骨髓炎。化脓性腱鞘炎多为局部刺伤后继发的细菌感染。掌中间隙感染可由腱鞘炎蔓延引起。中指脓性指头炎最易出现的并发症是局部的指骨缺血坏死，若局部炎症不能控制，细菌入血可致败血症，即败血症是中指脓性指头炎的并发症，但不是最易发生的并发症。

3．（2014年X型题）下列疾病中，需要早期切开、清创引流的有

A．破伤风　　　　　B．寒性脓肿　　　　　C．气性坏疽　　　　　D．蜂窝织炎

【答案与解析】 3．AC。①破伤风是专性厌氧的破伤风梭菌侵入伤口后引起的特异性感染。在缺氧环境中，破伤风梭菌的芽孢发育为增殖体，迅速繁殖并产生大量外毒素（痉挛毒素和溶血毒素），主要是痉挛毒素。痉挛毒素吸收可引起一系列临床表现，典型表现是在肌紧张性收缩的基础上，发生阵发性强烈痉挛。早期清创引流，改善局部循环是预防破伤风发生的关键。②气性坏疽是厌氧菌感染的一种，即梭状芽孢杆菌引起的肌坏死或肌炎，病情发展迅速，组织坏死、液化腐败，并产生气体。应迅速切开有水肿和气肿的皮肤和皮下组织，清除坏死和无活力的肌肉，并用氧化剂冲洗、湿敷，以减少毒素吸收和改变无氧环境。③寒性脓肿是结核分枝杆菌感染后出现的，一般以局部及全身抗结核治疗为主，不宜早期切开引流，因为切开后常发生经久不愈的窦道。只有经局部及全身抗结核治疗无效，皮肤发红已近自溃的寒性脓肿，才考虑行切开引流术。④急性皮下蜂窝织炎是疏松结缔组织的急性化脓性炎症，病变发展迅速，并产生溶血素、透明质酸酶、链激酶等毒素，组织坏死化脓，出现明显毒血症，故应及时切开引流。

（4～6题共用题干）（2017年A型题）

男性，28岁。足底被锈钉刺伤2天，出现乏力、张口困难，继之出现苦笑面容、角弓反张，声响可诱发上述症状，神志清楚，无发热。

4. 该病致病菌属于

A. 大肠埃希菌　　　B. 变形杆菌　　　C. 产气荚膜杆菌　　　D. 厌氧芽孢杆菌

5. 伤口处理时，首选的冲洗液是

A. 抗生素稀释液　　B. 过氧化氢溶液　　C. 高锰酸钾稀释液　　D. 无菌生理盐水

6. 治疗中不必使用的药物是

A. 青霉素　　　　　　　　　　　B. 丙种球蛋白

C. 甲硝唑　　　　　　　　　　　D. 破伤风抗毒素（TAT）

【答案与解析】 4. D。①患者足底被铁钉刺伤2天后出现乏力、张口困难，继之苦笑面容、角弓反张，考虑破伤风感染，破伤风的致病菌为破伤风梭菌，属于厌氧芽孢杆菌。大肠埃希菌常引起消化系统感染性疾病。产气荚膜杆菌引起气性坏疽。变形杆菌可引起食物中毒。5. B。破伤风梭菌为专性厌氧菌，过氧化氢可用于厌氧菌感染伤口处理。6. B。青霉素、甲硝唑可用于破伤风感染，可抑制破伤风梭菌。丙种球蛋白在破伤风感染治疗中没有作用。

7.（2018年X型题）真菌败血症的临床表现有

A. 突发寒战、高热　　　　　　　B. 神志淡漠、昏迷、休克

C. 多伴有消化道出血　　　　　　D. 外周血有类白血病反应

【答案与解析】 7. ABD。真菌感染常见的病原体有白念珠菌、曲霉菌、毛霉菌、新型隐球菌等，属于条件性感染，可血行播散，一般血培养阴性，但可在多个内脏形成肉芽肿和坏死灶。真菌败血症起病急，可出现寒战、高热、头痛、冷汗、神志淡漠等全身性症状；心率加快、脉搏细速、呼吸困难；肝、脾大，严重者出现黄疸或皮下出血。实验室检查白细胞计数明显增高，可有类白血病反应。

8.（2019年X型题）丹毒的临床特点有

A. 主要致病菌为乙型溶血性链球菌　　B. 口腔溃疡可以是诱发因素

C. 很少发生组织坏死　　D. 必要时可切开引流

【答案与解析】 8. ABC。丹毒是乙型溶血性链球菌侵袭感染皮肤淋巴管网所致的急性非化脓性炎症。好发于下肢与面部，大多常先有病变远端皮肤或黏膜的某种病损，如足趾皮肤损伤、足癣、口腔溃疡、鼻窦炎等。发病后淋巴管网分布区域的皮肤出现炎症反应，病变蔓延较快，常累及引流区淋巴结，局部很少有组织坏死或化脓，但全身炎症反应明显，易治愈，但常有复发。

9.（2020年X型题）丹毒的临床特点有

A. 乙型溶血性链球菌为主要致病菌　　B. 口腔溃疡可以是诱发因素

C. 反复发作可发生组织坏死　　D. 治愈后易复发

【答案与解析】 9. ABD。参见考研真题解析第8题解析。

二、知识点总结

本周知识点考点频率统计见表5-1。

表5-1　外科感染考点频率统计表（2012—2022年）

年份	疖和痈	急性蜂窝织炎	丹毒	甲沟炎	脓性指头炎	急性化脓性腱鞘炎	化脓性滑囊炎	掌深间隙急性细菌性感染	脓毒症	破伤风	气性坏疽	外科应用抗生素的原则
2022												
2021												
2020			√									
2019			√									
2018									√			
2017										√		
2016												
2015												
2014	√				√				√		√	
2013												
2012									√			

笔记

（一）浅部软组织细菌性感染

1. 疖和痈　见表5-2。

表5-2　疖和痈知识要点

要点	疖	痈
定义	单个毛囊及其周围组织的急性化脓性感染	多个相邻毛囊及其周围组织的急性化脓性感染
病原体	多为金黄色葡萄球菌	多为金黄色葡萄球菌
病理特点	炎症多局限性伴脓栓形成	病变累及深层结缔组织，可能形成混合感染
好发部位	颈项、头面、背部	颈项、背部
临床表现	最初局部皮肤有红、肿、痛的小硬结节；继而中央组织坏死、软化、触之稍有波动，中心处出现白黄白色的脓栓；最终脓栓脱落破溃，流脓后逐渐愈合	中老年伴有糖尿病者多见；早期多个突出的脓点，伴全身症状（畏寒、发热、全身不适），疼痛不明显；后期脓点增大、增多，中心坏死脱落、破溃流脓，呈蜂窝状，全身症状加重，疼痛加重，引流区淋巴结肿大
治疗原则	①局部治疗为主：局部物理治疗、鱼石脂软膏等促疖软化，待有脓点或波动感后，剔除脓栓，禁挤压。②疖病反复发作者须查血糖、尿糖	①全身使用药物（青霉素、头孢菌素）。②局部切开引流（"＋"或"＋＋"切口、切口超过病灶边缘、清理坏死组织、纱条填塞引流）
	危险三角区疖、痈均禁止挤压，否则可能出现颅内化脓性海绵状静脉窦炎，甚至死亡	

2. 急性蜂窝织炎　急性蜂窝织炎知识要点见表5-3。几种特殊类型的急性蜂窝织炎见表5-4。

表5-3　急性蜂窝织炎知识要点

要点	具体
定义	发生在皮下、筋膜下、肌间隙或深部蜂窝组织的急性细菌性感染的化脓性炎症
常见细菌	溶血性链球菌、金黄色葡萄球菌、大肠埃希菌
病理特点	溶血性链球菌释放溶血素、链激酶、透明质酸酶，炎症不局限，分界不清，扩散迅速。金黄色葡萄球菌产生凝固酶，病变局限
临床表现	局部：红、肿、热、痛＋大小不等水疱＋淋巴结肿大。全身：发热、畏寒、食欲缺乏、白细胞计数增高、重者败血症
治疗原则	①药物治疗（青霉素类/头孢菌素类＋甲硝唑）。②50%硫酸镁湿敷/鱼石脂软膏＋必要时切开引流（脓肿形成）。③口底及颌下急性蜂窝织炎及早切开（避免压迫气管）。④产气性皮下蜂窝织炎：隔离＋3%过氧化氢冲洗

表5-4　几种特殊类型的急性蜂窝织炎

类型	临床特点
产气性皮下蜂窝织炎	由厌氧性肠球菌、拟杆菌、产气荚膜梭菌等引起；下腹、会阴常见；病变局限于皮下，不累及肌层，后期出现皮下捻发音、破溃、恶臭脓液
新生儿皮下坏疽	金黄色葡萄球菌常见；背部与臀部常见；病变不易局限，常引起皮下组织广泛坏死；病灶中心变软变暗，皮肤与皮下组织分离，触诊有皮下浮动感或波动感，后期皮肤坏死呈灰褐色或黑色
口底、颌下蜂窝织炎	小儿多见；感染多起源于口腔或面部；口底炎症肿胀可波及咽喉，发生喉头水肿和压迫气管，引起呼吸困难，甚至窒息；面部炎症全身反应重，常向颌下或颈深部蔓延，甚至累及纵隔，引起吞咽和呼吸困难，甚至窒息

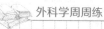

3. 丹毒　见表5-5。

表5-5　丹毒知识要点

要点	具体
定义	皮肤淋巴管网受乙型溶血性链球菌侵袭感染所致的急性非化脓性感染
常见细菌	乙型溶血性链球菌
好发部位	下肢、面部
病理特点	大多病变远端有皮肤或黏膜的某种破损，如损伤、足癣，发病后，淋巴管网区域出现炎症反应（很少出现坏死或化脓），引流区淋巴结肿大，全身炎症反应明显
临床表现	好发于下肢、片状皮肤红疹、微隆起、色鲜红、中间稍淡、边界清楚；可伴有邻近淋巴结（如腹股沟淋巴结）肿大、疼痛；全身头疼、畏寒、发热、白细胞计数增高；后期可能遗留"象皮肿"
治疗原则	①卧床休息、抬高患肢。②全身应用抗生素（青霉素、头孢菌素类），症状消失后继续用药3～5天。③局部50%硫酸镁湿敷、物理治疗。④对症处理

（二）手部急性化脓性感染

1. 甲沟炎和脓性指头炎　见表5-6。

表5-6　甲沟炎和脓性指头炎知识要点

要点	甲沟炎	脓性指头炎
定义	指甲两侧形成的甲沟及其周围组织的化脓性细菌感染	手指末节掌面的皮下组织急性化脓性感染
常见细菌	金黄色葡萄球菌	金黄色葡萄球菌
病因	微小损伤、倒刺、剪指甲过深、异物、血肿感染	甲沟炎加重、手指末节皮肤受伤
临床表现	指甲一侧红、肿、痛，继而白色脓点，炎症延指甲根蔓延形成半环形脓肿，向下蔓延形成甲下脓肿，此时疼痛剧烈，甲下黄白色脓液蓄积可导致指甲浮动	感染指头肿胀、发红，指动脉受压出现剧烈跳痛，疼痛难忍、全身出现恶寒、发热等；晚期可出现末节指骨缺血坏死、慢性骨髓炎
治疗原则	①早期：口服头孢菌素、物理治疗。②形成脓肿时：指根阻滞麻醉下行切开引流（延甲沟旁纵行切开）或拔甲术（甲根处脓肿勿伤及甲床）	早期悬吊前臂平置患手；抗生素治疗。如出现搏动性跳痛，应切开减压引流（不能等待脓肿形成），侧面纵切口（指根阻滞麻醉，切口远端不超过甲沟的1/2，近端不超过指节横纹，必要时对口引流）

2. 急性化脓性腱鞘炎

（1）临床表现：患指除末节外，中、近节段均匀性肿胀，皮肤极度紧张。患指各个关节轻度弯曲，沿腱鞘部位均有明显压痛。患指被动伸直，患者疼痛难忍。后期可继发肌腱缺血、坏死或感染蔓延至掌深间隙、腕部、前臂。

（2）治疗：在中、近指节侧面做切口减压引流或双侧对口引流。

3. 化脓性滑囊炎

（1）临床表现：①尺侧滑囊炎，小指腱鞘炎蔓延而来，小指、环指半屈曲，小鱼际小指处肿胀、压痛。②桡侧滑囊炎，拇指腱鞘炎蔓延而来，拇指微屈，不能外展伸直，大鱼际拇指处肿胀压痛。

（2）治疗：小鱼际、大鱼际掌面做小切口引流或对口引流（切口距离腕横纹不少于1.5cm，防止损伤正中神经），术后患手抬高、将手固定于功能位。

4. 掌深间隙急性细菌性感染　见表5-7。

表5-7　掌深间隙急性细菌性感染知识要点

要点	具体
解剖特点	掌深间隙是位于手掌屈指肌腱和滑液囊的疏松组织间隙；掌腱膜与第三掌骨的纤维分隔为尺桡侧2个间隙，即鱼际间隙、掌中间隙；示指腱鞘炎致鱼际间隙感染，中指、环指腱鞘炎致掌中间隙感染
常见细菌	金黄色葡萄球菌
病因	腱鞘炎蔓延、直接刺伤
临床表现	①掌中间隙感染：掌心部隆起，掌心凹消失，同时手背部明显肿胀，压痛明显。中指、环指及小指半屈位，伸指困难，被动伸指引起剧痛。②鱼际间隙感染：掌心凹陷仍存在，鱼际和拇指指蹼明显肿胀，有压痛，不能对掌。掌深间隙感染（同腱鞘炎、滑囊炎）常伴发热、白细胞计数增高等全身症状
治疗原则	早期：大剂量抗生素，局部制动休息，物理治疗和外敷中药
	后期：手术切开引流：掌中间隙纵行切开中指与环指间的指蹼掌面（切口不超过掌侧横纹，防止损伤掌浅弓）；鱼际间隙感染在波动最明显处或拇指、示指间的"虎口"切开

（三）脓毒症

脓毒症是机体对感染的反应失调而导致危及生命的器官功能障碍（区别于血培养阳性的菌血症）。

1. 临床表现 ①骤起寒战，高热达40～41℃，继以高热或低热。②神志改变、恶心、腹胀、出冷汗。③心率加快、脉搏细速、呼吸急促或困难。④肝、脾大，黄疸或皮下出血或瘀斑。不同病原菌引发的脓毒症的临床特点见表5-8。

表5-8　不同病原菌引发的脓毒症的临床特点

病原菌类型	常见病原体	原发病因	临床特点
革兰阴性（G$^-$）菌	大肠埃希菌、铜绿假单胞菌、变形杆菌、克雷伯菌	腹膜炎、腹腔感染、大面积烧伤感染	一般较严重、休克时间早，出现三低现象（低温、低白细胞、低血压），易发生脓毒性休克
革兰阳性（G$^+$）菌	金黄色葡萄球菌、表皮葡萄球菌、肠球菌	严重的痈、蜂窝织炎、骨关节化脓性感染	常伴有高热、皮疹、转移性脓肿
厌氧菌与需氧菌混合感染	拟杆菌、梭状杆菌、厌氧葡萄球菌	各类脓肿、会阴部感染、口腔颌面部坏死性感染	感染灶组织坏死明显，有特殊腐臭味，脓液粪样臭恶
真菌	白念珠菌、曲霉菌、新型隐球菌	长期使用广谱抗生素或免疫抑制药、长期留置静脉导管	结膜瘀斑、视网膜灶性絮样斑等栓塞现象，临床表现酷似G$^-$感染

2. 治疗

（1）早期复苏：对确诊患者立即进行液体复苏。

（2）抗微生物治疗：早期使用广谱抗生素。确定致病菌后，针对性使用窄谱抗生素。一般维持7～10日，在病情控制后停药。

（3）感染源控制。

（4）其他辅助治疗。

（四）有芽孢厌氧菌感染

1. 破伤风 见表5-9。

表5-9 破伤风知识要点

要点	具体
病因	破伤风梭菌（革兰阳性专性厌氧菌）＋创伤
发病机制	土壤中含有大量芽孢→创伤和不洁分娩条件下接触＋缺氧环境→芽孢发育为增殖体→产生大量外毒素（主要是痉挛毒素，抑制突触释放抑制性传递介质）→脑干脊髓突触释放抑制性递质减少→运动神经元兴奋性增强、交感兴奋性增强→肌肉紧张与痉挛、血压高、心率快
临床表现	潜伏期：一般为7～8日，可短至24小时或长达数月、数年。约90%的患者在受伤后2周内发病
	前驱期：乏力，头晕、头痛、项肌酸痛或咀嚼肌酸胀紧张、局部疼痛，反射亢进等前驱症状，一般持续12～24小时
	症状期：病程3～4周。典型症状为横纹肌持续收缩、阵发性痉挛。发病顺序为咀嚼肌（张口困难、牙关紧闭）→面肌（苦笑面容）→颈项肌、背肌（颈强直、角弓反张）→腹肌、四肢肌群→膈肌及肋间肌（面唇青紫、呼吸暂停）。轻微刺激可诱发，神志始终清楚，大汗淋漓。主要死亡原因为窒息、心力衰竭、肺部并发症
诊断	主要依靠病史＋典型临床表现，不依赖实验室检查

要点	具体
预防	正确及时处理伤口、彻底清创＋人工免疫（包括主动免疫和被动免疫）。主动免疫：注射破伤风类毒素。①基础注射，首次0.5ml，4～8周后0.5ml，6～12个月后0.5ml。②强化注射，5～7年后0.5ml。③伤后注射0.5ml，3～7日后即可产生抗体，不需要注射抗毒素。被动免疫：①注射破伤风抗毒素（1500～3000U，7日后可追加一次）。②注射破伤风免疫球蛋白250～500IU，有效期4～5周
治疗	①清除毒素来源：彻底清创＋3%过氧化氢冲洗。②中和游离毒素：破伤风抗毒素、破伤风免疫球蛋白。③控制与解除痉挛：避免声光刺激、镇静解痉治疗（10%水合氯醛灌肠、冬眠合剂）。④保持呼吸道通畅、防止并发症：主要为肺部并发症防治，如窒息、肺不张、肺部感染，必要时机械通气、气管切开，高压氧辅助。⑤抗感染：应用青霉素、甲硝唑等

2. 气性坏疽 见表5-10。

表5-10 气性坏疽知识要点

要点	具体
定义	梭状芽孢杆菌所致的肌坏死或肌炎，厌氧菌感染的一种
病因	梭状芽孢杆菌（专性厌氧菌）包括产气荚膜梭菌、水肿杆菌、腐败杆菌、溶组织杆菌
发病机制	细菌产生外毒素和酶，有些酶通过脱氨发酵作用产气，并可引起严重毒血症及肌肉组织的广泛坏死，导致局部张力进一步增高，压迫血管，加重组织缺血坏死，形成缺氧环境，导致恶性循环。活检可发现肌纤维间有大量气泡和大量革兰阴性粗短杆菌

笔记

续　表

要点	具体
临床表现	潜伏期：一般1～4日，常在伤后3日发病，发病急时亦可短至6～8小时
	全身症状：严重的毒血症，迅速出现中毒性休克、溶血性贫血、黄疸、血红蛋白尿、酸中毒等
	局部症状：①局部组织肿胀和胀裂样剧痛、压痛。②皮肤苍白-暗红-紫黑，水疱，伴有大理石样斑纹。③伤口周围皮肤有捻发音，血样分泌液混有气泡、恶臭。④伤口内肌肉呈暗红色如熟牛肉状，无弹性，切割不流血
诊断	早期诊断：局部典型表现＋伤口分泌物有革兰阳性粗大杆菌＋X线见软组织积气
预防	早期彻底清创伤口＋充分敞开引流＋冲洗＋大剂量抗菌药（青霉素＋甲硝唑）
治疗	手术：广泛多处切开，彻底切除坏死组织并行经膜切开减压，伤口敞开，用氧化剂冲洗或湿敷
	抗菌药治疗：大剂量青霉素钠、甲硝唑对厌氧菌有效，氨基糖苷类药物无效
	高压氧治疗：可抑制气性坏疽杆菌生长，减少毒素生成
	支持治疗：少量输血，静脉补液，营养支持。采取必要的镇痛、镇静、退热等对症处置

拓展练习及参考答案

拓展练习

【填空题】

1. 破伤风的致病菌是（　　），破伤风发病后最早累及的肌肉是（　　），破伤风的综合治疗原则有（　　）、（　　）、（　　）、保持气道通畅和防治并发症。

2. 气性坏疽的致病菌是（　　），急性蜂窝织炎的主要致病菌是（　　），疖和痈的主要致病菌是（　　）。

【判断题】

1. 注射破伤风抗毒素的目的是中和游离毒素。

2. 丹毒是溶血性链球菌侵袭感染皮肤淋巴管所致的急性化脓性炎症。

【名词解释】

1. 全身炎症反应综合征（SIRS）

2. 二重感染

【选择题】

A型题

1. 术前预防性应用抗生素指征不包括

A. 涉及感染病灶或切口接近感染区的手术

B. 操作时间长的手术

C. 股疝修补、疝修补

D. 胃肠道手术

E. 严重糖尿病和长期应用糖皮质激素的患者

2. 中心静脉插管常见的感染细菌为

A. 霉菌

B. 金黄色葡萄球菌、表皮葡萄球菌

C. 大肠埃希菌

D. 肺炎链球菌

E. 变形杆菌

3. 影响外科感染转归的因素中，下列错误的是

A. 致病菌的种类、数量及繁殖速度　　B. 血清蛋白水平　　C. 黄疸情况

D. 抗生素联合用药数量　　　　E. 人体抵抗力

4. 抗生素应用原则中，下列错误的是

A. 药效临床肯定时，一定要考虑价格因素

B. 感染顽固难控时，有必要考虑广谱有效抗生素的联合应用

C. 严重感染时，一般是先经验用药，再根据药物敏感试验结果调整用药

D. 有时须一起应用抗细菌药物及抗真菌药物

E. 血培养结果阳性时，必须根据药物敏感试验结果选择用药

5. 男性，15岁。走路时左足被尖锐物品扎到。查体可见左足掌侧1cm伤口，深达肌层，最可靠的处理方法是

A. 彻底清创　　　　　　　　　B. 应用青霉素　　　　　　　　C. 注射TAT

D. 注射人体破伤风免疫球蛋白　　E. 注射破伤风类毒素

6. 男性，54岁。因寒战发热就诊，确诊为颌下急性蜂窝织炎，下列属于该病的致命性并发症的是

A. 颅内化脓性海绵状静脉窦　　　B. 累及颈间肌、喉头水肿、阻碍通气

C. 纵隔化脓性感染　　　　　　　D. 化脓性心包炎　　　　　　　E. 败血症

B型题

（7～10题共用选项）

A. 脓液稀薄、淡红色、量多　　　B. 脓液稀薄、米汤样　　　　　C. 脓液稠厚、黄色不臭

D. 脓液稠厚、有粪臭　　　　　　E. 脓液淡绿色、有特殊甜腥臭

7. 大肠埃希菌感染表现为

8. 金黄色葡萄球菌感染表现为

9. 溶血性链球菌感染表现为

10. 铜绿假单胞菌感染表现为

X型题

11. 下列关于革兰阳性菌脓毒症的说法，正确的是

A．金黄色葡萄球菌、表皮葡萄球菌是主要的致病菌

B．常继发于痈、急性蜂窝织炎等

C．常有发热、皮疹和转移性脓肿

D．可出现三低现象

E．长期使用广谱抗生素可诱发

【问答题】

简述破伤风的并发症。

参考答案

【填空题】

1．破伤风梭菌；咀嚼肌；清除毒素来源；中和游离毒素；控制和解除痉挛

2．梭状芽孢杆菌；溶血性链球菌；金黄色葡萄球菌

【判断题】

1．√

2．×　丹毒是溶血性链球菌侵袭感染皮肤淋巴管所致的急性非化脓性炎症。

【名词解释】

1．全身炎症反应综合征（SIRS）　实质上是各种严重侵袭造成体内炎症介质大量释放而引起的全身效应。临床上出现下列所列2项或2项以上表现时，即为SIRS：①体温＞38℃或＜36℃。②心率＞90次/分。③呼吸＞20次/分或动脉血二氧化碳分压＜32mmHg。④白细胞计数＞$12×10^9$/L或＜$4×10^9$/L，或者未成熟粒细胞＞10%。

2．二重感染　是指长期使用广谱抗生素，可使敏感菌受到抑制，而一些不敏感菌乘机生长繁殖，产生新的感染的现象。

【选择题】

A型题　1．C　2．B　3．D　4．E　5．E　6．B

B型题　7．D　8．C　9．A　10．E

X型题　11．ABC

【问答题】

答案如下：破伤风最常见的并发症是呼吸系统病变。喉头痉挛、持续的呼吸肌与膈肌痉挛可导致窒息。呼吸道分泌物淤积、误吸可导致肺炎、肺不张。强烈的肌肉痉挛可引起肌肉撕裂、骨折、关节脱位、舌咬伤等。缺氧、中毒可导致心动过速，时间过长可出现心力衰竭，甚至心搏骤停。

第6周　创伤、烧伤、肿瘤、移植和微创

一、考研真题解析

1.（2012年A型题）下列措施中，属于恶性肿瘤二级预防的是

A. 减少职业性致癌物的暴露　　　　B. 改善生存质量，对症治疗

C. 改进烟草质量，使之无害化　　　　D. 对高发区及高危人群定期检查

【答案与解析】　1. D。恶性肿瘤的三级预防措施包括：①一级预防，改变生活习惯如戒烟、合理饮食、减少职业暴露、防止环境污染等，消除或减少可能致癌的因素，免疫预防和化学预防均属于此范畴。②二级预防，早期发现、早期诊断与早期治疗，对高发区及高危人群定期检查是较确切可行的方法，从中可发现癌前期病变并及时治疗，如切除胃肠道腺瘤或息肉，及时治疗子宫颈慢性炎症伴不典型增生病变等。③三级预防，改善生存质量或延长生存时间，包括各种姑息治疗和对症治疗。

（2、3题共用选项）（2015年B型题）

A. Ⅰ度烧伤　　　B. 浅Ⅱ度烧伤　　　C. 深Ⅲ度烧伤　　　D. Ⅲ度烧伤

2. 未损伤生发层的皮肤烧伤是

3. 去除水疱后创面湿润，但感觉迟钝的皮肤烧伤是

【答案与解析】　2、3. A、C。烧伤深度的判定通常采用三度四分法，即分为Ⅰ度、

浅Ⅱ度、深Ⅰ度、Ⅲ度。①Ⅰ度烧伤伤及表皮浅层；浅Ⅱ度烧伤伤及表皮的生发层、真皮乳头层；深Ⅱ度烧伤伤及真皮乳头层以下；Ⅲ度烧伤伤及皮下组织，如脂肪、肌肉、骨骼。故未伤及生发层的是Ⅰ度烧伤。②Ⅰ度烧伤伤及表皮浅层，有烧灼感。浅Ⅱ度烧伤伤及表皮的生发层、真皮乳头层，创面红润、潮湿，疼痛明显。深Ⅱ度烧伤伤及真皮乳头层以下，去除疱皮后，创面微湿，痛觉较迟钝。Ⅲ度烧伤达肌肉、甚至骨骼，创面蜡白、焦黄，甚至碳化，无痛觉。

4.（2015年A型题）男性，46岁。左耳后有圆形肿物3年，直径约1cm，肿物表面可见一小黑点，基底活动，无压痛，有红肿史。应诊断的疾病是

　　A. 淋巴结炎　　　B. 血管瘤　　　　　C. 皮脂腺囊肿　　　D. 皮样囊肿

【答案与解析】 4. C。①皮脂腺囊肿为非真性肿瘤，为皮脂腺排泄受阻所致潴留性囊肿。多见于皮脂腺分布密集部位，如头面及背部。表面可见皮脂腺开口的小黑点。囊内为皮脂与表皮角化物积聚的油脂样"豆渣物"，易继发感染伴奇臭，感染控制后手术切除治疗。该男性患者耳后出现圆形肿物，表面可见小黑点，无压痛，符合皮脂腺囊肿的诊断。②淋巴结炎应具有局部红、肿、热、痛等急性炎症的特点。③血管瘤应呈现红色或青紫色病变，一般不会出现小黑点。④皮样囊肿为囊性畸胎瘤，好发于眉梢或颅骨骨缝处，可与颅内交通呈哑铃状。

5.（2016年A型题）烧伤创面可见脂肪组织，应属于

　　A. Ⅰ度烧伤　　　B. 浅Ⅱ度烧伤　　　C. 深Ⅱ度烧伤　　　D. Ⅲ度烧伤

【答案与解析】 5. D。参见考研真题解析第2、3题解析。

（6、7题共用选项）（2018年B型题）

A. 胰腺导管腺癌　　B. 结肠癌　　　　　C. 甲状腺乳头状癌　D. 胃癌

6. 患者术后一般能存活15年以上的肿瘤是

7. 患者术后很少存活5年的肿瘤是

【答案与解析】 6、7. C、A。甲状腺乳头状癌是甲状腺癌症中分化类型最好、预后最好的类型，早期手术切除，内分泌治疗，即可治愈，存活时间长。90%胰腺癌为导管细胞腺癌，早期诊断困难，手术切除率低，预后很差。结肠癌、胃癌等手术加放化疗生存率会明显提高，除某些高度恶性患者外，存活期多在5～15年。

8.（2018年A型题）因受者体内存在针对供者特异性抗原的预存抗体所引起的排斥反应是

A. 超急性排斥反应　　　　　　　　B. 加速性排斥反应

C. 急性排斥反应　　　　　　　　　D. 慢性排斥反应

【答案与解析】 8. A。超急性排斥反应通常由于受体预先存在抗供体抗原的抗体（如ABO血型不符、妊娠输血和曾有器官移植而致敏）迅速与移植物内皮细胞结合，激活补体及凝血反应，使移植物形成微血栓而受到破坏。加速性排斥反应又称血管排斥反应，是体液免疫为主的排斥反应，有免疫球蛋白、补体和纤维蛋白沉积。急性排斥反应中细胞免疫反应起主要作用，也可有体液免疫因素参与。慢性排斥反应多由急性排斥反应延续发展而来。

9.（2019年A型题）女性，25岁。火灾中烧伤，烧伤面积达70%，准备转入120km

外的大医院救治。转运前最重要的处理是

    A．清创并包扎创面   B．注射镇痛药物

    C．建立静脉通道并输液   D．准备烧伤饮料

【答案与解析】 9．C。严重大面积烧伤早期应避免长途转送，烧伤面积较大者，如不能在烧伤后 1～2 小时内送到附近医院，应在原单位积极抗休克治疗或加做气管切开，待休克被控制后再转送。转送者必须建立静脉输液通道，途中继续输液，保证呼吸道通畅，途中最好有医护人员陪同。

10．（2021年A型题）有关乳腺癌血行转移的叙述，错误的是

    A．癌细胞可经淋巴途径进入静脉   B．癌细胞直接侵入血液循环

    C．血行转移只发生在肿瘤晚期   D．常见远处转移部位依次为骨、肺、肝

【答案与解析】 10．C。早期乳腺癌已有血行转移，癌细胞可直接侵入血液循环而致远处转移，最常见的远处转移依次为骨、肺、肝。

11．（2022年A型题）肿瘤分期的依据

    A．肿瘤的生长范围和播散速度   B．肿瘤细胞的核分裂象

    C．肿瘤的分化程度   D．肿瘤细胞的异型性

【答案与解析】 11．A。目前广泛采用的肿瘤分期依据是TNM分期，T代表原发肿瘤，N为淋巴结，M为远处转移，然后根据病灶大小及浸润深度等在字母后标以 0～4，表示肿瘤的发展程度。故肿瘤的生长范围和播散速度是肿瘤分期的依据。肿瘤细胞的核分裂象、分化程度及异型性可代表肿瘤的恶性程度。

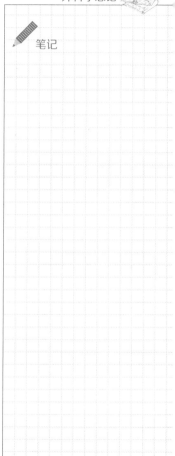

笔记

二、知识点总结

本周知识点考点频率统计见表6-1。

表6-1　创伤、烧伤、肿瘤、移植和微创考点频率统计表（2012—2022 年）

年份	创伤		烧伤			肿瘤				移植	微创
	诊断	治疗	诊断	病理生理	治疗	预防	诊断	治疗	常见肿瘤		
2022							✓				
2021									✓		
2020											
2019					✓						
2018									✓	✓	
2017											
2016			✓								
2015			✓						✓		
2014											
2013											
2012						✓					

（一）创伤

1. **创伤的全身反应** 是一种非特异性应激反应，可出现高血糖、高乳酸血症、游离脂肪酸和酮体增加、负氮平衡、水钠潴留，钾排出增多及钙、磷代谢异常等。

2. **影响创伤愈合的因素** 见表6-2。

表6-2　影响创伤愈合的因素

类型	常见因素
局部因素	伤口感染（最常见）、制动不足、包扎或缝合过紧
全身因素	营养不良、大量使用细胞增生抑制剂、免疫功能低下及全身性严重并发症等

3. **创伤并发症** 感染、休克、脂肪栓塞综合征、应激性溃疡、凝血功能障碍、器官功能障碍和创伤后应激反应。

4. **创伤的治疗**

（1）创伤的急救：①必须优先抢救的急症有心跳、呼吸骤停，窒息，大出血，张力性气胸和休克等。②常用的急救技术有复苏、通气、止血、包扎、固定和搬运等，具体见表6-3。

表6-3　常用的急救技术

常用急救技术	要点
复苏	见表4-5
通气	目的：保持气道通畅。方法：手指掏出、抬起下颌、环甲膜穿刺或切开、气管插管、气管切开
止血	方法：指压法、加压包扎法、包扎、填塞法、止血带法
包扎	目的：保护伤口、减少污染、压迫止血、固定骨折、关节和敷料并止痛。常用材料：绷带、三角巾和四头带。注意事项：①动作要轻巧，松紧要适宜、牢靠。②伤包扎敷料应超出伤口边缘5～10cm。③外露污染的骨折断端或腹内脏器先用干净器皿保护后再包扎。④眼部损伤伤员先用硬质眼罩保护眼睛后再行包扎。
固定	常用材料：就地取材，如木板、竹竿、树枝等。注意事项：①固定范围一般应包括骨折处远和近端的2个关节，松紧适度。②如缺乏固定材料，可行自体固定法，如将上肢固定于胸廓上，受伤的下肢固定于健肢上。③固定的夹板不可与皮肤直接接触，须垫以衬物
搬运	多采用担架或徒手搬运。注意事项：①对骨折伤员，特别是脊柱损伤者，搬运时必须保持伤处稳定，切勿弯曲或扭动。②搬运昏迷伤员时，应将头偏向一侧，或采用半卧位或侧卧位

（2）止血带法：①适应证，四肢伤大出血而加压包扎无法止血时。②材料，旋压式止血带、充气式止血带，橡皮管、三角巾或绷带（须放置衬垫物）。③注意事项，缚扎力度以能止住出血为度；应每隔1小时放松1～2分钟，且使用时间一般不应超过4小时；上止血带的伤员必须有显著标志，并注明启用时间，优先后送；松解止血带之前，应先输液或输血，补充血容量，准备好止血用器材，然后再松止血带；因止血带使

用时间过长，远端肢体已发生坏死者，应在原止血带的近端加上新止血带，然后再行截肢术。

（3）开放性创伤的处理：伤口分为清洁伤口、污染伤口、感染伤口。①清洁伤口直接缝合。②污染伤口早期6～8小时，清创后缝合；伤后8～12小时但尚未发生明显的感染，先预置缝线＋伤口内留置盐水纱条引流，24～48小时后伤口仍无明显感染者，结扎缝线或拆除缝线并引流。③感染伤口先引流，然后再进一步处理。④开放伤12小时内注射破伤风抗毒素或免疫球蛋白，以起到预防作用。

（二）烧伤

1．病理生理和临床分期　见表6-4。

表6-4　烧伤的病理生理和临床分期

分期	临床特点	治疗原则
体液渗出期	一般为伤后6～12小时内最快，持续24～48小时，易发生低血容量性休克	抗休克
急性感染期	水肿回吸收＋皮肤、黏膜屏障功能受损＋免疫功能受抑制→易发生感染	防治感染
创面修复期	Ⅰ度、浅Ⅱ度多能自行修复，深Ⅱ度靠创缘的上皮扩展覆盖，Ⅲ度须植皮修复	应早期切痂或削痂、植皮，并进行营养支持、防治感染
康复期	瘢痕形成，影响外观和功能；心理异常	康复锻炼、体疗、工疗和整形

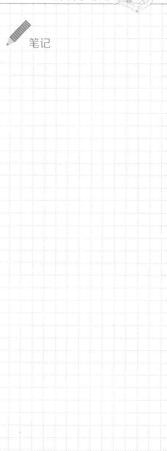

笔记

2. 烧伤的诊断

（1）烧伤面积的计算：①九分法，将体表面积分为11个9%和1个1%，口诀为"三三三，五六七，十三十三会阴一，五七十三二十一"。②手掌法，适用于小面积烧伤的估算，患者并指手掌面积约占患者体表面积的1%。

（2）烧伤严重程度的判定：①烧伤深度的判定，三度四分法见表6-5。②烧伤严重程度分度，见表6-6。

表6-5　三度四分法

特点	Ⅰ度（浅度）	浅Ⅱ度（浅度）	深Ⅱ度（深度）	Ⅲ度（深度）
损伤程度	表皮浅层	生发层、真皮乳头层	真皮网状层、残留皮肤附件	全层
创面外观	红斑、干燥、轻度水肿	水疱较大、去疱皮后创面基底红润、潮湿、水肿	水疱较小、去疱皮后创面基底红白相间、水肿明显	蜡白或焦黄、碳化、干燥皮革样，可见树枝样粗大静脉网
水疱	无	大水疱	小水疱	无
痛觉	烧灼感	剧痛	疼痛迟钝	痛觉消失
愈合时间	3～7天	1～2周	3～4周	＞4周
愈合方式	脱屑愈合、无瘢痕	一般不留瘢痕、短期有色素沉着	瘢痕愈合	须植皮或由创缘健康上皮生长修复、遗留瘢痕和畸形

表6-6　烧伤严重程度分度

烧伤程度	要点
轻度烧伤	Ⅱ度烧伤面积10%以下
中度烧伤	Ⅱ度烧伤面积11%～30%，或有Ⅲ度烧伤但面积不足10%
重度烧伤	烧伤总面积31%～50%；或Ⅲ度烧伤面积11%～20%；或Ⅱ度、Ⅲ度烧伤面积虽不到上述百分比，但已发生休克、合并较重的吸入性损伤和复合伤等
特重烧伤	烧伤总面积50%以上，或Ⅲ度烧伤20%以上

（3）吸入性损伤的诊断依据：①密闭环境发生的烧伤。②面、颈和前胸部烧伤，特别口、鼻周围深度烧伤。③鼻毛烧焦，口唇肿胀，口腔、口咽部红肿有水疱或黏膜发白。④刺激性咳嗽，痰中有炭屑。⑤声嘶、吞咽困难或疼痛。⑥呼吸困难和/或哮鸣。⑦纤维支气管镜检查发现气道黏膜充血、水肿，黏膜苍白、坏死、剥脱等的方法。

3. 烧伤休克的液体疗法

（1）第1个24小时：成人每1%Ⅱ度、Ⅲ度烧伤面积，每千克体重补液量为1.5ml，另加基础补充量2000ml；电解质溶液：胶体液＝2：1；前8小时补1/2总量，后16小时补1/2总量。

（2）第2个24小时：胶体及电解质均为第1个24小时的1/2，另加基础补充量2000ml，24小时内均匀输入。

（3）监测指标：监测尿量、精神状态、生命体征、血气分析、血乳酸，必要时监测中心静脉压（CVP）。

（三）肿瘤

1．分期诊断（TNM分期法）

（1）T指原发肿瘤、N为淋巴结、M为远处转移。

（2）再根据病灶大小及浸润深度等在字母后标以0～4的数字，表示肿瘤发展程度。1代表小，4代表大，0为无。

（3）不同TNM的组合，诊断为不同的期别。

（4）在临床无法判断肿瘤体积时，则以Tx表示。

（5）肿瘤分期有临床分期（CTNM）及术后的临床病理分期（PTNM）。

2．肿瘤的治疗

（1）外科治疗：良性肿瘤及临界性肿瘤以手术切除为主，部分恶性肿瘤也可采取外科治疗。

（2）化学治疗：是肿瘤的主要治疗手段之一，首选化疗的恶性肿瘤有恶性滋养细胞肿瘤（绒毛膜癌、恶性葡萄胎）、睾丸精原细胞瘤、伯基特淋巴瘤、大细胞淋巴瘤、中枢神经系统淋巴瘤、小细胞肺癌、急性淋巴细胞白血病、胚胎性横纹肌肉瘤等。

（3）放射治疗：①高度敏感，淋巴造血系统肿瘤、性腺肿瘤、多发性骨髓瘤、肾母细胞瘤等。②低度敏感，胃肠道腺癌、软组织及骨肉瘤等。

3．常见体表肿瘤与肿块

（1）皮肤乳头状瘤：①乳头状疣是非真性肿瘤，表面呈外突乳头状。②老年性色素疣是非真性肿瘤，多见于头额部，常伴色素，基底平整，局部扩大可能癌变。

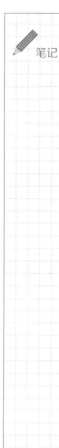

（2）皮肤癌：①皮肤基底细胞癌来源于基底细胞，伴色素称色素性基底细胞癌；质地较硬，破溃者呈鼠咬状溃疡；好发于头面部；对放射治疗敏感；早期可手术切除。②鳞状细胞癌常继发于慢性溃疡或慢性窦道开口；早期外观可呈溃疡，后期表面呈菜花状，边缘隆起不规则；易浸润及淋巴结转移；以手术治疗为主，并应进行区域淋巴结清扫。

（3）色素痣与黑色素瘤：①色素痣分为皮内痣（少见恶变）、交界痣（受外伤或感染后易恶变）、混合痣（颜色加深、变大、疼痛、瘙痒常提示恶变可能）。②黑色素瘤为高度恶性肿瘤，发展迅速。

（4）脂肪瘤：为正常脂肪样组织的瘤状物；呈分叶状，质软；好发于四肢、躯干皮下；深部易恶变，应及时切除；部分呈多发家族性特点，可伴疼痛，称痛性脂肪瘤。

（5）纤维瘤及纤维瘤样病变：①纤维黄色瘤，位于真皮层及皮下，常由不明原因的外伤或瘙痒后小丘疹发展所致。②隆突性皮纤维肉瘤，来源于真皮层；多见于躯干；低度恶性，具假被膜，手术切除应彻底。③带状纤维瘤，位于腹壁，非真性肿瘤，为腹肌外伤或产后修复性纤维瘤。

（6）神经纤维瘤：①神经鞘瘤，见于四肢神经干分布部位，分中央型（梭形，手术须纵行切开剥除）和边缘型（易切除）。②神经纤维瘤，为多发性，大多无症状，可伴有智力低下或原因不明的头痛、头晕，可有家族聚集性。

（7）血管瘤：①毛细血管瘤，多见于婴儿，瘤体境界分明，采用手术切除或冷冻治疗。②海绵状血管瘤，一般由小静脉和脂肪组织构成，多见于皮下、肌肉、内脏；血管瘤切除术。③蔓状血管瘤，由较粗的迂曲血管构成，大多数为静脉；部分患者出现肢体增长、增粗；争取手术切除。

（8）囊性肿瘤及囊肿：①皮样囊肿，为囊性畸胎瘤，眉梢和颅骨骨缝处多见。②皮脂囊肿，非真性肿瘤，为皮脂腺排泄受阻所致潴留性囊肿。③表皮样囊肿，表皮基底细胞层进入皮下生长而形成的囊肿。

（四）移植

将一个个体的细胞、组织或器官用手术或其他方法，植入自体或另一个体的某一部位，称为移植。

1. 分类

（1）根据植入移植物的不同：分为器官移植、组织移植、细胞移植。

（2）根据供者和受者是否同一个个体：分为自体移植、异体移植。

（3）根据供体和受体的遗传学关系：分为同质移植或同基因移植、同种异体移植、异种移植。

（4）根据移植物植入受者的解剖部位：分为原位移植、异位移植。

（5）根据供体是否存活：分为尸体供体移植、活体供体移植。

2. 移植所致临床排斥反应　见表6-7。

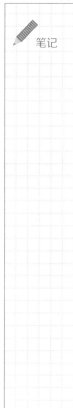

笔记

表6-7　移植所致临床排斥反应

分类		发生时间	临床表现	防治
宿主抗移植物反应	超急性	移植器官在血管吻合接通后24小时，甚至数分钟、数小时内	移植器官功能迅速衰竭	可以预防，关键在于供者与受者血型必须相同，配型正常
	急性	以往认为是移植后3个月内，现在认为是移植后任何阶段	突然发生寒战、高热，移植物肿大引起局部胀痛，一般情况变差，移植器官功能减退	大剂量激素冲击、应用抗淋巴细胞的免疫球蛋白制剂或调整免疫抑制方案
	慢性	移植后数周至数年	移植器官功能缓慢减退	对免疫抑制药不敏感
移植物抗宿主反应		—	多器官功能障碍综合征、受体死亡，常见于造血干细胞移植和小肠移植	确保配型合适

3. 器官移植

（1）移植器官的保存时限：心脏5小时、肾40～50小时、胰腺10～20小时、肝12～15小时。

（2）分类：①肾移植，技术最成熟、预后最好。②肝移植，术后1年生存率90%，儿童肝移植成功率较成人理想。③胰腺移植，可延缓、部分逆转糖尿病相关的并发症。④肾移植，合并有尿毒症的1型糖尿病和部分2型糖尿病的最有效方法。⑤小肠移植，移植排斥反应发生率高，易并发感染。⑥肺移植，术后1年生存率80%。⑦心脏移植，移植心脏因慢性排斥反应所致的冠状动脉硬化是影响术后长期存活的主要原因。

（五）微创

1. 腹腔镜手术适应证 炎症疾病（如胆囊炎、阑尾炎）、先天性发育异常（如小儿巨结肠）、外伤及良性肿瘤等。

2. 腹腔镜手术的并发症 血管损伤、内脏损伤、腹壁并发症。

拓展练习及参考答案

拓展练习

【填空题】

1. 男性，29岁，头颈部及双上臂Ⅰ度烧伤，烧伤面积约为（   ）。

2. 癌和肉瘤最根本的区别是（   ）。

【判断题】

1. 烧伤后肾功能不全的主要原因为泌尿系统感染。

2. Ⅲ度烧伤创面无水疱。

【名词解释】

1. 清创术

2. 多发伤

【选择题】

A型题

1. 男性，29岁。30分钟前开车时右季肋部撞于方向盘受伤。查体：血压80/60mmHg，心率110次/分，右季肋部青紫、压痛。考虑的损伤是

A. 脾破裂   B. 肝破裂   C. 胰腺损伤

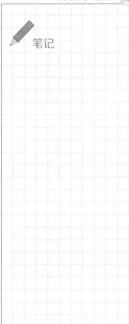

笔记

D. 空肠破裂 　　　　　　　　　E. 十二指肠破裂

2. 患者双手烧伤，剧烈疼痛，有水疱，创面潮红，愈合后可能发生

A. 功能正常 　　　　　B. 脱屑 　　　　　C. 疼痛

D. 畸形 　　　　　E. 色素沉着

3. 癌症患者，穿刺取其肝组织，镜下发现有类肺样组织结构，细胞核多形，核质比大，该患者患有

A. 肝癌 　　　　　B. 肺癌 　　　　　C. 肠癌

D. 食管癌 　　　　　E. 乳腺癌

4. 移植器官的保存原则是

A. 常温保存 　　　　　B. 低温保存 　　　　　C. 延长热缺血时间

D. 延长冷缺血时间 　　　　　E. 中断血流后缓慢降温

B型题

（5～7题共用选项）

A. 直接缝合 　　　　　　　　　B. 先引流

C. 注射破伤风抗毒素或免疫球蛋白 　　　　　D. 清创后缝合

E. 预置缝线

5. 处理清洁伤口应

6. 污染伤口早期6～8小时应

7. 处理感染伤口应

X型题

8. 属于Ⅲ度烧伤特点的是的

A. 可深达肌肉甚至骨骼 　　　　　　　　　B. 创面蜡白或焦黄

C. 脉络状扩张充血的毛细血管网 　　　　　　　　　D. 可见粗大栓塞的树枝状血管网

E．愈合后多形成瘢痕

【问答题】

简述浅Ⅱ度烧伤的特点。

✎ 参考答案

【填空题】

1．16%

2．组织来源

【判断题】

1．×　烧伤后肾功能不全主要是因为休克和全身感染。

2．√

【名词解释】

1．清创术　指伤后早期充分清除坏死或失去生机的组织、血块、异物等有害物质，控制伤口出血，尽可能将已污染的伤口变为清洁伤口。

2．多发伤　凡有2个或2个以上解剖部位出现的损伤，而其中一处可危及生命者，称为多发伤。

【选择题】

A型题　1．B　2．E　3．B　4．B

B型题　5．A　6．D　7．B

X型题　8．ABDE

【问答题】

答案见表6-5。

第二篇

外科学各论

第7周 颈部疾病、乳房疾病

一、考研真题解析

1.（2012年A型题）女性，38岁。因双乳胀痛伴肿块数年而就诊。查体：双乳可触及多个大小不等的结节，质韧，腋窝淋巴结无明显肿大，挤压乳头时有乳白色液体溢出，细胞学检查未发现异常细胞。最可能的诊断是

A. 乳腺癌　　　　　　B. 乳腺囊性增生病　C. 导管内乳头状瘤　D. 乳腺结核

【答案与解析】 1. B。①乳腺囊性增生病好发于中年妇女，突出的表现是乳房胀痛和肿块，特点是部分患者疼痛与月经周期有关，查体发现一侧成双侧乳腺有弥漫性增厚，肿块呈颗粒状、结节状或片状，大小不一，质韧而不硬，与周围乳腺组织分界不明显，少数患者可有乳头血性、黄绿色或浆液性溢液，但一般无腋窝淋巴结转移，故本患者符合本病的诊断条件。②乳腺癌多发于老年妇女，常须与乳腺囊性增生病鉴别，主要表现为患侧乳房出现无痛、单发的肿块，质硬，表面不光滑，常有腋窝淋巴结肿大，可

笔记

有血性乳头溢液，细胞学检查常有癌细胞。③导管内乳头状瘤一般无自觉症状，肿瘤小，常不能触及，多表现为反复血性乳头溢液，可为血性、暗棕色或黄色液体。④乳腺结核少见，多有结核中毒症状，且无乳房胀痛。

（2、3题共用选项）（2012年B型题）

A．导管内乳头状瘤

B．乳管阻塞的导管内乳头状瘤

C．终止哺乳后

D．正常月经期、早期妊娠或囊性增生病

2．乳头鲜红色血性溢液多见于

3．乳头浆液性无色溢液可见于

【答案与解析】　2、3．A、D。乳腺导管内乳头状瘤一般无自觉症状，主要表现为乳头溢液，溢液可为血性、暗棕色或黄色液体；本病肿瘤小，常不能触及，偶有较大的肿块。乳腺导管阻塞的乳腺导管内乳头状瘤多见于棕褐色溢液。少数乳腺囊性增生病患者可有乳头溢液，多为浆液性或浆液血性溢液；且乳头浆液性无色溢液还可见于正常月经期、早期妊娠。

4．（2012年X型题）关于乳腺癌的描述，下列各项中正确的有

A．多见于更年期和绝经前后妇女

B．最常见、最早的症状是无痛性肿块

C．癌细胞阻塞静脉回流产生"橘皮样改变"

D．侵犯乳房悬韧带产生"酒窝征"

【答案与解析】　4．ABD。乳腺癌20岁前发病少见，20岁以后发病率逐渐上升，45～50岁较高，可能与雄酮及雌二醇含量增高有关。乳腺癌早期表现为患侧乳房出现

无痛、单发的小肿块。若肿瘤累及乳房悬韧带，可使其缩短而致肿瘤表面皮肤凹陷，称为"酒窝征"。若皮下淋巴管被癌细胞堵塞，引起浅层引流淋巴管回流障碍，出现真皮水肿，皮肤呈"橘皮样"改变。

5. （2013年A型题）女性，55岁。因结节性甲状腺肿行双侧甲状腺次全切除术，术后病理报告，右叶甲状腺有5mm乳头状癌结节。对此患者进一步的处理是

    A. 手术切除剩余的右叶甲状腺　　　　B. 切除右叶甲状腺加颈淋巴结清扫

    C. 终身口服甲状腺素钠　　　　　　　D. 加用外照射治疗

【答案与解析】 5. A。此患者已经病理证实为孤立性乳头状微小癌，肿瘤直径小于1cm。已做双侧甲状腺次全切除术，无须再做峡部切除、腺叶切除、放射外照射等治疗。应终身服用甲状腺素片，以预防甲状腺功能减退及抑制促甲状腺素（TSH）。甲状腺乳头状癌有TSH受体，TSH通过其受体能影响甲状腺癌生长。

6. （2013年X型题）乳腺囊性增生病的特点有

    A. 乳腺疼痛和结节为突出表现　　　　B. 触诊可触及颗粒样肿块

    C. 易发生乳腺癌　　　　　　　　　　D. 一般不必药物治疗

【答案与解析】 6. ABD。乳腺囊性增生病又称乳腺病，是妇女多发病，常见于中年妇女。本病系雌、孕激素比例失调，使乳腺实质良性增生及囊肿形成，且乳房各部分的增生程度参差不齐。本病主要的临床表现为乳房胀痛和肿块，与月经周期有关。体检发现一侧或双侧乳腺弥漫性增厚，肿块呈颗粒状、结节状或片状，大小不一，质韧而不硬，增厚区与周围乳腺组织分界不明显。少数患者可有乳头溢液，多为浆液性或浆液血性液体。本病的治疗主要是对症治疗，可用中药或中成药调理。本病有无恶变尚无明确

的结论（各个教材观点不一），但易发生乳腺癌肯定不正确。乳腺癌与本病可同时存在，且临床表现有时可混淆，因此必要时应定期观察，及时处理。

7．（2014年A型题）乳腺癌的前哨淋巴结活检适合于

A．癌块直径＞2cm
B．癌块直径＜2cm
C．临床腋窝淋巴结阴性者
D．临床腋窝淋巴结阳性者

【答案与解析】 7．C。前哨淋巴结是指接受乳腺癌病灶引流的第一枚淋巴结，可采用示踪剂显示后切除活检。前哨淋巴结活检适用于临床腋窝淋巴结阴性的乳腺癌患者。根据前哨淋巴结的病理结果预测腋窝淋巴结是否有肿瘤转移、对前哨淋巴结阴性的乳腺癌患者可不做腋窝淋巴结清扫。

8．（2014年A型题）女性，29岁。因右侧甲状腺结节行手术治疗，术中见甲状腺右叶直径1.5cm囊实性结节，未触及肿大淋巴结，冰冻切片提示甲状腺乳头状癌。应采取的手术方式是

A．右侧腺叶切除术
B．右侧腺叶加峡部切除术
C．甲状腺近全切除术
D．甲状腺全切及颈淋巴结清扫术

【答案与解析】 8．B。有以下任何一条指征者，建议甲状腺全切或近全切：①颈部有放射史。②已有远处转移。③双侧癌结节。④甲状腺外侵犯。⑤肿块直径大于4cm。⑥不良病理类型，高细胞型、柱状细胞型、弥漫硬化型、岛状细胞或分化程度低的变型。⑦双侧颈部多发淋巴结转移。对满足以下所有条件者行腺叶切除：①无颈部放射史。②无远处转移。③无甲状腺外侵犯。④无其他不良病理类型。⑤肿块直径小于1cm。该女性患者术中见甲状腺右叶（局限于一叶）直径1.5cm的结节，无淋巴结转移，

且已证实为甲状腺乳头状癌，故首选右侧腺叶加峡部切除术。

9.（2014年A型题）下列乳腺癌的病理类型中，预后较好的是

A．黏液腺癌　　　B．浸润性导管癌　　C．浸润性小叶癌　　D．硬癌

【答案与解析】　9．A。目前国内乳腺癌多采用以下病理分型：①非浸润性癌，包括导管内癌（癌细胞未突破民导管壁基底膜）、小叶原位癌（癌细胞未突破末梢乳腺导管或腺泡基底膜）及乳头湿疹样乳腺癌（伴部发浸润性癌者，不在此列）。此型属早期，预后较好。②浸润性特殊癌，包括乳头状癌、髓样癌（伴大量淋巴细胞浸润）、小管癌（高分化腺癌）、腺样囊性癌、黏液腺癌、鳞状细胞癌等。此型分化一般较高，预后尚好。③浸润性非特殊癌，包括浸润性小叶癌、浸润性导管癌、硬癌、髓样癌（无大量淋巴细胞浸润）、单纯癌、腺癌等。此型一般分化低，预后较上述类型差，且是乳腺癌中最常见的类型，占80%。④其他罕见癌。

10.（2015年A型题）乳腺癌最常发生的部位是

A．外上象限　　　B．外下象限　　　C．内下象限　　　D．内上象限

【答案与解析】　10．A。乳腺癌是来自乳腺终末导管小叶单元上皮的恶性肿瘤，癌肿半数以上发生于乳腺外上象限，其次为乳腺中央区和其他象限。乳腺癌按病理类型可分为非浸润性癌、浸润性特殊癌、浸润性非特殊癌（最常见，占80%）及其他罕见癌。

（11、12题共用题干）（2015年A型题）

女性，37岁。因左叶甲状腺乳头状癌行甲状腺左叶全切、峡部及右叶大部切除术。术后第1天发生呼吸急促、口周麻木、手足持续性痉挛。

11. 为明确诊断，首选的检查是

A. 血清钙、磷浓度

B. 血三碘甲状腺原氨酸（T_3）、甲状腺素（T_4）

C. 颈部B超

D. 颈部穿刺

12. 首要的处理措施是

A. 检查引流管

B. 拆除颈部伤口缝线

C. 气管切开

D. 静脉注射钙剂

【答案与解析】 11. A。该女性患者，因甲状腺癌行甲状腺近全切除术，术后第1天发生手足持续性痉挛、口周麻木，故考虑最可能原因为手术误伤甲状旁腺，导致低钙血症。为明确此诊断，首选的检查是血清钙、磷浓度。12. D。患者发生手足抽搐后，应限制肉类、乳品和蛋类等食品（因含磷较高，影响钙的吸收）。但抽搐发作时，应立即静脉注射10%葡萄糖酸钙或氯化钙10～20ml。

13.（2015年X型题）女性乳腺癌发病的危险因素中，有循证医学证据的包括

A. 初产大于35岁

B. 月经初潮早

C. 肥胖

D. 单纯性乳腺增生

【答案与解析】 13. ABC。乳腺癌的病因尚不清楚，但与以下危险因素有关：①雌酮及雌二醇（有直接关系）。②月经初潮年龄早、绝经年龄晚、不孕及初次足月产的年龄大（>35岁）。③一级亲属中有乳腺癌病史者。④营养过剩、肥胖、脂肪饮食，可加强或延长雌激素对乳腺上皮细胞的刺激，从而增加发病机会。⑤环境因素及生活方式。乳腺良性疾病（如单纯性乳腺增生）与乳腺癌的关系尚有争论。

14.（2016年A型题）女性，29岁。因右侧甲状腺结节手术，术中见甲状腺右叶多个囊实性结节，颈部无肿大淋巴结，行右叶全切除术。术后病理报告提示甲状腺内有5mm乳头状癌灶。进一步的处理应是

A．峡部及左叶部分切除术　　　　　　B．口服甲状腺素

C．甲状腺近全切除术　　　　　　　　D．甲状腺全切及颈淋巴结清扫术

【答案与解析】 14．B。甲状腺癌患者对满足以下所有条件者行腺叶切除：①无颈部放射史。②无远处转移。③无甲状腺外侵犯。④无其他不良病理类型。⑤肿块直径＜1cm。此患者已经病理证实为孤立性乳头状微小癌，肿瘤直径等于0.5cm。已做甲状腺右叶全切除术，无须再做甲状腺全切等治疗。应终身服用甲状腺素片，以预防甲状腺功能减退及抑制TSH。乳头状腺癌有TSH受体，TSH通过其受体能影响甲状腺癌生长。

15.（2016年A型题）不可能出现乳头内陷的乳房疾病是

A．乳腺癌　　　　　　　　　　　　　B．浆细胞性乳腺炎

C．乳头湿疹样乳腺癌　　　　　　　　D．乳腺导管内乳头状瘤

【答案与解析】 15．D。乳头凹陷主要由于病变累及乳腺导管，使得出现乳腺导管缩短的临床表现。乳腺导管内乳头状瘤临床一般无自觉症状，常因乳头溢液污染内衣而引起注意，溢液可为血性、暗棕色或黄色液体。肿瘤小，常不能触及，偶有较大的肿块。肿瘤大可在乳晕区触及直径为数毫米的小结节，多呈圆形、质软、可推动，轻压此肿块，常可从乳头溢出血性液体。

16.（2017年A型题）男性，45岁。因甲状腺癌行左叶甲状腺全切除术，后出现饮

水呛咳，但发音正常，首先考虑的原因是

    A. 喉返神经损伤   B. 交感神经损伤

    C. 喉上神经外支损伤   D. 喉上神经内支损伤

【答案与解析】 16. D。喉返神经损伤可引起声音嘶哑或呼吸困难；交感神经损伤引起霍纳综合征；喉上神经外支损伤引起音调降低，喉上神经内支损伤容易出现误咽呛咳。

17.（2017年A型题）女性，55岁。左侧乳房内肿块4cm×3cm，基底不固定，左腋下可触及多个质硬淋巴结相互融合，淋巴结活检病理报告乳腺癌转移，未发现远处转移。按照国际标准，应该属于的分期是

    A. $T_1N_1M_0$ B. $T_2N_1M_0$ C. $T_3N_1M_0$ D. $T_2N_2M_0$

【答案与解析】 17. D。①T_0，原发癌瘤未查出；T_{is}，原位癌（非浸润性癌及未查到肿块的乳头湿疹样乳腺癌）；T_1，癌瘤长径≤2cm；T_2，2cm＜癌瘤长径≤5cm；T_3，癌瘤长径＞5cm；T_4，癌瘤大小不计，但侵及皮肤或胸壁（肋骨、肋间肌、前锯肌），炎性乳腺癌亦属此期。该患者肿块大小4cm×3cm，为T_2期。②N_0，同侧腋窝无肿大淋巴结；N_1，同侧腋窝有肿大淋巴结，尚可推动；N_2，同侧腋窝肿大淋巴结彼此融合，或与周围组织粘连；N_3，有同侧胸骨旁淋巴结转移，有同侧锁骨上淋巴结转移。该患者左腋下可触及多个质硬淋巴结相互融合，为N_2期。③M_0，无远处转移；M_1，有远处转移。该患者未发现远处转移，为M_0期。

18.（2018年A型题）女性，35岁。甲状腺乳头状癌根治手术后第一天，发现饮水

时有呛咳，说话音调降低。最可能的原因是

    A．喉返神经损伤   B．喉上神经损伤

    C．声带损伤   D．插管致声门水肿

【答案与解析】 18．B。该患者为年轻女性，根据甲状腺癌根治术后症状，考虑该患者喉上神经内、外支均损伤，喉上神经外支损伤引起音调降低，喉上神经内支损伤容易出现误咽呛咳。

（19、20题共用选项）（2019年B型题）

    A．乳腺纤维腺瘤   B．乳腺囊性增生病

    C．乳腺导管内乳头状瘤   D．乳腺癌

19．与月经周期有关的乳房疾病是

20．易出现乳头血性溢液的乳房疾病是

【答案与解析】 19、20．B、C。一侧或双侧乳房胀痛和肿块是乳腺囊性增生病的主要表现，部分患者具有周期性。乳房胀痛一般于月经前明显、月经后减轻，严重者整个月经周期都有疼痛。少数患者可有乳头溢液，多为浆液性或浆液血性液体。乳腺导管内乳头状瘤临床特点一般无自觉症状，常因乳头溢液污染内衣而引起注意，溢液可为血性、暗棕色或黄色液体。乳腺导管内乳头状瘤是由扩张的导管壁的导管上皮和血管结缔组织呈树枝状、乳头状增生所形成的病变，因瘤体常带有很多薄壁血管，故容易出血。乳腺纤维腺瘤临床表现多为乳房质韧肿物，一般无乳头溢液。乳腺癌患者可出现乳头溢液、乳头糜烂或乳头回缩。

21．（2020年A型题）下列选项中，不属于乳腺癌促发因素的是

A．初潮年龄小　　　B．绝经年龄晚　　　C．哺乳　　　　D．初产年龄大

【答案与解析】　21．C。月经初潮年龄早、绝经年龄晚、不孕及初次足月产的年龄大与乳腺癌发病均有关，但不包括哺乳。

22．（2020年A型题）骨转移癌中，最常见的原发癌是

A．甲状腺癌　　　B．乳腺癌　　　　C．前列腺癌　　　D．肾癌

【答案与解析】　22．B。骨转移癌是骨外器官或组织的恶性肿瘤，转移至骨骼继续生长，好发部位为躯干骨。常发生骨转移的肿瘤依次为乳腺癌、前列腺癌、肺癌和肾癌等。甲状腺癌一般无骨转移。

（23～25题共用题干）（2020年A型题）

女性，53岁。诊断结节性甲状腺肿2年，近日突觉颈部胀痛，复查B超见左叶结节较1年前增大，直径由1.8cm变为2.6cm，呈囊实性，部分囊壁可见片状钙化。

23．可能的诊断是

A．恶性变　　　　B．囊内出血　　　C．亚急性甲状腺炎　D．桥本甲状腺炎

24．此时最适宜的处理是

A．对症治疗　　　　　　　　B．甲状腺大部切除术

C．穿刺抽液　　　　　　　　D．甲状腺结节切除术

25．2年后复查B超发现右叶腺体有沙粒样钙化。拟行的治疗方案是

笔记

笔记

A．继续保守治疗 　　　　　　　　　　B．右叶全切，左叶次全切除术

C．右叶全切除术 　　　　　　　　　　D．双叶次全切除术

【答案与解析】 23．B。该患者为老年女性，诊断结节性甲状腺肿，若短期内突然发生的有痛性甲状腺结节增大，则可能是腺瘤囊性变出血所致；若过去存在甲状腺结节，近日突然快速、无痛地增大。应考虑癌肿可能。亚急性甲状腺炎是由于病毒感染引起，起病前1～3周常有病毒性咽炎、腮腺炎、麻疹或其他病毒感染的症状。桥本甲状腺炎甲状腺呈弥漫性、无痛性肿大，可有轻压痛、颈部局部压迫，常有咽喉部不适感，血甲状腺球蛋白抗体（TgAb）或甲状腺过氧化物酶抗体（TPOAb）阳性。24．A。该患者目前最合适的治疗为对症治疗。有以下情况时，应及时施行甲状腺大部切除术：①因气管、食管或喉返神经受压引起临床症状者。②胸骨后甲状腺肿。③巨大甲状腺肿影响生活和工作者。④结节性甲状腺肿继发功能亢进者。⑤结节性甲状腺肿疑有恶变者。25．B。患者右叶发现砂粒样钙化，高度怀疑甲状腺结节恶性变，首选的治疗方案应为右侧腺叶全切，左侧腺叶部分切除。

26．（2021年A型题）有关乳腺癌血行转移的叙述，错误的是

A．癌细胞可经淋巴途径进入静脉 　　　B．癌细胞直接侵入血循环

C．血行转移只发生在肿瘤晚期 　　　　D．常见远处转移部位依次为骨、肺、肝

【答案与解析】 26．C。早期乳腺癌已有血行转移，癌细胞可直接侵入血液循环而致远处转移，最常见的远处转移依次为骨、肺、肝。

（27、28题共用选项）（2021年B型题）

A．乳头状癌　　　　B．滤泡状癌　　　　C．髓样癌　　　　D．未分化癌

27．分泌降钙素的甲状腺癌是

28．临床上最常见的甲状腺癌是

【答案与解析】　27．C。髓样癌来源于滤泡旁细胞，可分泌降钙素，细胞排列呈巢状或囊状，无乳头或滤泡结构，呈未分化状，间质内有淀粉样物质沉积。28．A。乳头状癌是成人甲状腺癌中最主要的类型，多见于青中年女性。

（29～31题共用题干）（2022年A型题）

男性，50岁。行甲状腺癌切除术，术后10小时开始感呼吸困难，心悸。查体：呼吸32次/分，血压140/92mmHg，心率124次/分，切口处饱满。

29．目前最可能出现的情况是

A．喉头痉挛　　　　B．声带麻痹　　　　C．甲状腺危象　　　　D．创面血肿

30．应立即采取的措施是

A．立即做B超　　　　B．立即拆线　　　　C．立即查血钙　　　　D．立即做喉镜

31．进一步的治疗措施为

A．补钙　　　　　　　　　　B．手术探查止血

C．吸氧，密切观察　　　　　D．应用糖皮质激素

【答案与解析】　29～31．D、B、B。创面血肿是甲状腺术后的并发症之一，如果血肿压迫会导致呼吸困难、窒息，应立即床旁抢救，及时拆线，敞开切口，迅速

除去血肿，必要时气管插管。情况好转后，再送手术室做进一步的检查、止血和其他处理。

32．（2022年A型题）预防甲状腺功能亢进症（简称甲亢）术后甲状腺危象最关键的措施是

  A．术后给予镇静药物   B．吸氧

  C．术后给予氢化可的松   D．术前使基础代谢率降至正常水平

【答案与解析】 32．D。甲状腺危象是甲亢术后并发症之一，预防措施是充分做好术前准备，术前将基础代谢率降至正常，术中手法轻柔。

33．（2022年A型题）女性，38岁。双侧乳房周期性胀痛3年，自检可触及直径1.5cm不规则包块，伴触痛，月经后疼痛有所减轻，包块略缩小，最可能的诊断是

  A．乳腺癌   B．乳腺纤维腺瘤

  C．乳腺囊性增生病   D．乳腺导管内乳头状瘤

【答案与解析】 33．C。乳腺囊性增生病的特点就是与月经相关的乳房周期性胀痛，多发于中年女性。

二、知识点总结

本周知识点考点频率统计见表7-1。

笔记

表 7-1　颈部疾病与乳房疾病考点频率统计表（2012—2022 年）

年份	甲亢	甲状腺炎	甲状腺癌	急性乳腺炎	乳房纤维腺瘤	乳腺囊性增生病	乳头状瘤	乳腺癌
2022	√		√			√		
2021								√
2020	√							√
2019						√	√	
2018			√					
2017			√					√
2016			√				√	
2015			√					√
2014			√					√
2013			√			√		
2012						√	√	√

（一）甲状腺功能亢进症

1. **分类**　见表 7-2。

表7-2　甲亢的分类

鉴别点	原发性甲亢	继发性甲亢	高功能腺瘤
发病率	90%以上	5%左右	5%以下
发病年龄	20～40岁多发	40岁以上多发	无特殊
发病特点	甲状腺肿与甲亢症状同时出现	先有结节性甲状腺肿，多年以后有甲亢症状	单发自主高功能结节
肿块特点	双侧对称弥漫性肿大，无痛，质软光滑，上下活动	双侧不对称结节状肿大，多由结节性甲状腺肿合并而来	单个小结节，有时不能触及
特征	常伴突眼，又称突眼性甲状腺肿	无突眼，常伴心肌损害	无突眼，甲状腺素不受调节

2. 辅助检查

（1）基础代谢率（BMR）测定：BMR＝（脉率＋脉压）－111，正常值±10%；增高20%～30%为轻度甲亢，增高30%～60%为中度甲亢，增高超过60%为重度甲亢。

（2）甲状腺[131]I摄取率的测定：正常甲状腺24小时内摄取的[131]I为人体总量的30%～40%。如果甲状腺摄取[131]I量在2小时内超过人体总量的25%，或在24小时内超过人体总量的50%，且吸收[131]I高峰提前出现，均可诊断甲亢。

（3）血清中T_3和T_4含量的测定：甲亢时，血清T_3可高于正常的4倍左右，而T_4仅为正常的2.5倍，因此，测定T_3对甲亢的诊断具有较高的敏感性。

3. 外科治疗

（1）手术指征：继发性甲亢或高功能腺瘤；原发性甲亢中度以上；有压迫症状；胸骨后甲状腺肿，合并癌变；药物治疗或 ^{131}I 治疗后复发，或不能长期坚持服药者；妊娠早、中期（内科学教材中，妊娠甲亢首选药物治疗）。

（2）手术禁忌证：青少年患者（≤20岁）；症状较轻者；老年患者或有严重器质性疾病不能耐受手术者。

（3）术前一般准备：①精神紧张者给予安定，心率过快者给予普萘洛尔，发生心力衰竭者给予洋地黄等。②颈部摄片，了解有无气管受压和移位。③心电图，常规做心电图，了解是否合并甲亢性心脏病。④喉镜检查，确定声带功能。⑤测定BMR，有助于了解甲亢程度，选择手术时机。

（4）药物准备：碘剂、硫脲类，具体特点见表7-3。

表7-3　术前药物的特点

比较	碘剂	硫脲类药物
作用机制	抑制甲状腺素释放（抑制蛋白水解酶）	抑制甲状腺素合成，控制症状
腺体血流	减少，使腺体变小变硬	增加，使腺体充血肿大
	有利于手术	不利于手术
使用	术前使用，不准备手术者禁服	加用碘剂2周后使血管减少才可手术

笔记

（5）手术的主要并发症：见表7-4。

表7-4 甲亢手术并发症

比较	呼吸困难和窒息（最危急）	甲状旁腺功能减退	甲状腺危象
时间	术后48小时内	术后24～72小时	术后12～36小时
原因	出血及血肿压迫气管，喉头水肿，气管塌陷，双侧喉返神经损伤	手术误伤	术前准备不够，手术应激
临床表现	呼吸困难（主要）；烦躁，甚至发绀和窒息	口周麻木，手足持续性抽搐，甚至窒息死亡	高热大汗，焦虑烦躁，上吐下泻，休克昏迷
抢救措施	立即床旁抢救，及时剪开缝线，敞开切口，迅速除去血肿，必要时气管插管	立即静脉注射10%葡萄糖酸钙或氯化钙10～20ml	镇静，物理降温，吸氧，丙硫氧嘧啶，氢化可的松，普萘洛尔
防治原则	术中严格止血，放置引流	保持甲状腺背面完整	术前将基础代谢率降至正常，手术轻柔

表7-5 喉上神经和喉返神经损伤

比较	分支	支配	损伤表现
喉上神经	内支（感觉支）	喉黏膜	饮水呛咳
	外支（运动支）	环甲肌	音调降低
喉返神经	—	除环甲肌以外喉内肌	一侧损伤表现为声音嘶哑；双侧损伤表现为呼吸困难，甚至窒息

笔记

（二）甲状腺炎

1. **亚急性甲状腺炎**　即 De Quervain 甲状腺炎、巨细胞性甲状腺炎，常继发于病毒性上呼吸道感染，好发于 30 ～ 40 岁女性，是颈前肿块和甲状腺疼痛的常见原因。病前 1 ～ 2 周有上呼吸道感染史，病变滤泡周围出现巨细胞性肉芽肿。临床表现为甲状腺突然肿胀、发硬，吞咽困难及疼痛，常始于甲状腺一侧，可有发热，红细胞沉降率加快；BMR 增高，滤泡破坏致血清 T_3、T_4 升高，甲状腺 ^{131}I 摄取量显著降低。治疗用泼尼松、甲状腺素片，或者进行放射治疗（抗生素无效）。

2. **慢性淋巴细胞性甲状腺炎**　即桥本甲状腺炎，自身免疫性血清 TPOAb 和 TgAb 显著增高，是甲状腺功能减退最常见的原因；病变甲状腺组织被大量淋巴细胞所取代；临床表现为无痛性弥漫性甲状腺肿，质硬，表面光滑，多伴有甲状腺功能减退，较大腺肿可有压迫症状。BMR 降低，甲状腺 ^{131}I 摄取量降低；治疗用左甲状腺素片，抗生素无效，有压迫或疑有恶变者可考虑手术。

（三）甲状腺癌

甲状腺癌是最常见的甲状腺恶性肿瘤，约占全身恶性肿瘤的 1%。近年来呈上升趋势。

1. **病理分型**　见表 7-6。

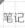

表7-6　不同病理类型甲状腺癌的比较

比较	乳头状癌	滤泡状癌	未分化癌	髓样癌
发生率	成人60%，儿童100%	20%	约15%	约7%
好发人群	30～45岁女性	50岁左右	70岁左右	—
恶性程度	较低	中度恶性	高度恶性	中度恶性
转移	颈淋巴结转移早，60%转移 远处转移少	10%转移颈淋巴结 主要是血行转移	早，50%转移颈淋巴结 远处转移迅速	可有颈淋巴结转移 可有远处转移
预后	好（5年生存率90%）	较好	最差	较差
治疗	乳头状癌及滤泡状癌手术治疗，内分泌治疗，放射性核素治疗	外照射治疗（外放疗）	手术治疗（最有效）

　　2. 临床表现　①甲状腺肿块为最常见的表现，肿块增大可压迫气管致气管移位。②侵犯气管，可产生呼吸困难或咯血；侵犯食管，可引起吞咽困难；侵犯喉返神经，可出现声音嘶哑；交感神经受压可引起霍纳综合征，侵犯颈丛可出现耳、枕、肩等处疼痛。③淋巴结转移为部分患者的首发症状。④远处转移，晚期转移至肺、骨等器官，出现相应临床表现。⑤髓样癌可分泌降钙素、前列腺素、5-羟色胺、肠血管活性肽等，导致腹泻、面部潮红、多汗等。

　　3. 治疗

　　（1）手术治疗：是除未分化型甲状腺癌以外各型甲状腺癌的基本治疗，包括甲状腺本身的切除和颈淋巴结的清扫。①全切或近全切指征：肿块直径＞4cm；颈部有放射史；已有远处转移；双侧癌结节；甲状腺外侵犯；不良病理类型，包括高细胞型、柱状细胞型、弥漫硬化型、岛状细胞或分化程度低的变型；双侧颈部多发淋巴结转移。②腺叶切除指征：肿块直径＜1cm；无颈部放射史；无远处转移；无甲状腺外侵犯；无其他不良病理类型。

（2）放射性核素治疗：即^{131}I治疗，利用甲状腺组织和分化型癌细胞具有摄取^{131}I的功能，清除术后残余甲状腺组织和治疗癌转移病灶。

（3）内分泌治疗：甲状腺癌做全切或近全切者应终身服用甲状腺素片或左甲状腺素，以预防甲状腺功能减退和抑制TSH，剂量掌握在保持TSH低水平，但不引起甲亢。

（4）放射外照射治疗：主要用于未分化型甲状腺癌。

4. 甲状腺结节的鉴别诊断　见表7-7。

表7-7　甲状腺良恶性结节的鉴别

鉴别点	恶性	良性
年龄	儿童（50%恶性）	青壮年
性别	男	女
病程	快（几个月）	慢（几年）
质地	硬	软
表面	不平	平
活动度	小	大
超声检查	单发结节，钙化多，砂粒状	多发结节，片状
同位素扫描	冷结节（10%恶性）	热结节（均为良性）、温结节、冷结节
病理检查	细针抽吸细胞学检查，术中快速冰冻切片提示区分良恶性	

（四）乳腺

1. 乳腺体格检查

（1）视诊：观察两侧乳房的形状大小是否对称，有无局限性隆起或凹陷，皮肤有无异常改变。

（2）触诊：具体如下。①手法：检查者采用手指掌面不是指尖做触诊，不要用手指捏乳房组织。②顺序：外上、外下、内下、内上各象限及中央区做全面检查，轻挤压乳头看是否溢液，先查健侧，后查病侧。③淋巴结：检查大小、质地，有无融合、压痛、活动度（是否固定）。检查腋窝淋巴结（最好直立位）、背阔肌前内侧淋巴结（站患者背后）、锁骨上及锁骨下淋巴结。

（3）乳头溢液：见表7-8。

表7-8　乳头溢液的临床意义

乳头溢液	临床意义
浆液性无色溢液	正常月经期，早期妊娠，乳腺囊性增生病
鲜红色血性溢液	乳腺导管内乳头状瘤，乳腺癌，乳腺囊性增生病
棕褐色溢液（乳腺导管阻塞）	乳腺导管内乳头状瘤，乳腺囊性增生病
黄色或黄绿色溢液	乳腺癌，乳腺囊性增生病

2. 乳房的特殊检查

（1）乳房X线摄影（钼靶）：检出乳腺肿块最有效的检查方法，广泛用于乳腺癌普查。

（2）超声、磁共振成像（MRI）：是钼靶的有效补充，在检出囊性微小病变，评估血供情况方面有优势。

（3）活组织病理检查：常用方法有空芯针穿刺活检术、真空辅助旋切活检、细针抽吸细胞学检查、术中快速病理检查、乳腺导管内视镜细胞学检查。

3. 急性乳腺炎

（1）好发人群：产后哺乳期妇女，尤以初产妇多见，多发生在产后3～4周。

（2）病因：乳汁淤积＋继发性细菌入侵；最常见致病菌为金黄色葡萄球菌，为急性化脓性感染。

（3）临床表现：局部红肿热痛＋腋窝淋巴结肿大；全身中毒症状，寒战、高热，脉搏增快；脓肿形成或破溃。

（4）治疗原则：清除感染，排空乳汁。①未形成脓肿：内科保守治疗，首选抗生素青霉素。②脓肿已形成：切开引流。③一般不停止哺乳，停止哺乳指征为感染严重、脓肿引流术后并发乳瘘。

（5）预防：关键在于避免乳汁淤积，防止乳头损伤，保持其清洁。

4. 乳房肿块的鉴别　见表7-9。

表7-9　乳房肿块的鉴别

比较	乳房纤维腺瘤	乳腺囊性增生病	乳头状瘤	乳腺癌
发生情况	最常见良性肿瘤	妇女多发病	次常见的良性肿瘤	最常见的恶性肿瘤
好发年龄	20～25岁	25～40岁	40～50岁（经产妇）	40～60岁
好发人群	青少年女性	中老年女性	中年女性	中老年女性
肿块疼痛	无	月经周期性	无	无
肿块数目	常单个	多数成串	不易触及（乳腺导管内）	常单个
肿块边界	清楚	不清	不易触及	不清
活动度	不受限	不受限	不易触及	可受限
乳头溢液	无	可见各种颜色溢液	鲜红血性，棕色，黄色	血性，黄色，黄绿色
乳头凹陷	无	无	无	可有
转移病灶	无	无	无	可有
治疗	手术切除	对症治疗	手术为主	手术为主

5.　乳腺癌

（1）高危因素：见表7-10。

表 7-10　乳腺癌的高危因素

高危因素	具体
雌激素	雌酮和雌二醇与乳腺癌的发病有直接关系
年龄	20岁前少见，20岁以上发病率逐渐上升，45～50岁较高，多见于更年期和绝经前后妇女
月经史	绝经初潮年龄早（＜12岁）、绝经年龄晚（＞55岁）与乳腺癌发病有关
生育史	不孕及初次足月产的年龄（＞35岁）与乳腺癌发病有关
家族史	一级亲属中有乳腺癌病史者，发病危险性是普通人群的2～3倍
良性疾病	乳腺良性疾病（如乳腺囊性增生病、乳腺单纯增生）与乳腺癌的关系尚有争论
其他因素	营养过剩，肥胖，脂肪饮食，环境因素及生活方式均与乳腺癌的发病有一定关系

（2）病理类型：见表7-11。

表 7-11　乳腺癌的病理类型

非浸润型癌	浸润性非特殊癌	浸润性特殊癌
导管内癌、小叶原位癌、乳头湿疹样乳腺癌	浸润性导管癌、浸润性小叶癌、单纯癌、腺癌、髓样癌（无淋巴细胞浸润）	乳头状癌、髓样癌（伴大量淋巴细胞浸润）、小管癌、腺样囊性癌、黏液腺癌、大汗腺样癌、鳞状细胞癌
属于早期，预后较好	最常见，占80%，分化程度低，预后较差	分化程度低，预后尚好

（3）临床表现：好发于外上象限，占45%～50%。早期表现为病侧乳房无痛，单发的小肿块。肿块质硬，表面不光滑，与周围组织分界不清，不易推动。常见临床征象见表7-12。

表7-12　乳腺癌的常见临床征象

临床征象	具体
酒窝征	肿块累及连接腺体和皮肤的纤维素（乳房悬韧带），使其缩短而导致表面皮肤凹陷
乳头凹陷	邻近乳头或乳晕的癌肿侵入乳腺导管，使之缩短，将乳头牵向癌肿一侧
橘皮样变	皮下淋巴管被癌细胞阻塞，引起淋巴回流障碍，真皮水肿，皮肤呈现"橘皮样"改变
卫星结节	癌细胞沿淋巴网广泛扩散到乳房及周围皮肤，形成许多硬的小结节
盔甲样癌	指晚期乳腺癌，累计胸肌、筋膜、背部、对侧胸壁，融合成片，可紧缩胸壁，限制呼吸

（4）乳腺癌TNM分期：具体内容如下。

T代表原发瘤。T_0指原发癌未查出；T_{is}指原位癌；T_1指癌瘤长径≤2cm；T_2指2cm＜癌瘤长径≤5cm；T_3指癌瘤长径＞5cm；T_4指癌瘤大小不计，但侵及皮肤或胸壁，炎性乳腺癌属于此期。

N代表区域淋巴结。N_0指同侧腋窝淋巴结不肿大；N_1指同侧腋窝淋巴结肿大，但可推动；N_2指同侧腋窝淋巴结融合或与周围组织粘连；N_3指同侧胸骨旁淋巴结，锁骨上淋巴结转移。

M代表远处转移。M_0指无远处转移，M_1指有远处转移。

（5）治疗：采取以手术为主的综合治疗。对早期乳腺癌患者，手术治疗是首选。乳腺癌的其他治疗方法还有化学治疗、内分泌治疗、放射治疗（简称放疗）及靶向治疗。①保留乳房的乳腺癌切除术：适用于Ⅰ、Ⅱ期乳腺癌，T＋N＜4，术后乳房有适当体积，确保标本边缘阴性，术后辅以放疗。②乳腺癌改良根治术（Halsted手术）：保留胸肌，术后外观效果较好，目前临床常用，而原来的标准术式现已少用。③全乳房切除术：适用原位癌、微小癌、年老体弱不宜根治者。④前哨淋巴结活检术＋腋淋巴结清扫术：腋窝淋巴结阳性，行常规腋窝淋巴结清扫；腋窝淋巴结阴性，先行前哨淋巴结活检，前哨淋巴结活检阴性可不常规行腋窝淋巴结清扫。

拓展练习及参考答案

拓展练习

【填空题】

1. 根据甲亢病因，疾病分为（　）、（　）、（　）3大类。

2. 甲亢的术后主要并发症是（　）、（　）、（　）、（　）。

3. 乳腺癌的"酒窝征"是累及（　），"橘皮征"是累及（　）。

4. 乳腺癌的临床综合治疗方式为（　）、（　）、（　）、（　）、（　）。

【判断题】

1. 腋窝淋巴结阳性者，应常规行腋窝淋巴结清扫术；腋窝淋巴结阴性者，可先行前哨淋巴结活检术。

2. Ⅰ、Ⅱ期乳腺癌，术后必须辅以放疗。

3. 甲状腺危象是术后最严重的并发症。

4. 结扎甲状腺上动脉，应紧贴上极，以免损伤喉返神经。

笔记

5. 中度以上的原发性甲亢、继发性甲亢、高功能腺瘤应考虑手术治疗。

【名词解释】

1. 甲状腺危象

2. 前哨淋巴结

【选择题】

A型题

1. 甲亢行甲状腺次全切术后，产生危象的原因为

A. 切除甲状腺不足   B. 术后出血过多   C. 精神过度紧张

D. 喉返神经损伤   E. 术前甲亢症状未控制

2. 下列不是亚急性甲状腺炎特点的是

A. 基础代谢率略增高   B. 甲状腺疼痛，并波及耳颞部   C. 先前有上呼吸道感染史

D. 腺体坚硬如石   E. 甲状腺增大，并有压痛

3. 甲状腺癌根治术不会产生

A. 手足抽搐   B. 血钙过多   C. 磷的排泄减少

D. 口周麻木   E. 任何这些症状

4. 甲状旁腺功能亢进可伴有

A. 血钙增高，血磷降低   B. 血钙、血磷都升高   C. 血钙降低，血磷升高

D. 血钙、血磷都升高   E. 血钙、血磷均无异常

5. 年轻女性有分界不清的乳房肿块，月经来潮时有明显疼痛，提示

A. 乳腺癌   B. 乳腺炎   C. 乳腺病

D. 乳腺导管内乳头状瘤   E. 乳腺纤维腺瘤

6. 下列关于乳腺癌的叙述，错误的是

A. 乳腺癌多无疼痛

B. 单发的乳房肿块为其主要症状

C. 累及乳房悬韧带，使乳头回缩凹陷

D. 皮下淋巴管堵塞，皮肤呈橘皮样改变

E. 乳腺癌淋巴转移多见于腋窝

7. 乳腺囊性增生病的突出表现是

A. 乳房胀痛和乳头溢液   B. 乳房肿痛和肿块   C. 乳房肿痛

D. 乳房肿块   E. 乳头溢液

8. 乳腺癌的主要途径是

A. 经血行转移到肺   B. 经内侧淋巴管达锁骨上淋巴   C. 经同侧腋窝淋巴结转移

D. 经皮下淋巴管转移至对侧乳房   E. 经血行转移至骨

9. 下列不是急性乳腺炎临床表现的是

A. 出现寒战、高热   B. 患侧腋窝淋巴结肿大、压痛   C. 白细胞计数增高

D. 乳房皮肤红肿、增厚、粗糙   E. 乳房疼痛，局部发热

10. 女性，40岁。无痛性甲状腺弥漫性肿大，对称，质硬，表面光滑，随吞咽活动。基础代谢率低于正常，甲状腺^{131}I摄取量减少，其诊断最有可能是

A. 甲状腺   B. 甲状腺癌   C. 单纯性甲状腺肿

D. 桥本甲状腺炎   E. 亚急性甲状腺炎

B型题

（11～14题共用选项）

A. 呼吸困难和窒息   B. 喉返神经损伤   C. 喉上神经损伤

D. 手足抽搐   E. 甲状腺危象

笔记

笔记

11. 切口内出血、喉水肿、气管塌陷是（　　）的原因

12. 甲状腺手术后患者说话音调降低、饮水呛咳是（　　）的表现

13. 甲状腺手术患者声音嘶哑或失音是（　　）的表现

14. 甲状腺手术后患者高热、脉快、烦躁、大汗、水泻等应诊断为

X型题

15. 甲亢患者的手术指征包括

A. 青少年患者

B. 继发性甲亢或高功能腺瘤

C. 抗甲状腺药物治疗后复发者或坚持长期用药有困难者

D. 中度以上原发性甲亢

E. 腺体较大并伴有压迫症状，或胸骨后甲状腺肿等类型甲亢

16. 下列属于良性病变的是

A. 乳腺纤维瘤　　　　　　　　B. 乳腺病　　　　　　　　　　C. 乳腺导管内乳头状瘤

D. 乳头湿疹样乳腺癌　　　　　E. 腺样囊性癌

【问答题】

1. 简述甲亢手术的术前准备。

2. 简述乳腺癌的TNM分期。

参考答案

【填空题】

1. 原发性甲亢；继发性甲亢；高功能腺瘤

2. 术后呼吸困难和窒息；甲状旁腺功能减退；甲状腺危象；喉上神经和喉返神经损伤

3. 乳房悬韧带；淋巴管

4. 手术治疗；化学治疗；内分泌治疗；放射治疗；靶向治疗

【判断题】

1. √

2. √

3. ×　术后呼吸困难和窒息是甲状腺术后最严重的并发症。

4. ×　以免损伤喉上神经。

5. √

【名词解释】

1. 甲状腺危象　是甲亢的严重并发症，是因甲状腺素过量释放引起的爆发性肾上腺素能兴奋现象。主要与术前准备不够，甲亢症状未能得到很好控制及手术应激有关，患者表现为高热（＞39℃）、脉快（＞120次/分），同时合并神经、循环及消化系统严重功能紊乱，可出现烦躁、谵妄、大汗、呕吐、水泻等。若不及时处理，可迅速发展至昏迷、虚脱、休克，甚至死亡。

2. 前哨淋巴结　是乳腺癌病灶引流的第一站淋巴结，可采用示踪剂显示后切除活检。根据前哨淋巴结的病理结果判断腋窝淋巴结是否有肿瘤转移，前哨淋巴结阴性的乳腺癌患者可不常规做腋窝淋巴结清扫。

【选择题】

A型题　1. E　2. D　3. B　4. A　5. C　6. C　7. B　8. C　9. B　10. C

B型题　11. A　12. C　13. B　14. E

X型题　15. BCDE　16. ABC

【问答题】

1. 答案见知识点总结（一）3（2）和（3）。

2. 答案见知识点总结（四）5（4）。

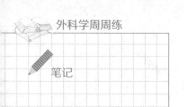

第8周　胃肠道外科疾病

一、考研真题解析

1.（2012年A型题）大肠癌的好发部位是

A. 横结肠 　　　　　　　　　　　　B. 升结肠及结肠肝曲

C. 降结肠及乙状结肠 　　　　　　　D. 直肠及乙状结肠

【答案与解析】　1. D。大肠癌主要包括直肠癌和结肠癌。病理学详细阐述了大肠癌的发病部位，按发病率依次为直肠、乙状结肠、盲肠及升结肠、横结肠、降结肠。

2.（2012年A型题）男性，45岁。横结肠癌约4cm×4cm大小，已累及浆膜层，CT检查左肝外叶亦有3cm大小转移灶，胰腺正常。该患者的治疗应首选

A. 仅行全身化学治疗 　　　　　　　B. 根治性结肠切除术

C. 结肠造瘘术 　　　　　　　　　　D. 根治性结肠切除＋左肝外叶切除术

【答案与解析】　2. D。结肠癌的治疗原则是以手术切除为主的综合治疗，凡能手术切除的结肠癌，如无手术禁忌证，都应尽量施行手术。横结肠根治性切除术切除包括肝曲或脾曲的整个横结肠以及胃结肠韧带的淋巴结组，行升结肠和降结肠断端吻合。如伴有肝转移，应同时切除肝转移灶。该患者横结肠癌已累及浆膜层，应行根治性结肠切除，因肝转移灶仅3cm大小，可以一并切除。仅行全身化学治疗适合于晚期结肠癌不能

手术的患者；结肠造瘘主要适用于左侧结肠癌合并急性肠梗阻者。

3．（2012年A型题）并发大出血的胃十二指肠溃疡所在部位一般多见于

A．幽门或十二指肠球前壁 　　　　　B．胃小弯或十二指肠球后壁

C．胃大弯或十二指肠外侧壁 　　　　D．胃底部或十二指肠球后部

【答案与解析】 3．B。十二指肠溃疡大出血多位于球部后壁，胃溃疡大出血多位于胃小弯。胃、十二指肠溃疡出血，是上消化道大出血中最常见的原因，占40% ～ 50%，其主要症状是呕血和解柏油样黑便。

4．（2012年A型题）恶性程度较高的胃癌可以跳跃式淋巴结转移，其中最常见的转移是

A．脾门淋巴结 　　B．肝总动脉淋巴结 　C．腹腔淋巴结 　　　D．锁骨上淋巴结

【答案与解析】 4．D。淋巴转移是胃癌的主要转移途径，进展期胃癌的淋巴转移率高达70%左右。胃癌一般由原发部位、第一站淋巴结（N_1）、第二站淋巴结（N_2）、第三站淋巴结（N_3）循序逐步转移，但也可以发生跳跃式转移，即第一站淋巴结无转移而第二站淋巴结有转移。最常见的是终末期胃癌可经胸导管向左锁骨上淋巴结转移，或经肝圆韧带转移至脐部。而脾门淋巴结、肝总动脉淋巴结、腹腔淋巴结均属于胃的区域淋巴结转移。

5．（2012年A型题）胃大部切除术后，碱性反流性胃炎通常发生的时间是

A．6个月内 　　　　B．1 ～ 2年 　　　　C．3 ～ 4年 　　　　D．5年以上

【答案与解析】 5．B。碱性反流性胃炎多发生于胃大部切除术或迷走神经切断术后1 ～ 2年，其主要表现为上腹或胸骨后烧灼痛、呕吐胆汁样液和体重减轻。而胃十二

指肠溃疡患者行胃大部切除术后5年以上，残余胃发生的原发癌称残胃癌。

6.（2012年X型题）急性化脓性阑尾炎，行麦氏切口阑尾切除术。下列描述正确的有

    A. 注意保护切口   B. 阑尾残端妥善处理，防止术后发生肠瘘

    C. 腹腔局部使用抗生素冲洗   D. 腹腔可不放引流

【答案与解析】 6. ABD。行阑尾切除时，应注意保护切口，防止被污染，导致术后切口感染。由于术后阑尾残端局部充血水肿严重，因此应妥善处理阑尾残端，防止发生肠瘘。化脓性阑尾炎腹腔如有脓液，应仔细清除，用湿纱布蘸净脓液后关腹，不要用生理盐水、抗生素溶液局部冲洗，以防感染扩散。阑尾切除术后腹腔可不放引流，如阑尾穿孔已被包裹形成阑尾周围脓肿，可抽脓置管引流。

7.（2013年A型题）女性，55岁。10天前行胃癌根治术，术后3天拔除胃管开始进流食。3天来进食后半小时出现右上腹胀痛，伴呕吐，呕吐物为大量胆汁，吐后症状缓解。此患者最可能的诊断是

    A. 急性输入袢梗阻   B. 慢性输入袢梗阻

    C. 输出袢梗阻   D. 吻合口梗阻

【答案与解析】 7. B。术后梗阻包括吻合口梗阻和输入袢、输出袢梗阻，后两者见于毕Ⅱ式胃大部切除术后。输入袢梗阻有急、慢性2种类型。急性输入袢梗阻表现为上腹部剧烈疼痛、呕吐伴上腹部压痛，呕吐物量少，多不含胆汁，上腹部有时可触及包块。急性完全性输入袢梗阻属于闭袢性肠梗阻，易发生肠绞窄。慢性不全性输入袢梗阻表现为餐后半小时左右上腹胀痛或绞痛，伴大量呕吐，呕吐物为胆汁，几乎不含食物，

呕吐后症状缓解消失。输出袢梗阻临床表现为上腹部饱胀，呕吐物为含胆汁的胃内容物。吻合口梗阻临床表现为呕吐物含食物，不含胆汁。本患者为中老年女性，胃癌根治术后3天进流食（已7天），近3天出现餐后半小时左右上腹胀、腹痛，伴大量呕吐，呕吐物为大量胆汁，不含食物，吐后症状缓解，符合慢性不全性输入袢梗阻。

8．（2013年A型题）对中国人直肠癌，直肠指检的发现率是

A．40%　　　　　　B．50%　　　　　　C．60%　　　　　　D．70%

【答案与解析】　8．D。直肠癌是消化道常见的恶性肿瘤，中国人低位直肠癌所占的比例高，占60% ～ 70%，可在直肠指检时触及，因此凡遇有便血、大便习惯改变、大便变形等症状的患者，均应行直肠指检。据统计，70%左右的直肠癌可在直肠指检时被发现，而85%的直肠癌延误诊断病例是由于未做直肠指检。

（9、10题共用选项）（2013年B型题）

A．抗生素治疗　　　　　　　　B．保守治疗无效再手术

C．中药治疗　　　　　　　　　D．尽早手术

9．6岁儿童诊断为急性阑尾炎，治疗应选择

10．妊娠36周孕妇诊断为急性化脓性阑尾炎，治疗应选择

【答案与解析】　9．D。小儿阑尾炎和妊娠期阑尾炎均属特殊类型阑尾炎，其诊断和治疗均较困难，应格外重视。小儿大网膜发育不全、较短，不能起到足够的保护作用，且小儿不能清楚地提供病史，因此小儿急性阑尾炎病情发展较快且较重，右下腹体征不明显、不典型，但有局部压痛和肌紧张，穿孔率和死亡率也较高，治疗原则是早期手术治疗。10．D。妊娠期急性阑尾炎较常见，尤其妊娠中期子宫增大较快，盲肠和阑

尾被推挤向右上腹移位，压痛部位随之上移；腹壁被抬高，炎症阑尾刺激不到壁腹膜，故压痛、肌紧张和反跳痛均不明显；而且大网膜难以包裹炎症阑尾，腹膜炎不易被局限而易于在腹腔内扩散，炎症发展易致流产或早产。因此，妊娠期急性阑尾炎的治疗以阑尾切除术为主。妊娠后期腹腔感染难以控制，更应早期手术。

11.（2013年A型题）最容易发生消化性溃疡的是

A．Zollinger-Ellison综合征

B．Gardner综合征

C．Peutz-Jeghers综合征

D．Budd-Chiari综合征

【答案与解析】 11．A。①胃泌素瘤又称佐林格－埃利森（Zollinger-Ellison）综合征，来源于G细胞。主要的临床表现是顽固性消化性溃疡和腹泻，溃疡最常见于十二指肠球部，腹泻与胃酸高分泌有关。行胃大部切除术后溃疡复发时，除应考虑胃切除量不够胃窦部黏膜残留、迷走神经切断不完全，也要除外胃泌素瘤引起胰源性溃疡的可能，应测定血胃泌素水平，空腹血胃泌素超过200pg/ml（正常值100 ～ 200pg/ml）可确诊，约1/3的患者会超过1000pg/ml，高度提示本病。②巴德－基亚里（Budd-Chiari）综合征是由肝静脉或其开口以上的下腔静脉阻塞引起的以门静脉高压或合并下腔静脉高压为特征的一组疾病。在我国最常见的病因是下腔静脉隔膜（大部分属先天性）；在欧美则多由肝静脉血栓形成所致，与高凝状态，如抗凝血酶Ⅲ缺乏、高磷脂综合征及真性红细胞增多症等有关，一般均不会引起癌变。③加德纳（Gardner）综合征（又称遗传性肠息肉综合征）和波伊茨－耶格（Peutz-Jeghers）综合征（又称家族性黏膜皮肤色素沉着胃肠道息肉病）

均属肠息肉病。前者与遗传因素有关，多在30～40岁发病，癌变倾向明显。后者以青少年多见，常有家族史，也可癌变，多发性息肉可出现在全部消化道，以小肠最多见。

12.（2013年X型题）应用高选择性迷走神经切断术治疗十二指肠溃疡，手术时应注意保留

  A．迷走神经的前后干   B．肝支

  C．腹腔支   D．分布到胃窦的"鸦爪"支

【答案与解析】 12．ABCD。高选择性迷走神经切断术又称胃近端迷走神经切断术或壁细胞迷走神经切断术。手术切断支配胃体和胃底分泌胃酸的黏膜前、后迷走神经分支，消除了胃酸分泌，保留支配胃窦部与远端肠道的迷走神经，包括迷走神经前后干、肝支、腹腔支及分布到胃窦的"鸦爪"神经支。

13.（2014年A型题）男性，73岁。因肠梗阻4天手术探查，术中发现直肠、乙状结肠交界部直径约3cm肿瘤，尚活动，近端结肠扩张、水肿。合理的手术方式是

  A．横结肠造口术   B．Miles手术

  C．Dixon手术   D．Hartmann手术

【答案与解析】 13．D。直肠癌根治术目前有多种手术方式，但经典的术式有：①腹会阴切除（Miles手术）；原则上适用于腹膜返折以下的直肠癌。②低位前切除术（Dixon手术）：是应用最多的直肠癌根治术，适用于距齿状线5cm以上的直肠癌。但原则上是以根治性切除为前提要求远端切缘距癌肿下缘2cm以上。③经腹直肠癌切除、近端造口、远端封闭手术（Hartmann手术）：适用于因全身一般情况很差，不能耐受Miles手术或急性梗阻般情况差，不宜行Dixon手术的患者，该老年患者年龄大且伴有肠

梗阻、水肿等症状，提示一般情况差，故首选 Hartmann 手术。

14．（2014年A型题）目前认为Dixon手术的远端切缘至肿瘤最短的距离应是

A．2cm   B．3cm   C．4cm   D．5cm

【答案与解析】 14．A。参见考研真题解析第13题解析。

（15、16题共用选项）（2014年B型题）

A．癌组织侵入黏膜下层并有淋巴转移   B．癌组织直径2cm侵入胃壁肌层

C．癌灶侵出浆膜并有淋巴转移   D．皮革胃

15．属于早期胃癌的是

16．预后最差的是

【答案与解析】 15、16．A、D。①凡病变仅累及黏膜或黏膜下层者，不论病灶大小、有无淋巴转移，均为早期胃癌。故癌组织侵入黏膜下层并有淋巴转移属于早期胃癌。②进展期胃癌是指病变超过黏膜下层者。若弥漫浸润型胃癌累及全胃时，整个胃壁僵硬、胃腔缩窄如革囊状，称皮革胃，几乎都是由低分化腺癌或印戒细胞癌引起，恶性度极高，预后最差。

17．（2014年X型题）慢性阑尾炎钡剂灌肠X线表现有

A．阑尾充盈不全   B．阑尾不充盈

C．阑尾腔不规则   D．阑尾排空延迟至3天以上

【答案与解析】 17．ABCD。慢性阑尾炎既往常有急性阑尾炎发作病史，也可能症状不重亦不典型。经常有右下腹疼痛，剧烈活动或饮食不节可诱发急性发作。主要体征

是阑尾部位的局限性压痛，这种压痛经常存在，位置也较固定。钡剂灌肠X线检查，可见阑尾不充盈或充盈不全，阑尾腔不规则，72小时后复查阑尾腔内仍有钡剂残留（阑尾排空延迟至3天以上），即可诊断慢性阑尾炎。

18.（2015年A型题）确定早期胃癌最主要的指标是

A．侵犯深度　　　　B．肿瘤直径　　　　C．生长方式　　　　D．是否淋巴转移

【答案与解析】 18．A。参见考研真题解析第15题解析。

19.（2015年A型题）诊断急性阑尾炎最有意义的体征是

A．右下腹固定压痛　　　　　　　B．腰大肌试验阳性

C．结肠充气试验阳性　　　　　　D．闭孔肌试验阳性

【答案与解析】 19．A。右下腹固定压痛是急性阑尾炎最常见的重要体征（具有诊断价值），且压痛点通常位于麦氏点。早期腹痛尚未转移至右下腹时，在此便可出现固定压痛。压痛的程度与病变的程度相关。而腰大肌试验、闭孔内肌试验及结肠充气试验结果只作为辅助诊断。

20.（2015年A型题）男性，64岁。排便习惯改变、便血2个月，首选的检查是

A．钡剂灌肠　　　　B．直肠指检　　　　C．直肠镜　　　　D．纤维结肠镜

【答案与解析】 20．B。该老年男性患者，长时间排便习惯改变、便血，首先考虑诊断为直肠癌。余参见考研真题解析第8题解析。

21.（2016年A型题）下列幽门梗阻患者术前准备措施中，不合理的是

A．应用广谱抗生素　　　　　　　B．纠正水、电解质失衡

笔记

C．禁食、胃肠减压 D．温盐水洗胃

【答案与解析】 21．A。幽门梗阻患者术前准备先行非手术治疗，放置胃管，进行胃减压和引流。高渗温盐水洗胃，以减轻胃壁水肿。同时补充液体、电解质，维持酸碱平衡和营养。如非手术治疗症状未能缓解，可考虑手术治疗。胃内为高酸环境，不需要预防性应用广谱抗生素。

22．（2016年A型题）女性，63岁。半年来因下肢骨关节疼痛服用布洛芬治疗。10天来上腹不适，1周前突发腹痛，经禁食、输液4天后好转，但仍觉上腹胀满，不能进食，发热。查体：体温37.8℃，脉搏96次/分，血压130/80mmHg，上腹饱满有压痛，轻度肌紧张，肠鸣音正常。B超：胆囊6.8cm×3.5cm，壁厚3mm，胰腺显示不清，上腹肝下有一直径10cm含液性病变。化验：血白细胞计数$14×10^9$/L，血中性粒细胞占比0.84，血红蛋白112g/L，血、尿淀粉酶正常。此时最适宜的处理措施是

A．穿刺置管引流 B．胆囊切除术 C．继续保守治疗 D．开腹探查

【答案与解析】 22．A。①该患者为老年女性，有服用非甾体抗炎药史，近来突发上腹部疼痛，经治疗后好转，但仍有发热轻度腹膜刺激征，肠鸣音正常。B超显示肝下有含液性病变，化验提示白细胞明显升高，故考虑为胃穿孔后包裹积液。②胃穿孔后包裹积液首选穿刺置管引流术。

23．（2016年X型题）应尽早手术的阑尾炎有

A．儿童急性阑尾炎 B．老年人急性阑尾炎

C．妊娠35周的急性阑尾炎 D．右下腹可触到包块的阑尾炎

【答案与解析】 23．ABC。儿童急性阑尾炎治疗原则是早期手术，并配合输液、纠

正脱水，应用广谱抗生素。妊娠早期急性阑尾炎以阑尾切除术为主；妊娠晚期急性阑尾炎的腹腔感染难以控制，更应及早手术。老年人急性阑尾炎一旦诊断，应及时手术，同时注意处理并发症。

24.（2017年A型题）有关结肠癌的描述，正确的是

A．在胃肠道癌中预后最好　　　　B．右半结肠癌常出现肠梗阻

C．左半结肠癌常出现贫血　　　　D．早期转移以血行为主

【答案与解析】　24．A。右侧结肠癌以全身症状、贫血、腹部肿块为主要表现，左侧结肠癌是以肠梗阻、便秘、腹泻、便血等为主要表现。结肠癌主要经淋巴转移，在胃肠道癌中预后最好。

25.（2017年A型题）男性，25岁。突发上腹部剧痛6小时。既往有"胃病"史。查体：脉搏110次/分，血压130/80mmHg，全腹压痛，以上腹部为著，板状腹，肠鸣音消失。化验：血红蛋白120g/L，血白细胞计数10.5×10^9/L。最重要的治疗措施是

A．胃肠减压、输液　B．镇痛、镇静治疗　　C．应用广谱抗生素　　D．手术探查

【答案与解析】　25．D。患者为青年男性，有"胃病"史，突发上腹剧痛6小时，板状腹，白细胞计数增高，考虑急性胃十二指肠穿孔继发腹膜炎。绝大多数胃十二指肠急性穿孔继发腹膜炎患者需要及时手术治疗。

（26～28题共用题干）（2017年A型题）

男性，35岁。4小时前吃枣时误将一枚枣核咽下，现觉腹痛，无呕吐，无排便。

26．此患者可能发生的最严重的情况是

笔记

A. 幽门梗阻　　　　B. 消化道穿孔　　　　C. 消化道黏膜损伤　D. 回盲瓣梗阻

27. 判断有无此严重情况的最简单有效的方法是

A. 腹部B超　　　　B. 腹部CT　　　　C. 腹部体格检查　　D. 消化道造影

28. 处理措施是

A. 开腹探查，取异物　　　　　　　B. 结肠镜检查

C. 口服液体石蜡　　　　　　　　　D. 胃镜检查

【答案与解析】 26. B。患者为青年男性，误服枣核，现感腹痛，无呕吐，无排便，可能发生的最严重的情况是消化道穿孔。枣核本身小并且带尖儿，很难造成梗阻，但容易造成消化道黏膜损伤，这是常见现象而非最严重。27. C。消化道穿孔有明显的肝浊音区消失、腹膜刺激征等表现，所以最简单有效的方法就是腹部体格检查。B超容易受到气体干扰，所以诊断效果不佳。造影剂可由穿孔点流入腹腔，故不能用消化道造影。28. C。口服液体石蜡可润滑肠道，加快异物排出。当保守治疗无效，再考虑其他措施。

29. （2017年X型题）下列有关胃肠道间质瘤的描述，正确的有

A. 肿瘤组织免疫组化CD117（＋）　　B. 核分裂数是判断预后的重要指标

C. 肿瘤长径是判断预后的重要指标　　D. 来源于胃肠道平滑肌组织

【答案与解析】 29. ABC。胃肠道间质瘤（GIST）起源于胃肠道未定向分化的间质细胞，分子生物学特点是*c-kit*基因发生突变，导致酪氨酸激酶受体持续活化。*c-kit*基因编码KIT蛋白（CD117），是重要的诊断标志物。GIST应视为具有恶性潜能的肿瘤，肿瘤危险程度与肿瘤部位、大小细胞有丝分裂指数（核分裂象）、肿瘤浸润深度和有无

转移相关。

（30、31题共用选项）（2018年B型题）

A．Miles术　　　　B．Dixon术　　　　C．Hartmann术　　　D．Park术

30．男性，82岁。粪便带血及黏液1个月。1周前结肠镜发现距肛缘15cm处环周肿物，镜身不能进入，取活检，病理报告示中分化腺癌。3天来腹胀、腹痛，停止排便排气，诊断肠梗阻。应选择的术式是

31．男性，58岁。脓血便2周。肛门指诊距肛缘4cm触及肿物，质硬，不活动，占据左侧大半周，上界未触及，指套有血渍。拟诊直肠癌。应选择的术式是

【答案与解析】　30．C。该患者为老年男性，全身状态差，中分化腺癌合并急性肠梗阻，不能耐受Miles手术和Dixon手术，故选取近端造口、远端封闭的Hartmann术，先解除梗阻。31．A。该患者为老年男性，脓血便2周，直肠癌，全身状态较好，肛管长度1.5～2.0cm，肿块距肛缘4cm，即距齿状线2cm左右，小于5cm，为低位直肠癌，是Miles手术的适应证。Dixon手术适用于中高位的直肠癌患者，是保肛的手术术式，是临床上治疗直肠癌最常用的手术，适用于距齿状线5cm以上的直肠癌。Park术操作同Miles术，适用于中下段直肠癌患者。

32．（2018年X型题）胃窦癌第二站淋巴结有

A．贲门右侧淋巴结　　　　　　　B．脾门淋巴结

C．胃左动脉旁淋巴结　　　　　　D．腹腔动脉周围淋巴结

【答案与解析】　32．ACD。引流胃的区域淋巴有16组，依据它们与胃的距离。第

一站淋巴结为胃旁淋巴结，1～6组分别是贲门右、贲门左、胃小弯、胃大弯、幽门上、幽门下；7～16组分别是胃左动脉旁、肝总动脉旁、腹腔动脉旁、脾门、脾动脉旁、肝十二指肠韧带内、胰头后、肠系膜上动脉旁、结肠中血管旁、腹主动脉旁淋巴结。题干是胃窦癌，胃窦癌第一站淋巴结包括3、4、5、6组；第二站淋巴结包括1、7、8、9组；第三站淋巴结包括2、10、11、12、13、14组。

（33、34题共用题干）（2019年A型题）

男性，67岁。3小时前突发脐周绞痛，面色苍白，大汗，2小时后疼痛减轻，出现腹胀。有心房颤动病史。查体：全腹压痛、反跳痛、轻度肌紧张，移动性浊音可疑，肠鸣音弱。

33．最可能的诊断是

A．重症急性胰腺炎　　　　　　　　B．急性肠扭转

C．肠系膜上动脉栓塞　　　　　　　D．上消化道穿孔

34．最有诊断意义的检查是

A．血淀粉酶测定　　　　　　　　　B．立卧位腹部平片

C．腹部B超检查　　　　　　　　　D．选择性腹腔动脉造影

【答案与解析】33．C。该患者为老年男性，出现突发的腹部疼痛，腹部肿胀和腹膜刺激征，而且有心房颤动病史，考虑为心脏栓子导致的肠系膜上动脉栓塞。急性重症胰腺炎的腹痛剧烈，且呕吐后不减轻，弯腰抱膝位可减轻，而且多伴有休克症状。急性肠扭转常有饱餐后运动史，腹痛呈持续性腹痛阵发性加剧，查体可见腹壁局部隆起有肠型。消化道穿孔多有溃疡病史或长期服用非甾体抗炎药史，腹痛呈突发上腹刀割

样疼痛，迅速波及全腹，伴腹壁紧张呈板状腹，肠鸣音减弱或消失，移动性浊音阳性。

34．D。选择性动脉造影对肠系膜上动脉栓塞有重要意义，早期可有助于鉴别血管栓塞、血栓形成和痉挛，并可同时给予血管扩张药等治疗；血淀粉酶测定主要用于诊断急性胰腺炎，立位腹部平片主要用于诊断上消化道穿孔。

35．（2020年A型题）青少年容易发生急性阑尾炎的原因中，最重要的是

A．阑尾发育尚不健全　　　　　　B．寄生虫造成阑尾梗阻

C．粪石阻塞阑尾管腔　　　　　　D．阑尾淋巴滤泡组织增生致阑尾梗阻

【答案与解析】　35．D。阑尾管腔阻塞是急性阑尾炎最常见的病因。阑尾管腔阻塞的最常见原因是淋巴滤泡的明显增生，约占60%，多见于年轻人。粪石也是阑尾管腔阻塞的原因之一，约占35%。异物、炎性狭窄、食物残渣、蛔虫、肿瘤等则是急性阑尾炎较少见的病因。阑尾先天畸形，如阑尾过长、过度扭曲、管腔细小、血运不佳等都是急性阑尾炎的病因，但都不是最重要的原因。

36．（2021年A型题）女性，32岁。间断吞咽困难伴呕吐10年。上消化道造影提示食管明显扩张，蠕动减弱。食管末端呈"鸟嘴样"狭窄，狭窄部黏膜尚光滑。宜采取的手术方式是

A．食管大部切除，胃代食管术　　B．食管下段、贲门部肌层切开

C．食管下段、近段胃切除术　　　　D．腹腔镜胃底折叠术

【答案与解析】　36．B。手术疗法食管下段贲门肌层切开术（Heller手术）方法简单，是治疗贲门失弛缓症的有效方法，效果良好。肌层切开应彻底，直至黏膜膨出。肌层剥离范围约至食管周径的一半，但须注意防止切破黏膜或损伤迷走神经。

37.（2021年A型题）胃癌的好发部位是

A. 胃体前壁　　　B. 胃体后壁　　　　C. 胃窦部　　　　　D. 胃底

【答案与解析】 37. C。胃癌好发于胃窦小弯侧。

38.（2021年A型题）男性，25岁。2年来反复出现上腹痛，一般多发生于进餐后，1天来呕吐咖啡样渣样胃内容物伴黑便1次，既往无肝炎病史。查体：血压100/60mmHg，心率92次/分，心律齐，上腹部轻压痛，肝、脾肋下未触及，最可能的诊断是

A. 胃溃疡出血　　　　　　　　　B. 十二指肠溃疡出血

C. 胃癌出血　　　　　　　　　　D. 肝硬化食管胃底静脉曲张破裂出血

【答案与解析】 38. A。该患者为青年男性，2年来餐后上腹痛，考虑为胃溃疡；1天来呕血、黑便，考虑为胃溃疡出血。

39.（2021年X型题）下列关于早期胃癌概念正确的是

A. 胃癌侵犯到黏膜层和黏膜下层，无淋巴转移

B. 病变局限于黏膜层内和黏膜下层，有淋巴转移

C. 病变浸润浆膜层，无淋巴转移

D. 微小胃癌和小胃癌是早期胃癌的特殊类型

【答案与解析】 39. ABD。早期胃癌指病变仅限于黏膜或黏膜下层，不论病灶大小或有无淋巴转移。癌灶直径在10mm以下为小胃癌，在5mm以下为微小胃癌，均属于早期胃癌的特殊类型。

40.（2022年X型题）关于老年人急性阑尾炎的叙述，正确的有

A．体征不典型　　　　　　　　　B．腹痛程度较轻

C．临床症状轻，但病理改变重　　D．尽量采取保守治疗

【答案与解析】 40．ABC。老年人急性阑尾炎症状体征不典型，但病理改变重，应及时手术治疗。

二、知识点总结

本周知识点考点频率统计见表8-1。

表8-1　胃肠道外科疾病考点频率统计表（2012—2022年）

年份	胃十二指肠溃疡	胃良恶性肿瘤	胃肠道间质瘤	阑尾炎	肠梗阻	肠系膜上动脉栓塞	结肠癌	直肠癌	痔
2022				√					
2021	√	√			√		√		
2020				√				√	
2019	√	√			√	√			
2018		√			√				
2017	√	√	√				√	√	
2016	√			√					
2015		√		√				√	
2014		√		√	√			√	
2013	√	√						√	
2012	√	√		√			√		√

笔记

（一）胃十二指肠疾病

1. 急性胃十二指肠溃疡穿孔

（1）病因和病理：急性穿孔是消化性溃疡的常见并发症，90%的十二指肠溃疡穿孔发生于球部前壁，60%的胃溃疡穿孔发生于胃小弯。溃疡穿孔后酸性胃内容物流入腹腔，引起化学性腹膜炎。腹膜受到后产生剧烈腹痛和渗出。6～8小时后细菌开始繁殖，逐渐形成化脓性腹膜炎。常见致病菌为大肠埃希菌、链球菌。胃十二指肠后壁穿孔，可在局部导致粘连包裹，形成慢性穿透性溃疡。

（2）临床表现：①患者多有溃疡病史，部分患者有服用非甾体抗炎药、糖皮质激素史。②患者穿孔前常有溃疡症状加重，或有过度疲劳、精神紧张等诱发因素。③突发上腹剧痛，呈"刀割样"，腹痛迅速波及全腹。当胃内容物沿右结肠旁沟下流，可出现右下腹痛。可伴有面色苍白、出冷汗、恶心、呕吐、脉搏细弱、血压下降等表现。④患者表情痛苦，屈曲体位；腹式呼吸减弱或消失，全腹压痛，但以穿孔处最重；肌紧张，呈板状腹，反跳痛明显；肠鸣音消失；肝浊音界缩小或消失，可有移动性浊音。

（3）辅助检查：①血常规白细胞计数升高，中性粒细胞占比增高。②80%的患者腹部立位X线检查膈下可见新月状游离气体影，具有确诊价值。

（4）诊断：根据溃疡病史，突发上腹部"刀割样"剧痛，板状腹，X线检查膈下游离气体，可确诊。

（5）治疗：①保守治疗适用于一般情况好、症状体征较轻的空腹穿孔。②穿孔缝合术为急性胃十二指肠溃疡穿孔的主要术式，适用于穿孔超过8小时，腹腔内感染及炎症水肿明显，有大量脓性渗出液；既往无溃疡病史或有溃疡病史未经正规内科治疗，无

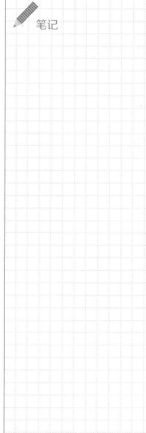

出血、梗阻并发症；不能耐受急诊彻底性溃疡手术者。③彻底性手术适用于一般情况良好、穿孔在8小时以内者；十二指肠溃疡穿孔修补术后再次穿孔者；有幽门梗阻或出血史者。可选择胃大部切除术，迷走神经切断术已很少应用。

2. 胃十二指肠溃疡大出血

（1）病因和病理：溃疡基底因炎症腐蚀到血管，导致破裂出血，多为动脉性出血。

（2）临床表现：取决于出血量、出血速度。①呕血和便血。②失血表现：如出血量更多者，可出现晕厥。短期内失血量超过800ml，可出现失血性休克。③体征：无明显腹部体征。由于肠道内积血，刺激肠蠕动增加，有肠鸣音亢进。④血常规检查：红细胞计数、血红蛋白、血细胞比容进行性下降。

（3）诊断：根据典型溃疡病史、呕血与黑便，诊断并不困难。①胃镜为首选检查，可明确出血部位和病因。②大出血时不宜进行上消化道钡剂检查。③选择性腹腔动脉或肠系膜上动脉造影用于血流动力学稳定的活动性出血患者。

（4）治疗：①补充血容量，检测休克。②放置胃管，可经胃管注入含去甲肾上腺素的生理盐水。③药物治疗，可选用质子泵抑制药、H_2受体拮抗药，静脉应用生长抑素等。④胃镜治疗，在胃镜下明确出血部位后，可通过电凝喷洒止血粉、上血管夹等措施止血。⑤手术治疗，出血患者保守治疗无效，须急症手术止血。手术治疗指征：经积极保守治疗无效者；出血速度快，短期内出现休克症状者；高龄患者伴动脉硬化，出血自行停止可能性小；经保守治疗出血已停止，但短期内可能再次出血者。

3. 胃十二指肠溃疡瘢痕性幽门梗阻

（1）病因和病理：溃疡引起幽门梗阻的原因有痉挛、水肿和瘢痕，通常三者同时存在。在溃疡、瘢痕尚未狭窄到足以影响胃的流出道时，待痉挛和炎症水肿消退后，症状是可逆的。但当瘢痕引起严重狭窄时，则须手术治疗。

（2）临床表现：①症状主要为腹痛与反复呕吐。②体征包括脱水征象，上腹部可见胃型、胃蠕动波，振水音阳性。③大量胃酸丢失，常导致低氯低钾性代谢性碱中毒。

（3）治疗：①应先行保守治疗，放置胃管胃肠减压，高渗温盐水洗胃，以减轻胃壁水肿。同时给予补充液体电解质、纠正酸碱失衡，营养支持等治疗。②若保守治疗无效，可考虑手术，首选胃大部切除术。

4．**手术方式**

（1）**穿孔缝合术**：适应证是急性胃十二指肠溃疡穿孔。多采用腹腔镜方式进行，仅部分合并出血或腹腔污染严重的患者仍须开放手术。

（2）**胃大部切除术**：主要术式为远端胃大部切除术，包括切除胃组织和重建胃肠连续性。适应证为胃十二指肠溃疡保守治疗无效，或者并发穿孔、出血、瘢痕性幽门梗阻、癌变者。胃切除后，胃空肠吻合口的大小以3～4cm为宜，吻合口过大易引起倾倒综合征，过小可能造成胃排空障碍。胃空肠吻合口可置于横结肠前或横结肠后。十二指肠悬韧带到吻合口的空肠祥长度，一般结肠前方式为8～10cm结肠后方式为6～8cm。重建胃肠连续性的术式见表8-2。

表8-2　重建胃肠连续性的术式比较

鉴别点	Billroth Ⅰ（毕Ⅰ式）	Billroth Ⅱ（毕Ⅱ式）	胃空肠Roux-en-Y吻合术
方式	残胃与十二指肠直接吻合	十二指肠残端缝闭，残胃与空肠上段作吻合	十二指肠残端缝闭，远断端与残胃吻合，近断端与远断端空肠行端侧吻合
优点	仅一个吻合口，手术简单；胃肠道接近于正常解剖生理，并发症少	术后溃疡复发率低	可防止胆胰液流入残胃导致的反流性胃炎
缺点	球部炎症水肿较重、瘢痕粘连、胃酸高的十二指肠溃疡时不能采用；吻合口张力大，易复发	操作复杂；改变了正常解剖生理关系，术后并发症和后遗症较多	操作复杂；改变了正常解剖生理关系
适宜	胃溃疡	胃溃疡＋十二指肠溃疡（尤其是十二指肠溃疡）	胃溃疡＋十二指肠溃疡

5. 术后并发症　术后早期并发症有术后胃出血，术后胃瘫、胃肠壁缺血坏死，吻合口破裂或漏、十二指肠残端破裂、术后梗阻。术后远期并发症有倾倒综合征、碱性反流性胃炎、溃疡复发、营养性并发症、残胃癌。

（1）术后胃瘫是胃手术后以胃排空障碍为主的综合征。胃瘫通常发生于术后2～3天，多发生在饮食由禁食改为流质或由流质改为半流质时。患者出现恶心、呕吐，呕吐物多呈绿色。上消化道X线造影见残胃扩张、无张力，蠕动波少而弱，胃肠吻合口通过欠佳。须行保守治疗：①禁食、持续胃肠减压，一般须放置胃管1～2周，时间长者可达月余，胃管引流量减少，引流液由绿转黄、转清是胃瘫缓解的标志。②营养支持，长期禁食可导致营养不良，可行肠外营养支持。③纠正水电解质紊乱。④促进胃肠蠕动。

（2）十二指肠残端破裂：毕Ⅱ式胃切除术后，突发上腹部剧痛，发热，查体有腹膜刺激征，腹腔穿刺可得腹腔液含胆汁。一旦确诊，应立即手术。术中尽量关闭十二指肠残端，并行十二指肠造瘘和腹腔引流。

（3）倾倒综合征：胃大部切除术后，由于失去了幽门的节制功能，导致胃内容物排空过快产生一系列临床症状。多见于毕Ⅱ式术后，按照发生时间分为早期和晚期倾倒综合征。2种倾倒综合征的比较见表8-3。

表8-3　2种倾倒综合征的比较

鉴别点	早期倾倒综合征	晚期倾倒综合征
发病时间	进食后半小时内	餐后2～4小时
发病机制	与餐后高渗性胃内容物快速进入肠道，导致肠道内分泌细胞大量分泌血管活性物质有关	食物进入肠道后刺激胰岛素大量分泌，随而导致反应性低血糖，故又称为低血糖综合征
临床表现	一过性血容量不足，恶心、呕吐，腹部绞痛，腹泻	头晕、面色苍白、出冷汗、乏力、脉搏细弱
治疗措施	调整饮食，少食多餐，避免过甜的高渗食物；重症者可采用生长抑素治疗，手术宜慎重	调整饮食，添加果胶延缓碳水化合物的吸收；重症者可皮下注射生长抑素

（4）碱性反流性胃炎：碱性肠液反流至残胃，导致胃黏膜充血、水肿、糜烂，破坏了胃黏膜屏障，临床表现为"三联征"（上腹部或胸骨后烧灼痛、进食加重，抗酸药无效＋胆汁性呕吐，呕吐后仍旧腹痛＋体重下降），多发生于术后数月至数年，治疗采用

保护胃黏膜调节胃动力等综合措施。

（5）残胃癌：因良性疾病行胃大部切除术后5年以上，残胃发生的原发癌称为残胃癌。大多在手术后10年以上出现，发生率约为2%。发生原因可能与残胃黏膜萎缩有关。临床症状为进食后饱胀，伴贫血、体重下降。胃镜检查可确诊。

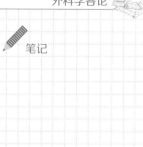

（二）胃癌

1. 胃癌的癌前病变　见表8-4。

表8-4　胃癌的癌前病变

癌前病变	临床特点
胃溃疡	5%的胃溃疡可恶变为癌
胃息肉	胃腺瘤恶变率10% ～ 20%，特别是＞2cm者；炎性息肉增生性息肉恶变少
慢性萎缩性胃炎	常伴肠上皮化生或黏膜上皮异型增生，可发生癌变
胃大部切除术后残胃	残胃黏膜发生慢性炎症改变，可在术后15 ～ 25年发展为残胃癌
胃黏膜上皮异型增生	异型增生是癌前病变

2. 病理

（1）大体类型：胃癌好发于胃窦部（占50%），可分为早期胃癌和进展期胃癌。①早期胃癌，是指病变仅局限于黏膜或黏膜下层，不论病灶大小、有无淋巴结转移。直径＜0.5cm的胃癌称为微小胃癌。直径＜1.0cm的胃癌称为小胃癌。②进展期胃癌，是指癌组织浸润深度超过黏膜下层的胃癌。

（2）组织类型：世界卫生组织2000年将胃癌分为腺癌（肠型和弥漫型）、乳头状腺癌、管状腺癌、黏液腺癌、印戒细胞癌、腺鳞癌、鳞状细胞癌、小细胞癌、未分化癌、其他。以腺癌最多见。

（3）胃癌的扩散与转移：①淋巴转移为最常见的转移途径。引流胃的淋巴结有16组，分为3站，见表8-5。胃癌一般由N_1转移至N_2，再转移至N_3，但也可发生跳跃式转移。终末期胃癌可经胸导管转移至左锁骨上淋巴结，即菲尔绍（Virchow）淋巴结。②直接浸润：胃癌常浸润扩展至癌灶外6cm，胃窦癌向十二指肠浸润常在幽门下3cm以内。③血行转移：可转移至肝、肺、胰、骨骼，其中以肝转移最常见。④腹膜种植：当胃癌浸润至浆膜外后，肿瘤细胞脱落并种植在腹膜和脏器浆膜上可形成转移结节。女性胃癌患者经腹膜种植或血行转移，形成卵巢转移性肿瘤，称为库肯勃（Krukenberg）瘤。

表8-5　不同部位胃癌的淋巴结转移

部位	第1站（N_1）	第2站（N_2）	第3站（N_3）
全胃	1、2、3、4、5、6	7、8、9、10、11	12、13、14
胃窦部	3、4、5、6	1、7、8、9	2、10、11、12、13、14
胃体部	1、3、4、5、6	2、7、8、9、10、11	12、13、14
贲门部	1、2、3、4	5、6、7、8、9、10、11	12、13、14

注：1，贲门右淋巴结；2，贲门左淋巴结；3，胃小弯淋巴结；4，胃大弯淋巴结；5，幽门上淋巴结；6，幽门下淋巴结；7，胃左动脉旁淋巴结；8，肝总动脉旁淋巴结；9，腹腔动脉旁淋巴结；10，脾门淋巴结；11，脾动脉旁淋巴结；12，肝十二指肠切带内淋巴结；13，胰后淋巴结；14，肠系膜上动脉旁淋巴结；15，结肠中动脉旁淋巴结；16，腹主动脉旁淋巴结。

3. 临床病理分期 TNM分期法：T_1，肿瘤侵及固有层、黏膜肌层、黏膜下层；T_2，肿瘤浸润至固有肌层；T_3，肿瘤穿透浆膜下结缔组织而未侵犯脏腹膜或邻近结构；T_{4a}，肿瘤侵犯浆膜；T_{4b}，肿瘤侵犯邻近组织或脏器。N_0，无淋巴结转移（受检淋巴结个数 $\geqslant 15$）；N_1，1～2个区域淋巴结转移；N_2，3～6个区域淋巴结转移；N_3，7个以上区域淋巴结转移。M_0，无远处转移；M_1，有远处转移。临床病理分期见表8-6。

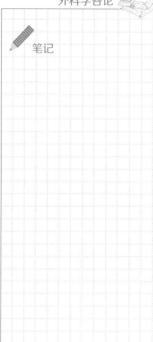

笔记

表8-6 胃癌的临床病理分期

	N_0	N_1	N_2	N_3
T_1	I A	I B	II B	II B
T_2	I B	II A	II B	III A
T_3	II A	II B	III A	III B
T_{4a}	II B	III A	II B	III C
T_{4b}	III B	III B	III C	III C
M_1	IV	—	—	—

4. 诊断

（1）定期检查：对以下人群定期检查。①40岁以上，既往无胃病史而出现上述症状者，或溃疡病腹痛规律改变者。②有胃癌家族史者。③有胃癌前期病变者。④原因不明的消化道慢性失血者。⑤短期内体重明显减轻者。

（2）常用检查：电子胃镜（最有效）、X线钡餐、螺旋CT等。

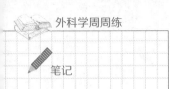

5. 治疗

（1）内镜下治疗：直径＜2cm的、无溃疡表现的分化型黏膜内癌，可在内镜下行胃黏膜切除术或内镜下黏膜下剥离术，对于肿瘤浸润深度达到黏膜下层、无法完整切除和可能存在淋巴结转移的早期胃癌，原则上应采用标准的外科根治性手术。

（2）手术治疗：主要治疗手段，分为根治性手术和姑息性手术2类。①根治性手术标准术式为D_2淋巴结清扫的胃切除术。胃切断线要求距肿瘤边缘至少5cm。②姑息性手术是指原发灶无法切除，针对胃癌导致的梗阻、穿孔、出血等并发症而进行的手术，如姑息性胃大部切除术、胃空肠吻合术、空肠造口术、穿孔修补术等。

（3）化学治疗：早期胃癌根治术后原则上不必辅助化疗，而进展期胃癌根治术后无论有无淋巴结转移均需化疗。

（4）放射治疗：胃癌对放疗的敏感度较低，较少采用，可用于缓解癌肿引起的局部疼痛。

（5）免疫治疗：包括非特异生物反应调节剂、细胞因子以及过继性免疫治疗等的临床应用。

（6）靶向治疗：曲妥珠单抗［抗人类表皮生长因子受体2（HER2）抗体］、贝伐珠单抗［抗血管内皮生长因子受体（VEGFR）抗体］、西妥昔单抗［抗表皮生长因子受体（EGFR）抗体］，对晚期胃癌的治疗有一定的效果。

（三）胃肠道间质瘤

胃肠道间质瘤（GIST）是消化道最常见的间叶源性肿瘤，起源于胃肠道未定向分化的间质细胞。其分子生物学特点是$c\text{-}kit$基因突变，导致酪氨酸激酶受体持续活化，刺激肿瘤细胞持续增殖。KIT蛋白（CD117）是重要的诊断标志物。GIST好发于胃（占60%～70%），其次为小肠（20%～30%）、结直肠，也可发生在食管、网膜、肠系膜等部位。手术治疗为首选，极少发生淋巴结转移，故不必常规清扫淋巴结。甲磺酸伊马替尼属于酪氨酸激酶抑制药，可抑制 *c-kit* 活性，对不能切除或术后复发转移的GIST有效率约为50%。中、高危险度的GIST术后给予甲磺酸伊马替尼治疗，可控制复发、改善预后。

（四）肠梗阻

1. 病因及分类

（1）按肠壁血运有无障碍分为单纯性肠梗阻和绞窄性肠梗阻。①单纯性肠梗阻是指仅有肠内容物通过受阻，而无肠管血运障碍。②绞窄性肠梗阻是指肠梗阻伴有肠壁血运障碍，继而引起肠坏死穿孔者。

（2）按梗阻部位分为高位（空肠）梗阻、低位小肠（回肠）梗阻和结肠梗阻。肠袢两端完全阻塞，如肠扭转，均属闭袢性肠梗阻，结肠梗阻因回盲瓣的作用，肠内容物只能从小肠进入结肠，而不能反流，故属于"闭袢性肠梗阻"。

（3）按梗阻程度分为完全性肠梗阻和不完全性肠梗阻。

（4）按病程发展快慢分为急性肠梗阻和慢性肠梗阻。

（5）按梗阻原因可分为机械性肠梗阻、动力性肠梗阻和血运性肠梗阻。

2. 临床表现

（1）共同临床症状：痛、吐、胀、闭（排气、排便停止）。①腹痛：机械性肠梗阻的腹痛呈阵发性绞痛性质。若腹痛间歇期不断缩短，甚至成为剧烈的持续性腹痛，应警

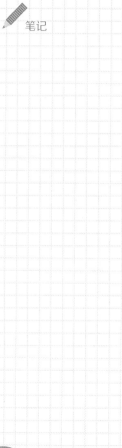

笔记

笔记

惕绞窄性肠梗阻的可能。麻痹性肠梗阻因无肠蠕动，故无阵发性腹痛，仅表现为持续性胀痛或不适。②呕吐：高位肠梗阻呕吐出现早，呕吐较频繁，呕吐物为胃及十二指肠内容物。低位肠梗阻呕吐出现晚，早期为胃内容物，后期为粪样物。绞窄性肠梗阻呕吐物呈血性。麻痹性肠梗阻呕吐呈溢出性。③腹胀：高位肠梗阻腹胀不明显，低位肠梗阻及麻痹性肠梗阻腹胀明显，遍及全腹。④排气、排便停止：完全性肠梗阻时，肠内容物不能通过梗阻部位，表现为排气、排便停止。

（2）体征：单纯性肠梗阻早期全身情况无明显变化，可表现为脱水。①视诊：机械性肠梗阻常见肠蠕动波。肠扭转时，腹胀多不对称；麻痹性肠梗阻时，腹胀均匀。②触诊：单纯性肠梗阻可有轻压痛，无腹膜刺激征；绞窄性肠梗阻可有固定压痛和腹膜刺激征。③叩诊：绞窄性肠梗阻时，腹腔有渗液，移动性浊音可阳性。④听诊：机械性肠梗阻时，肠鸣音亢进，有气过水声或金属音；麻痹性肠梗阻时，肠鸣音减弱或消失。

（3）辅助检查：①腹部X线检查。立位X线片可见多数液平面及气胀肠袢。空肠梗阻示鱼骨刺状。回肠梗阻示"阶梯状液平面"。结肠梗阻示结肠袋形，结肠胀气位于腹部周边。②钡剂灌肠检查。主要用于诊断肠套叠、乙状结肠扭转。

3. 诊断

（1）判定是否梗阻。

（2）判断是机械性、动力性，还是血运性肠梗阻。

（3）判断是单纯性还是绞窄性肠梗阻：以下应考虑绞窄性肠梗阻的可能。①腹痛发作急骤，初始即为持续性剧烈腹痛，或在阵发加重之间仍有持续性疼痛。②病情发展迅速，早期出现休克，抗休克治疗后改善不明显。③有腹膜炎的表现，体温上升、脉率增快、白细胞计数增高。④腹胀不对称，腹部有局部隆起或触及有压痛的肿块（孤立胀大的肠袢）。⑤呕吐出现早而频繁，呕吐物、胃肠减压抽出液、肛门排出物为血性，或腹腔穿刺有血性液体。⑥腹部X线显示孤立扩大的肠袢，不随时间而改变位置。⑦经积极的非手术治疗，症状体征无明显改善。

（4）判断是高位还是低位梗阻：①高位小肠梗阻的呕吐发生早而频繁，腹胀不明显，X线检查提示肠腔胀气不明显，无明显扩张胀气的肠袢。②低位肠梗阻腹胀明显，但呕吐出现晚而次数较少，并可有粪样物，X线平片可见明显胀大的肠袢，腹中部呈现多数阶梯状液平面。

（5）判断是完全性还是不完全性肠梗阻。

（6）判断梗阻的病因：粘连性肠梗阻最多见；新生儿肠梗阻以先天性畸形多见；2岁以内小儿肠梗阻以肠套叠多见；儿童肠梗阻以蛔虫多见；老年人肠梗阻以肿瘤和粪块堵塞多见。

4. 治疗

（1）非手术治疗仅适用于单纯性、粘连性、不完全性肠梗阻，麻痹性、痉挛性、蛔虫性、粪块堵塞性肠梗阻，炎症引起的不完全性肠梗阻，肠套叠早期。治疗方法包括胃肠减压、纠正水电解质失衡、防治感染。

（2）手术治疗适用于绞窄性肠梗阻、肿瘤及先天性肠道畸形引起的肠梗阻、非手术治疗无效的肠梗阻。治疗方法包括单纯解除梗阻的手术、肠切除肠吻合术、肠短路吻合术、肠造口或肠外置术等。

（五）肠系膜血管缺血性疾病

肠系膜血管缺血性疾病可由肠系膜上动脉栓塞或血栓形成、肠系膜上静脉血栓形成引起。①肠系膜上动脉栓塞，栓子多来自心脏，如心肌梗死后的附壁血栓、心瓣膜病、心房颤动、心内膜炎等，也可来自主动脉壁上粥样斑块；栓塞可发生在肠系膜上动脉自然狭窄处，常见部位在结肠中动脉出口以下。②肠系膜上动脉血栓形成，大多在动脉硬化性阻塞或狭窄的基础上发生，常涉及整个肠系膜上动脉，也有较局限者。③肠系膜上静脉血栓形成，可继发于腹腔感染、肝硬化门静脉高压致血流淤滞、真性红细胞增多症、高凝状态和外伤或手术造成血管损伤等。

1. 临床表现

（1）肠系膜上动脉栓塞：一般发病急骤，早期表现为突然发生剧烈腹部绞痛，恶心、呕吐频繁，呕吐物多为血性。部分患者有腹泻，并排出暗红色血便。腹部平坦、柔软，可有轻压痛，肠鸣音活跃或正常。其特点是严重的症状与轻微的体征不相称。晚期可出现腹胀加重，肠鸣音消失，出现腹部压痛、腹肌紧张等腹膜刺激征。腹腔穿刺抽出血性液体。

（2）肠系膜上动脉血栓形成：常先有慢性肠系膜上动脉缺血的征象，表现为饱餐后腹痛，以致患者不敢进食而日渐消瘦，伴有慢性腹泻等肠道吸收不良的症状。当血栓形成突然引起急性完全性血管阻塞时，表现与肠系膜上动脉栓塞相似。

（3）肠系膜上静脉血栓形成：起病缓慢，多有腹部不适、便秘、腹泻等前驱症状，数日或数周后可突然出现腹部剧痛、持续性呕吐，但呕血和便血更为常见，还有腹胀、腹部压痛、肠鸣音减弱。腹腔穿刺抽出血性液体。常有发热和白细胞计数增高。

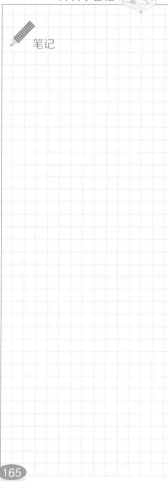

笔记

2. **检查** 最有诊断意义的检查是选择性动脉造影，有助于诊断并可同时给予血管扩张药治疗。

3. **治疗** 应尽早诊断，尽早治疗。

（1）肠系膜上动脉栓塞可行取栓术。

（2）肠系膜上动脉血栓形成可行血栓内膜切除或肠系膜上动脉－腹主动脉"搭桥"术。如已有肠坏死，应行肠切除术。

（3）肠系膜上静脉血栓形成应行肠切除术，切除范围应包括全部有静脉血栓形成的肠系膜，术后行抗凝治疗。

（六）阑尾炎

1. 急性阑尾炎

（1）病因：①阑尾管腔阻塞是急性阑尾炎最常见的病因。阑尾管腔阻塞最常见的原因是淋巴滤泡的明显增生，多见于年轻人。肠石也是阻塞的原因，异物、炎性狭窄、食物残渣、蛔虫、肿瘤等则是较少见的原因。阑尾管腔细、开口狭小，系膜短使阑尾蜷曲，这些都是造成阑尾管腔易于阻塞的因素。②细菌入侵：致病菌多为肠道内的各种革兰阴性杆菌和厌氧菌。③其他：阑尾先天畸形，如侧尾过长、过度扭曲、管腔细小、血运不佳等都是急性阑尾炎的病因。

（2）临床表现：①典型的转移性右下腹痛：并非所有患者都具有该典型腹痛表现。②右下腹压痛、反跳痛，最常见的重要体征。压痛点常位于麦氏点，可随阑尾位置的变异而改变，但压痛点始终在固定的位置上。发病早期腹痛尚未移至右下腹时，右下腹便可出现固定性压痛，同样具有诊断意义。老人和小儿压痛可能不明显。③右下腹肿块，若查体发现右下腹饱满，触及无痛性肿块，边界不清，固定，应考虑阑尾周围脓肿。④腰大肌试验（Psoas征），阳性提示阑尾位置较深，阑尾位于腰大肌前方，盲肠后位或腹膜后位。⑤闭孔内肌试验（Obturator征），阳性提示阑尾位置较低，阑尾靠近闭孔内肌。⑥结肠充气试验（Rovsing征），急性阑尾炎时可阳性，但阴性不能排除诊断。⑦经肛门直肠指检，在直肠右前方常有压痛。当形成阑尾周围脓肿时，可触及痛性肿块。

（3）并发症：①腹腔脓肿，急性阑尾炎未经及时治疗的后果，以阑尾周围脓肿最常见。表现为腹胀压痛性肿块和全身感染中毒症状等。B超可协助诊断。经诊断即可在B超引导下穿刺抽脓冲洗或置管引流，必要时手术切开引流。阑尾脓肿经非手术疗法治愈后复发率很高，因此，应在治愈后3个月左右择期手术切除阑尾。②内、外瘘形成，阑尾周围脓肿如未及时引流，少数病例脓肿可向小肠、大肠、膀胱、阴道、腹壁等处穿破，形成各种内瘘或外瘘。X线钡剂检查或经外瘘置管造影可协助了解瘘管走行。③化脓性门静脉炎，阑尾炎症可沿阑尾静脉→肠系膜上静脉→门静脉，导致门静脉炎和细菌性肝脓肿，可表现为寒战、高热、肝大、剑突下压痛、轻度黄疸。应行阑尾切除并予以大剂量抗生素治疗。

（4）治疗与术后并发症：①非手术治疗，适用于单纯性阑尾炎及急性阑尾炎的早期、存在其他严重器质性疾病禁忌手术者。②手术治疗，适用于大多数阑尾炎的治疗。③阑尾切除术后并发症，最严重为腹腔内出血，最常见为切口感染，此外，还有粘连性肠梗阻、阑尾残株炎等。

2. 特殊类型阑尾炎与慢性阑尾炎　二者的鉴别见表8-7。

表 8-7　特殊类型阑尾炎与慢性阑尾炎的鉴别

鉴别点	小儿急性阑尾炎	老年人急性阑尾炎	妊娠期急性阑尾炎	慢性阑尾炎*
主诉	无	不强烈	不强烈	经常性右下腹痛
临床症状	不典型	不典型	不明显	可轻可重
穿孔率	高	高	穿孔后不易包裹局限	不高
体征	不明显	不明显	不明显	阑尾部位局限性固定压痛
危险程度	死亡率高	死亡率高	可造成母子危险	死亡率不高
并发症	多	多	较多	不
感染	易扩散	易扩散	易扩散	不易扩散
治疗原则	早期手术	及时手术	早期手术	手术切除阑尾

注：*钡剂灌肠见阑尾变形、形态扭曲、边缘毛糙、分节状改变、充盈缺损、阑尾腔不规则、72小时后仍有钡剂残留，即可诊断为慢性阑尾炎。

（七）结肠、直肠与肛管疾病

1. 直肠指检　是简单而重要的临床检查方法，对早期发现直肠癌意义重大。直肠指检的临床意义见表8-8。

表8-8 直肠指检的临床意义

疾病	临床意义
痔	内痔较柔软，不易触及。如有血栓形成，则可触及硬结，有时有触痛、出血
肛瘘	沿瘘外口向肛门方向延伸，双指合诊可触及条索状物或瘘内口处小硬结
直肠息肉	可触及质软、可推动的圆形肿块。多发息肉则可触及大小不等的质软肿块
直肠癌	可触及60%～70%的直肠癌，表现为高低不平的硬结、溃疡、菜花状肿物，肠腔可有狭窄，指套上有脓血和黏液
直肠脱垂	触诊直肠腔内是否空虚，初步判断有无直肠黏膜脱垂

2. 癌前病变

（1）结肠癌的癌前病变有家族性肠息肉病、绒毛状腺瘤、腺瘤性息肉、结肠血吸虫病肉芽肿、溃疡性结肠炎、结肠腺瘤、管状腺瘤。

（2）直肠癌的癌前病变有家族性肠息肉病、绒毛状腺瘤、直肠血吸虫病肉芽肿、直肠慢性炎症、直肠腺瘤。

3. 结肠癌

（1）临床表现：①排便习惯与粪便性状改变常为最早出现的症状。②腹痛为早期症状之一，常为定位不确切的持续性隐痛，或仅为腹部不适或腹胀感。出现肠梗阻时，则腹痛加重或为阵发性绞痛。③腹部包块多为瘤体本身，有时可能为梗阻近侧肠腔内的积粪。肿块大多坚硬，呈结节状，若为横结肠或乙状结肠癌，可有一定活动度。若癌肿穿透并发感染，肿块固定，且可有明显压痛。④肠梗阻症状一般属于结肠癌的中晚期症状，多为慢性低位不完全性肠梗阻，主要表现是腹胀和便秘，腹部胀痛或阵发性绞痛。当发生完全梗阻时，症状加剧。左侧结肠癌有时以急性完全性结肠梗阻为首发症状。⑤全身症状多属于晚期症状。由于慢性失血、癌肿溃烂、感染、毒素吸收等，患者可出现贫血、消瘦、乏力、低热、肝大、黄疸、水肿、腹水、直肠前凹肿块、锁骨上淋巴结肿大等。⑥临床特点：右侧结肠癌隆起型多见，易坏死出血及感染，因此以腹痛、腹部肿块、全身症状为主。左侧结肠癌浸润型多见，易引起肠腔狭窄梗阻，因此以肠梗阻、排便习惯与粪便性状改变等为主。

（2）转移途径：①淋巴转移为结肠癌主要转移途径。首先转移到结肠壁和结肠旁淋巴结，再到肠系膜血管周围、肠系膜血管根部淋巴结。②血行转移，依次为肝、肺、骨等。③直接浸润到邻近器官，如乙状结肠癌常侵犯膀胱、子宫、输尿管；横结肠癌可侵犯胃壁。④腹膜种植，脱落的癌细胞可在腹膜种植转移。

（3）高危人群：结肠癌早期症状多不明显。凡40岁以上，有下列表现者为高危人群：①Ⅰ级亲属有结直肠癌病史者。②有癌症病史、肠道腺瘤或息肉病史者。③大便隐血试验阳性者。

（4）辅助检查：①结肠镜为首选检查，镜下取活组织检查（简称活检）可以明确诊断。②B超和CT有助于了解腹部肿块、肿大淋巴结、肝内有无转移。③血清癌胚抗原（CEA）无特异性诊断价值，近半数结肠癌患者有升高，主要用于术后判断预后和复发。

（5）治疗：①结肠癌根治术（表8-9）要求整块切除肿瘤及其远、近端10cm以上的肠管，并包括系膜和区域淋巴结。②结肠癌并发急性肠梗阻应在胃肠减压、纠正水电解质紊乱及酸碱失衡等准备后，早期手术。右侧结肠癌行右半结肠切除一期回肠结肠吻合

笔记

术，如癌肿不能切除，可行回肠横结肠侧侧吻合。左侧结肠癌行手术切除和一期吻合术；若肠管扩张、水肿明显，可行近端造口、远端封闭。如肿物不能切除，可在梗阻部位的近侧做横结肠造口，术后行辅助治疗，待肿瘤缩小降期后，再评估能否行二期根治性切除。③结肠癌伴肝转移，行结肠癌根治术和肝叶切除术。④化学治疗，同直肠癌的化学治疗。

表8-9　结肠癌根治术

术式	手术方法	适应证
右半结肠切除术	切除范围包括右半横结肠以近及回肠末端和相应系膜、胃第6组淋巴结，回肠与横结肠端端或端侧吻合	盲肠癌、升结肠癌、结肠肝曲癌
横结肠切除术	切除范围包括肝曲或脾曲的整个横结肠、大网膜及其相应系膜、胃第6组淋巴结，行升结肠和降结肠端端吻合	横结肠癌
左半结肠切除术	切除范围包括横结肠左半以远、部分或全部乙状结肠，然后行结肠间或结肠与直肠端端吻合	结肠脾曲癌、降结肠癌
乙状结肠切除术	切除整个乙状结肠和全部降结肠，或切除整个乙状结肠、部分降结肠和部分直肠，行结肠直肠吻合	乙状结肠癌

　　4. 直肠癌　直肠癌以腹膜返折为界，分为上段直肠癌和下段直肠癌。也可分为低位直肠癌（距肛缘5cm以内）、中位直肠癌（距肛缘5～10cm）和高位直肠癌（距肛缘10cm以上），以肿瘤下缘确定位置。中国人直肠癌与西方人比较的流行病学特点：①直肠癌比结肠癌发生率高，约占大肠癌的60%。②低位直肠癌所占比例高，占直肠癌的

60% ～ 70%，绝大多数癌肿可在直肠指检时触及。③年轻人（＜30岁）直肠癌比例高，占直肠癌的10% ～ 15%。

（1）病理分型：见表8-10。

表8-10 直肠癌的病理分型

分型	肉眼特点	病理特点
溃疡型	肿瘤呈圆形或卵圆形：中心凹陷，边缘凸起，向肠壁深层生长，并向周围浸润，早期可有溃疡，易出血	最多见，分化程度较低，转移较早
隆起型	肿瘤向肠腔突出，肿块增大时表面可产生溃疡，向四周浸润少	预后较好
浸润型	肿瘤沿肠壁浸润，使肠腔狭窄	分化程度低，转移早，预后差

（2）组织学分类：①腺癌，最多见（表8-11）。②腺鳞癌，肿瘤由腺癌细胞和鳞癌细胞构成。③未分化癌，癌细胞弥漫呈片状或团状，细胞排列无规律，预后差。

表8-11 直肠癌腺癌的分类

分类	具体
管状腺癌	癌细胞呈腺管或腺泡状排列，可分高、中、低分化腺癌
乳头状腺癌	癌细胞排列呈粗细不等的乳头状结构
黏液腺癌	由分泌黏液的癌细胞构成，癌组织内有大量黏液为其特征，恶性度较高
印戒细胞癌	肿瘤由弥漫成片的印戒细胞构成，恶性程度高，预后差

（3）转移途径：①直接浸润，首先向肠壁深层浸润性生长，向肠壁纵轴浸润，发生较晚。②淋巴转移是主要的转移途径。③血行转移，癌肿侵入静脉后沿门静脉转移至肝，也可由髂静脉转移至肺、骨、脑等。④种植转移，直肠癌种植转移机会较小，上段直肠癌可发生种植转移。

（4）症状：早期无明显症状，癌肿影响排便或出血时才出现症状。局部症状出现的频率依次为便血80%～90%、便频60%～70%、便细40%、黏液便35%、肛门痛20%、里急后重20%、便秘10%。①直肠刺激症状。②癌肿破溃出血症状。③肠腔狭窄症状。④局部侵犯症状。直肠癌侵犯前列腺、膀胱，可出现尿频、尿痛、血尿；侵犯阴道，可出现阴道异常分泌物；侵犯骶前神经，可出现骶尾部剧烈持续性疼痛。

（5）体征：①直肠指检。60%～70%的直肠癌可在直肠指检时触及，因此直肠指检是诊断低位直肠癌最重要的体格检查。凡遇直肠刺激症状、便血、大便变细等均应进行直肠指检。②腹股沟淋巴结肿大。齿状线以下的直肠癌可有腹股沟淋巴结肿大。③并发症或晚期体征。肠梗阻可表现为腹部膨隆、肠鸣音亢进。肝转移可表现为肝大、黄疸、移动性浊音。晚期可表现为营养不良或恶病质。

（6）辅助检查：①大便隐血为大规模普查或高危人群的初筛手段。②CEA不能用于早期诊断，仅45%的结、直肠癌患者初诊时CEA升高。CEA主要用于评估肿瘤负荷、检测术后复发。③糖类抗原19-9（CA19-9）的临床意义与CEA相似，约30%的直肠癌患者血清CA19-9升高。④内镜检查分为肛门镜、乙状结肠镜、结肠镜，可明确诊断，为首选检查。

（7）治疗

1）手术治疗：①局部切除术适用于T_1以内的直肠癌，并保证至少3mm切缘，手术方式包括经肛局部切除术、骶后入路局部切除术。②腹会阴切除术（Miles手术）适用于腹膜返折以下的直肠癌（距齿状线＜5cm）。切除范围包括全部直肠、肠系膜下动脉及其区域淋巴结、全直肠系膜、肛提肌、坐骨肛门窝内脂肪、肛管及肛周3～5cm的皮肤、皮下及全部肛门括约肌。于左下腹永久性乙状结肠单腔造口。③低位前切除术（Dixon手术）指切除肿瘤后一期吻合恢复肠管连续性，是应用最多的直肠癌根治术，要求肿瘤远端距切缘至少2cm，低位直肠癌至少1cm。只要肛门外括约肌和肛提肌未受累，保证环周切缘阴性的前提下，均可行此手术。④经腹直肠癌切除、近端造口、远端封闭手术（Hartmann手术）适用于全身一般情况很差、不能耐受Miles手术或急性肠梗阻不宜行Dixon手术的患者。

2）放射治疗（简称放疗）：围手术期放疗可提高治愈机会，姑息放疗可缓解症状。①术前放疗可缩小肿瘤并降低分期，提高手术切除率、降低局部复发率。②术后放疗仅适用于术前未经放疗，且术后病理提示局部复发风险高的情况，如环周切缘阳性、盆侧壁淋巴结转移等情况。③姑息放疗：对于无法根治的晚期或复发患者，放疗可缓解局部症状。

3）化学治疗：根治术后全身辅助化疗能提高Ⅲ期和部分Ⅱ期结、直肠癌的5年生存率。常用化疗方案为FOLFOX（奥沙利铂＋亚叶酸钙＋氟尿嘧啶）、CAPEOX（奥沙利铂＋卡培他滨）。

（8）结肠癌和直肠癌的鉴别：见表8-12。

笔记

表8-12　结肠癌和直肠癌的鉴别

鉴别点	结肠癌	直肠癌
发病情况	约占大肠癌40%	约占大肠癌60%，大肠癌的好发部位为直肠，直肠癌的好发部位为壶腹部
发病年龄	41～65岁多发	年轻人（＜30岁）发病率高
大体类型	溃疡型、隆起型、浸润型	
组织学类型	腺癌（管状腺癌、乳头状腺癌、黏液腺癌、印戒细胞癌），腺鳞癌，未分化癌	
转移途径	淋巴转移、直接浸润、血行转移、种植转移	
诊断	结肠镜＋活检、血清癌胚抗原	直肠指检、肛门镜、活检、血清癌胚抗原
治疗	结肠癌根治术	Miles、Bacon、Dixon、Hartmann手术

5. 肛裂　肛裂是齿状线下肛管皮肤层裂伤后形成的小溃疡。方向与肛管纵轴平行，呈梭形或椭圆形，常引起肛周剧烈疼痛。多见于青中年人，绝大多数肛裂位于肛管的后正中线上，也可位于前正中线上，极少出现在侧方。

（1）临床表现：典型表现为疼痛、便秘、出血；局部体检可发现肛裂"三联症"，即肛裂＋前哨痔＋肛乳头肥大。

（2）治疗：①非手术治疗，原则是解除括约肌痉挛、镇痛、帮助排便、中断恶性循环、促使局部愈合。治疗包括排便后用1∶5000高锰酸钾温水坐浴、口服缓泻剂或液体石蜡、肛裂局部麻醉后逐步扩肛。②手术治疗，包括肛裂切除术、肛管内括约肌切断术等。

6. 痔

（1）分类：痔是最常见的肛肠疾病，根据所在部位不同分为内痔、外痔、混合痔。

（2）临床表现：①内痔的主要临床表现是出血和脱出，间歇性便后出鲜血是内痔的常见症状。好发部位为截石位3、7、11点位。内痔可分为4度，Ⅰ度便时带血、滴血或手纸带血，便后出血可自行停止，无痔脱出；Ⅱ度便时有痔脱出，便后可自行还纳，可伴出血；Ⅲ度排便或久站、咳嗽、劳累、负重时，痔脱出肛门外，须用手辅助还纳，可伴出血；Ⅳ度痔脱出不能还纳或还纳后又脱出，可伴出血。有无痛性血便、便带鲜血和静脉样团块提示内痔。②外痔表现为肛门不适、潮湿不洁、瘙痒。有肛门不适、不便血和痔核提示外痔。如发生急性血栓形成，可伴肛门剧痛，称为血栓性外痔（有肛周持续剧烈疼痛，肛周暗紫色、质硬、压痛肿物，提示血栓性外痔），疼痛的程度与血栓大小及与肛门括约肌的关系相关。

（3）诊断：主要依靠肛门直肠检查。首先做肛门视诊，内痔除Ⅰ度外，其他三度均可在肛门视诊时见到。对有脱垂者，最好在蹲位排便后立即观察。直肠指检对诊断意义不大，主要在于排除直肠癌、直肠息肉、肛乳头肥大等病变，最后做肛门镜检查。

（4）治疗：无症状的痔无须治疗；有症状的痔重在减轻或消除症状，而非根治；注射疗法和胶圈套扎疗法对大部分痔的治疗效果良好，是痔的主要治疗方式；手术治疗仅限于非手术治疗失败或不适宜非手术治疗的患者。

7. 直肠肛管周围脓肿

（1）分型及特点：见表8-13。

表8-13　直肠肛管周围脓肿的分型及特点

特点	肛周脓肿	坐骨肛管间隙脓肿	骨盆直肠间隙脓肿
发生率	最常见	较常见	较少见
发病机制	肛腺感染向下达肛周皮下而形成	肛腺感染穿过外括约肌，向外扩散到坐骨肛管间隙而形成	坐骨直肠间隙脓肿向上穿破肛提肌，进入骨盆直肠间隙而形成
脓肿特点	位置浅表，一般不大	位置较深，较大	位置更深，较大
局部症状	局部症状明显，呈肛周持续性跳痛	局部症状明显，呈持续性跳痛；排尿困难，里急后重	局部症状不明显，直肠坠胀感；便意不尽，排尿困难
全身症状	全身中毒症状不明显	全身中毒症状明显	全身中毒症状明显
体格检查	局部红肿、硬结、压痛；脓肿形成时有波动感	病侧肛门红肿，双臀不对称；直肠指检有深压痛、波动感	会阴部正常；直肠指检直肠壁有触痛性肿块，有波动感
诊断穿刺	可抽出脓液	可抽出脓液	抽出脓液可确诊

（2）治疗：脓肿切开引流是主要方法。

8. 肛瘘　肛瘘是指肛管直肠周围的肉芽肿性管道，由内口、瘘管、外口三部分组成。内口常位于肛窦。外口在肛周皮肤上，可为一个或多个，经久不愈或间歇性反复发作为其特点。多见于青壮年男性，大部分由直肠肛管周围脓肿引起。70%为肛管括约肌间型。

（1）临床表现：肛瘘外口持续或间断流出少量脓性、血性、黏液性分泌物并反复发作。体格检查时在肛周发现外口，并有少量脓性、血性、黏液性分泌物排出，有时肛门部潮湿、瘙痒、形成溃疡。瘘管位置低者，自外口向肛门方向可触及索条样瘘管。

（2）诊断：瘘管造影发现瘘管存在，即可确诊。

（3）治疗：挂线疗法适用于高位单纯性肛瘘。低位单纯性肛瘘首选肛瘘切除术。

拓展练习及参考答案

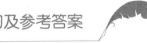

拓展练习

【填空题】

1. 胃溃疡急性穿孔多见于（　　），十二指肠急性穿孔多见于（　　）。

2. 胃癌经淋巴转移途径可以经胸导管转移到（　　）和经肝圆韧带转移到（　　）。

3. 肠梗阻的治疗原则是（　　）和（　　）。

4. 直肠癌最常见的远处转移部位是（　　）。

5. 肛裂"三联征"包括（　　）、（　　）、（　　）。

【判断题】

1. 幽门梗阻呕吐物含大量宿食及胆汁。

2. 胃大部切除术后倾倒综合征、输入袢梗阻、输出袢梗阻、术后胃瘫均属于术后早期并发症。

3. 消化性溃疡急性穿孔首选检查为胃镜检查。

【名词解释】

1. 碱性反流性胃炎三联征

2. 皮革胃

3. 内痔

【选择题】

A型题

1. 女性，34岁。上腹部疼痛3年，右下腹疼痛12小时。既往有溃疡病史。体温37.8℃。拟诊急性阑

尾炎行手术探查，术中发现右骼窝内有较多淡黄色混浊液体，阑尾外观无异常。应考虑的原发病为

A. 右侧输尿管结石　　　　　　　B. 原发性腹膜炎　　　　　　C. 单纯性阑尾炎

D. 十二指肠溃疡穿孔　　　　　　E. 慢性阑尾炎

2. 男性，52岁。呕吐、消瘦10天，多于下午或晚间呕吐、量大，多为宿食，不含胆汁和酸水。查体：消瘦，双肺未闻及干、湿啰音。上腹部膨隆，可见胃蠕动波，有振水音。钡剂造影检查24小时后钡剂仍滞留在胃内。心电图：ST段延长，T波倒置。首选的术式为

A. 迷走神经干切断＋胃窦切除术　　B. 选择性迷走神经切断＋胃引流术　　C. 胃大部切除术

D. 高选择性迷走神经切断＋胃引流术　　　　　　　E. 胃全切术

3. 男性，68岁。因胃溃疡出血行毕Ⅰ式胃大部切除术。术后第6天，有肛门排气后开始进流质饮食，进食后腹胀并呕吐，呕吐物中含胆汁。腹部可见胃型，无蠕动波。X线平片示残胃内大量胃液潴留。产生此症状可能的原理是

A. 近端空肠梗阻　　　　　　　　B. 远端空肠梗阻　　　　　　C. 术后胃瘫

D. 吻合口不全梗阻　　　　　　　E. 倾倒综合征

4. 男性，45岁。5年来每于餐后半小时出现上腹饱胀、疼痛，持续约2小时后可自行缓解，常有反酸，偶有大便颜色发黑。近期行上消化道钡剂造影提示胃窦小弯侧1cm大小壁外龛影，边缘光滑。该患者若手术治疗，常采用的术式是

A. 毕Ⅰ式胃大部切除术　　　　　　B. 毕Ⅱ式胃大部切除术　　　　　C. 选择性迷走神经切断术

D. 高选择性迷走神经切断术　　　　E. 保守治疗

5. 男性，58岁。上腹胀隐痛2个月，伴食欲缺乏、乏力、消瘦、大便发黑。查体：消瘦，浅表淋巴结无肿大。上消化道钡剂造影见胃窦部小弯黏膜紊乱，可见直径3.5cm不规则充盈缺损，胃壁僵直。其最常见的转移途径是

A. 腹腔内种植　　　　　　B. 淋巴转移　　　　　　C. 直接浸润

D. 血行转移　　　　　　　E. 肝转移

6. 关于胃肠道间质瘤（GIST）的叙述，正确的是

A. 就是胃肠道平滑肌肉瘤　　B. 是高度恶性的肿瘤　　C. 首选化学治疗

D. 极少发生淋巴结转移　　　E. 会发展为胃癌

7. 女性，60岁。上腹胀痛伴恶心、呕吐2天，右下腹痛阵发加剧、腹胀半天。查体：体温38.3℃，脉搏120次/分，血压150/90mmHg，全腹压痛（＋），右下腹明显，有肌紧张，肝浊音界存在，未闻及肠鸣音。血常规：白细胞计数$13.0×10^9$/L，中性粒细胞占比0.88。右下腹穿刺抽出黄色混浊液体2ml，镜检脓细胞（＋＋）。最可能的诊断是

A. 重症急性胰腺炎　　　　　　　　B. 阑尾炎穿孔合并弥漫性腹膜炎

C. 绞窄性肠梗阻　　　　　　　　　D. 消化性溃疡穿孔合并弥漫性腹膜炎

E. 机械性肠梗阻

8. 结肠癌最早出现的症状是

A. 腹痛　　　　　　　　B. 排便习惯的改变　　　　C. 腹部包块

D. 肠梗阻　　　　　　　E. 血便

9. 肛裂的典型临床表现是

A. 排便不尽感　　　　　B. 里急后重　　　　　　　C. 排便后肛门疼痛

D. 脓血便　　　　　　　E. 形成脓肿

10. 下列疾病中，直肠指检对其诊断价值不大的是

A. 直肠癌　　　　　　　B. 直肠肛周脓肿　　　　　C. 肛瘘

D. 痔　　　　　　　　　E. 肛裂

B型题

（11～14题共用选项）

A．胆汁性呕吐　　　　　B．粪性呕吐　　　　　C．血性呕吐

D．呕吐物为宿食　　　　E．喷射性呕吐

11．低位肠梗阻常表现为

12．肠扭转常表现为

13．十二指肠溃疡伴幽门梗阻表现为

14．碱性反流性胃炎多表现为

X型题

15．乙状结肠扭转属于

A．急性肠梗阻　　　　　B．完全性肠梗阻　　　　C．低位肠梗阻

D．闭袢性肠梗阻　　　　E．不完全性肠梗阻

16．排便时可引起肛门剧烈疼痛的疾病是

A．内痔脱出　　　　　　B．血栓性外痔　　　　　C．肛裂

D．肛周脓肿　　　　　　E．外痔

【问答题】

1．简述绞窄性肠梗阻的诊断要点。

2．直肠癌根治性手术有哪些常用术式？其适应证是什么？

参考答案

【填空题】

1．胃小弯；球部前壁

2. 左锁骨上淋巴结；脐周淋巴结

3. 矫正全身生理紊乱；解除梗阻

4. 肝

5. 肛裂；前哨痔；肛乳头肥大

【判断题】

1. ×　呕吐物不含胆汁。

2. ×　倾倒综合征为晚期并发症。

3. ×　首选腹部站立位X线透视，可见膈下游离气体。

【名词解释】

1. 碱性反流性胃炎三联征　多在胃切除手术后数月至数年发生。临床主要表现：①上腹或胸骨后烧灼痛、进食加重，抗酸药无效。②胆汁性呕吐，呕吐后腹痛依旧。③体重下降。

2. 皮革胃　胃癌患者若全胃受累胃腔缩窄、胃壁僵硬如革囊状，称皮革胃，恶性程度极高，发生转移早。

3. 内痔　由肛垫的支持结构，静脉丛及动静脉吻合支发生病理性改变，导致肛垫充血增生、肥大移位而形成，主要临床表现是出血和脱出。

【选择题】

A型题　1. D　2. C　3. C　4. A　5. B　6. D　7. B　8. B　9. C　10. D

B型题　11. B　12. C　13. D　14. A

X型题　15. ABCD　16. BCD

【问答题】

1. 答案见知识点总结（四）3（3）。

2. 答案见知识点总结（七）4（7）。

第9周　肝疾病、胆道疾病、胰腺疾病、腹部损伤、腹外疝

一、考研真题解析

1.（2012年A型题）腹部外伤中最容易受损的器官是

A. 肝　　　　　　B. 十二指肠　　　　　C. 肾　　　　　　D. 脾

【答案与解析】　1. D。脾是腹部内脏中最容易受损的器官之一，脾损伤的发生率在腹部创伤中可高达40%～50%。在腹部闭合性损伤中，脾破裂占20%～40%；在腹部开放性损伤中，脾破裂约占10%。肝是腹部开放性损伤中最易受损的器官；十二指肠损伤少见，占整个腹部损伤的3.16%；肾损伤更少见。

2.（2012年A型题）女性，47岁。疑胆管结石行经内镜逆行胰胆管造影（ERCP）检查，4小时后剑突下偏左出现持续性疼痛并呕吐。查体：体温37.8C，剑突下偏左轻压痛，无反跳痛和肌紧张。最可能的诊断是

A. 胃炎　　　　　　B. 胰腺炎　　　　　C. 胆囊炎　　　　　D. 胆管炎

【答案与解析】　2. B。该患者在行ERCP检查数小时后出现腹部症状，故高度怀疑由其并发症所致。ERCP是在纤维十二指肠镜直视下，通过十二指肠乳头将导管插入胆

管和/或胰管内进行造影，可直接观察十二指肠及乳头部的情况和病变，但ERCP有诱发急性胰腺炎和胆管炎的可能。由于患者剑突下偏左疼痛并伴有呕吐，因此诊断为胰腺炎，而不是胆管炎。

（3、4题共用题干）（2012年A型题）

男性，35岁。骑自行车与汽车相撞后1小时来诊。查体：脉搏110次/分，血压60/45mmHg，面色苍白，左上腹压痛，肌紧张，移动性浊音阳性。

3．该患者最可能的诊断是

A．肝破裂　　　　B．脾破裂　　　　C．小肠破裂　　　　D．胰腺破裂

4．为明确诊断，首选的辅助检查是

A．腹部X线　　　　　　　　　　B．腹部B超

C．腹部增强CT　　　　　　　　D．腹部磁共振成像（MRI）

【答案与解析】 3．B。该患者于1小时前外伤后心率增快，血压明显下降，面色苍白，移动性浊音阳性，说明为腹部实质性脏器损伤所致；伴有左上腹压痛，肌紧张，无反跳痛，故考虑诊断为脾破裂。肝破裂后既可出现腹腔内出血症状，又可伴有剧烈腹膜刺激征（以右上腹为甚）；小肠破裂为典型空腔脏器损伤，常表现为严重腹膜刺激征，但无休克表现；胰腺损伤又称"方向盘伤"，一般不会出现休克表现。4．B。首选检查为腹部B超。床边腹部B超可根据脏器大小、形态，判断有无损伤、损伤的部位和程度以及周围有无液性暗区等，为脾破裂的首选检查。休克的患者，不宜过多搬动做腹部X线、增强CT及MRI检查。

（5～7题共用题干）（2012年A型题）

男性，24岁。背重物时突然晕倒2小时入院，查体：脉搏120次/分，呼吸30次/分，血压80/60mmHg，神志清楚，面色苍白，腹胀，全腹轻度压痛及反跳痛，移动性浊音阳性，肠鸣音消失，左下胸有皮肤瘀斑痕迹。1周前因车祸撞击左下胸部，曾卧床休息2天。

5. 为进一步明确诊断，急诊首选的检查是

A．CT   B．B超   C．MRI   D．腹部X线

6. 该患者最可能的诊断是

A．脾破裂   B．肝破裂   C．肠系膜血管破裂   D．腹膜后血肿

7. 该患者手术探查的顺序是

A．先探查胰腺，后探查肝、脾   B．先探查肝、脾，后探查肠道

C．先探查盆腔器官，后探查肝、脾   D．最先探查肠系膜根部大血管

【答案与解析】 5、6．B、A。参见考研真题解析第3、4题解析。7．B。腹部闭合性损伤的探查顺序应先探查肝、脾等实质性器官，同时探查膈肌有无破损，再探查空腔脏器（胃→十二指肠第一段＋空肠＋回肠＋大肠及其系膜→盆腔脏器），再者切开胃结肠韧带显露网膜囊，探查胃后壁和胰腺。而腹部创伤处理顺序依次为出血性损伤、穿孔性损伤，而穿孔性损伤先处理污染重的，再处理污染轻的。

8.（2013年A型题）下列胆囊疾病中，与胆囊癌发病无关的是

A．胆囊结石直径＞2cm   B．"瓷化"胆囊

C．胆囊腺瘤　　　　　　　　　　　　D．胆囊胆固醇息肉

【答案与解析】　8．D。流行病学显示，70%胆囊癌患者与胆结石存在有关。胆囊结石至发生胆囊癌的时间长达10～15年，说明胆囊癌的发生是胆囊结石长期物理刺激的结果，可能还有黏膜的慢性炎症，细菌产物中有致癌物质等因素的综合作用。此外，胆囊空肠吻合、"瓷化"胆囊、胆囊腺瘤、胆胰管结合部异常、溃疡性结肠炎等也有可能致癌。胆囊胆固醇息肉属于非肿瘤性息肉，是胆囊黏膜面的胆固醇结晶沉积，与胆囊癌发病无关。

9．（2013年A型题）目前外科治疗肝硬化门静脉高压症的主要目的是

A．解除脾功能亢进　　　　　　　　　B．改善肝功能

C．预防和治疗曲张静脉出血　　　　　D．减少腹水形成

【答案与解析】　9．C。外科治疗门静脉高压症主要是预防和控制食管胃底曲张静脉破裂出血。临床可根据患者具体情况采用不同的治疗措施，应采用药物、内镜、介入放射学和外科手术的综合性治疗措施。非手术治疗包括药物止血、扩容、内镜治疗、三腔管压迫止血、经颈静脉肝内门体分流术（TIPS）等；手术治疗有门体分流术、断流术等，断流术中以脾切除加贲门周围血管离断术最为有效，不仅离断了食管胃底的静脉侧支，还保存了门静脉入肝血流。

（10、11题共用题干）（2013年A型题）

男性，70岁。1年前因壶腹癌行惠普尔（Whipple）手术，手术恢复好。近2个月来反复发热，伴寒战，最高体温达39.5℃，血白细胞计数15×10^9/L，血清谷丙转氨酶

笔记

121U/L，血清总胆红素58μmol/L，CT示肝内多发直径1～2cm低密度灶，边缘强化明显。

10. 下列拟诊中可能性最大的是

A. 肝转移癌　　　　B. 急性胆管炎　　　C. 急性肝炎　　　　D. 多发性肝脓肿

11. 发生上述情况的原因是

A. 肿瘤复发转移　　B. 胆肠吻合口狭窄　C. 手术时输血感染　D. 免疫功能低下

【答案与解析】 10、11. D、B。本患者近来反复高热，伴寒战，血白细胞计数、血清谷丙转氨酶、血清总胆红素高于正常，CT示肝内多发低密度灶，其诊断可能性最大的是多发性肝脓肿。全身性感染，特别是腹腔内感染时，细菌侵入肝，如患者抵抗力弱，可发生肝脓肿。细菌侵入肝的途径：①胆道，结石等引起胆汁排出不畅，并发化脓性胆管炎时，细菌沿胆道上行侵入肝，是引起细菌性肝脓肿的主要途径。②肝动脉，体内任何部位化脓性病变并发菌血症时，细菌可经肝动脉侵入肝。③门静脉，如坏疽性阑尾炎等，细菌经门静脉入肝。④其他，如肝毗邻感染灶细菌可循淋巴系统侵入。本患者Whipple手术后1年，恢复良好，近2个月来出现炎症性疾病，应考虑胆道感染可能。手术造成的胆肠吻合口狭窄，可导致胆汁排出不畅，可继发胆道感染，细菌沿胆管上行侵入肝，可引起细菌性肝脓肿。血清谷丙转氨酶正常值5～40U/L，总胆红素正常值1.7～17.1μmol/L。

（12、13题共用题干）（2013年A型题）

女性，82岁。上腹痛、尿黄1周，1天来寒战、高热。有高血压、糖尿病病史，药物控制，半年前心肌梗死。查体：体温39.5℃，脉搏120次/分，血压96/82mmHg，神志淡漠，皮肤、巩膜黄染，右上腹部压痛，血红蛋白115g/L，血白细胞计数22×10⁹/L。B超提示肝内外胆管扩张，胆囊增大，胆总管远端显示不清。

12．此症状最符合

A．查科（Charcot）三联征 B．雷诺（Reynolds）五联征

C．Whipple三联征 D．格雷·特纳（Grey Turner）征

13．下列治疗方法中不宜采取的是

A．经内镜鼻胆管引流（ENBD） B．急诊探查胆总管并引流

C．经皮经肝胆管引流（PTCD） D．先保守治疗，待休克纠正后手术

【答案与解析】 12、13．B、D。本患者临床表现除腹痛，寒战、高热，黄疸外，还有休克、神经中枢系统受抑制表现，符合Reynolds五联征，应诊断为急性梗阻性化脓性胆管炎。Charcot三联征是指腹痛，寒战、高热，黄疸的临床表现，多见于急性胆管炎、胆管结石。Whipple三联征包括：①运动后出现低血糖症状。②空腹或发作时血糖低于2.8mmol/L。③给予葡萄糖可迅速缓解症状，主要见于胰岛素瘤。重症急性胰腺炎患者可因外溢的胰液经腹膜后途径渗入皮下造成出血，在腰部、季肋部和下腹部皮肤出现大片青紫色瘀斑，称Grey Turner征；若出现在脐周，称卡伦（Cullen）征。急性梗阻性化脓性胆管炎发病急骤，病情发展迅速，危急严重，治疗原则是立即解除胆道梗阻并引流。胆道减压最常用的是胆总管探查＋T管引流术。ENBD和PTCD也可采用。胆道压力未减，病情会继续恶化，休克难以纠正，保守治疗可作为术前准备，应在抗休克的

同时，进行紧急胆道减压引流治疗。

（14、15题共用选项）（2013年B型题）

A. 佐林格－埃利森（Zollinger-Ellison）综合征

B. 加德纳（Gardner）综合征

C. 波伊茨－耶格（Peutz-Jeghers）综合征

D. 巴德－基亚里（Budd-Chiari）综合征

14. 最容易发生消化性溃疡的是

15. 完全与恶性肿瘤无关的是

【答案与解析】 14、15. A、D。①胃泌素瘤又称Zollinger-Ellison综合征，来源于G细胞。主要的临床表现是顽固性消化性溃疡和腹泻，溃疡最常见于十二指肠球部，腹泻与胃酸高分泌有关。溃疡病行胃大部切除术后溃疡复发时，除应考虑胃切除量不够、胃窦部黏膜残留、迷走神经切断不完全，也要除外胃泌素瘤引起胰源性溃疡的可能，应测定血清胃泌素水平，空腹血清胃泌素超过1000pg/ml（正常值100～200pg/ml）可确诊。②Budd-Chiari综合征是由肝静脉或其开口以上的下腔静脉阻塞引起的以门静脉高压或合并下腔静脉高压为特征的一组疾病。在我国最常见的病因是下腔静脉隔膜（大部分属先天性）；欧美则多由肝静脉血栓形成所致，与高凝状态，如抗凝血酶缺乏、高磷脂综合征及真性红细胞增多症等有关，一般均不会引起癌变。③Gardner综合征和Peutz-Jeghers综合征均属肠息肉病。前者与遗传因素有关，多在30～40岁发病，癌变倾向明显。后者以青少年多见，常有家族史，也可癌变，多发性息肉可出现在全部消化道，以小肠最多见。

16.（2013年X型题）下列胆囊结石患者应行胆囊切除术的情况有

　　A．年轻人无症状　　B．常发作右上腹痛　　C．结石直径＞2cm　　D．伴有糖尿病

【答案与解析】　16．BCD。儿童胆囊结石以及无症状的成人胆囊结石，一般不做预防性胆囊切除术，可观察和随诊。长期观察发现，约30%的患者会出现症状及并发症而需要手术。手术首选腹腔镜胆囊切除术（LC）。下列情况应考虑手术治疗：①结石数量多及结石直径≥2～3cm。②胆囊壁钙化或瓷性胆囊。③伴有胆囊息肉直径≥1cm。④胆囊壁增厚（＞3mm）即伴有慢性胆囊炎。

17.（2014年A型题）腹部闭合性损伤手术探查时发现横结肠系膜根部有较多气泡，应高度怀疑的创伤是

　　A．横结肠破裂　　　B．十二指肠破裂　　　C．空肠破裂　　　　　D．直肠破裂

【答案与解析】　17．B。腹部闭合性损伤手术探查时如发现十二指肠附近腹膜后有血肿，组织被胆汁染黄或在横结肠系膜根部有捻发音（由气泡产生），应高度怀疑十二指肠腹膜后破裂的可能。此时应切开十二指肠外侧后腹膜或横结肠系膜根部后腹膜，以便探查十二指肠降部与横部。

18.（2014年A型题）男性，56岁。1年前因胆管癌行肿瘤切除、胆肠吻合术，半年来反复发热，服抗生素有效，考虑可能有胆道感染。为确诊应采取的方式是

　　A．肝胆B超　　　　　　　　　　　　B．上腹CT

　　C．磁共振胆胰管成像（MRCP）　　　D．发热时查肝功能

【答案与解析】　18．D。该患者于胆管癌切除、胆肠吻合术后反复发热，抗生素

治疗有效，首先应考虑胆道感染，而确诊检查方式应该是发热时查肝功能。胆道感染时血清谷丙转氨酶、碱性磷酸酶常升高。因患者行胆管癌切除、胆肠吻合术后胆道结构已发生变化，B超、CT、MRCP等影像学检查不能出现典型的改变，故不是确诊方法。

19.（2014年A型题）男性，75岁。因腹股沟斜疝嵌顿2天急诊手术。术中见疝囊内有大团小肠，仍有活力，并有少量淡黄色渗出液，松解疝环，将小肠还纳腹腔并做疝修补术。术后第2天，患者觉腹痛较前加重，体温38.8℃，腹部压痛、反跳痛、肌紧张，血白细胞计数18×10^9/L。最可能的原因是

A．术中腹腔感染　　　　　　　　B．术中损伤肠管

C．缺血性肠病发作　　　　　　　D．遗漏腹中坏死肠袢

【答案与解析】　19．D。该老年患者因腹股沟斜疝嵌顿行急诊手术，术后出现发热腹痛加剧，腹膜刺激征阳性，且血白细胞计数明显增多，提示病情恶化，其最可能的原因是术中没能仔细探查肠管，遗漏坏死肠袢于腹腔内。故在行嵌顿疝紧急手术时，嵌顿的肠袢较多（如疝囊内有大团小肠），应特别警惕逆行性嵌顿的可能，不仅要检查疝囊内肠袢的活力，还应检查位于腹腔内的中间肠袢是否坏死，切勿把活力可疑的肠管送回腹腔。

（20～22题共用题干）（2014年A型题）

女性，80岁。3天来发现巩膜黄染、皮肤瘙痒，来院就诊。

20．为了解黄疸性质，下列检查项目中最有意义的是

A. 乙肝病毒标志物　　　　　　　　B. 转氨酶水平

C. 甲胎蛋白（AFP）　　　　　　　　D. 结合胆红素与总胆红素比值

21. 为了解胆道是否有梗阻及梗阻部位，最简便的检查方法是

A. B超　　　　　　B. CT　　　　　　C. MRI　　　　　　D. ERCP

22. 3天后患者突然高热，体温达39℃，血白细胞计数$15.0×10^9$/L，此时最佳处理措施是

　　A. 急诊手术引流　　B. 加大抗生素用量　　C. PTCD　　　　　　D. MRCP

【答案与解析】　20. D。为了解黄疸性质，最有意义的检查是结合胆红素与总胆红素比值。该检查可协助鉴别黄疸类型，如比值＜20%为溶血性黄疸，比值在20%～50%常为肝细胞性黄疸，比值＞50%为胆汁淤积性黄疸。而乙肝病毒标志物、转氨酶及AFP对黄疸性质诊断意义不大。21. A。B超检查是一种安全、快速、简便、经济而准确的方法，是胆道梗阻的首选检查，能了解胆道是否有梗阻及梗阻部位，且可对黄疸进行定位和定性诊断。22. C。该老年患者3天后出现高热，血象示白细胞计数明显升高，提示梗阻后继发胆道感染，故须紧急胆管减压，这样才能中止胆汁或细菌向血液反流，阻断病情恶化。鉴于该患者年龄大，一般情况欠佳，故不宜急诊手术切开引流，而宜首选PTCD。MRCP虽能清楚显示肝内外胆管扩张的范围和程度，是很好的诊断检查方法，但是不能解除梗阻降低压力。

（23～26题共用题干）（2014年A型题）

女性，56岁。2天前突发持续上腹痛，阵发加剧，并腰背部胀痛，恶心、呕吐，急

笔记

诊入院。既往有胆囊结石病史3年。查体：体温36.9℃，脉搏104次/分，呼吸20次/分，血压130/80mmHg，巩膜无黄染，上腹较膨隆，压痛，轻度肌紧张及反跳痛，肠鸣音弱。化验：血红蛋白128g/L，血白细胞计数16.7×10^9/L，血淀粉酶786U/L，尿淀粉酶1600U/L。

23．此患者最可能的诊断是
A．急性胰腺炎　　　B．上消化道穿孔　　　C．急性胆管炎　　　D．急性胆囊炎

24．为确定诊断，最简单有效的腹部检查方法是
A．X线　　　　　　B．CT　　　　　　C．B超　　　　　　D．MRI

25．诊断确定后，首先采取的治疗措施是
A．急诊手术切除胆囊　　　　　　　B．禁食、补液、胃肠减压等保守治疗
C．急诊胆总管探查　　　　　　　　D．腹痛加重时手术探查

26．2周后，患者病情尚平稳，但上腹部可触及一包块，B超显示为一7cm×6cm囊性肿物。此时应采取的治疗方法是
A．手术切除囊肿　　　　　　　　　B．继续保守治疗
C．囊肿空肠吻合术　　　　　　　　D．囊肿切开引流术

【答案与解析】23．A。该女性患者既往有胆囊结石病史，近期突发持续上腹痛，阵发加剧，并向腰背部放射，且伴有恶心、呕吐；入院查体示上腹压痛，轻度肌紧张及反跳痛，肠鸣音弱。实验室检查示血白细胞计数，血、尿淀粉酶均明显升高，故急性胰腺炎诊断明确。24．C。腹部B超是急性胰腺炎首选的影像学诊断方法、简单、有

效，它可发现胰腺肿大和胰周液体积聚。知心胰腺水肿时，显示为均匀低回声，出现粗大的强回声提示有出血、坏死的可能。除此之外，还可检查胆道有无结石，胆管有无扩张。25．B。该患者目前一般情况尚可，体温正常，无胰腺和胰周的坏死组织继发感染，未合并肠穿孔、大出血或胰腺假性囊肿等，故不满足手术适应证，首先采取的治疗措施应该是禁食、补液、胃肠减压等保守治疗。26．B。2周后，患者病情尚平稳，上腹部有一7cm×6cm包块，最可能的原因是胰液经由坏死破损的胰管溢出在胰腺周围液体积聚，被纤维组织包裹形成假性囊肿。因为，此时的假性囊肿尚不稳定，坏死的界限也未完全清楚，故继续保守治疗。一般2个月后，待病情稳定下来，急性炎症消退，再行手术引流。

27．（2015年A型题）下列腹部切口中，切口疝发生率最高的是

A．经腹直肌切口　　B．旁正中切口　　　C．沿肋缘斜切口　　　D．麦氏切口

【答案与解析】　27．A。在各种常用的腹部切口中，最常发生切口疝的是经腹直肌切口；下腹部因腹直肌后鞘不完整，切口疝更多见。其次为正中切口和旁正中切口。

28．（2015年A型题）为筛查原发性肝癌，首选的影像学检查是

A．选择性腹腔动脉造影　　　　　　　B．增强CT

C．MRI　　　　　　　　　　　　　　D．B超

【答案与解析】　28．D。B超是目前对原发性肝癌有较好诊断价值的非侵入性检查方法，并可用作高发人群中首选的筛查工具。B超可显示肿瘤部位数目、大小、形态以及肝静脉或门静脉内有无癌栓等，诊断符合率可达90%左右。CT动态扫描与动脉造影相结合的CT血管造影（CTA），可提高微小癌的检出率；MRI诊断价值与CT相仿，但

笔记

两者都不作为首选检查。

29.（2015年A型题）胰头癌常见的首发表现是

A．上腹部隐痛　　　B．脂肪泻　　　　　C．黄疸　　　　　　D．贫血

【答案与解析】　29．A。胰腺癌包括胰头癌、胰体尾部癌，而胰头癌占胰腺癌的70%～80%。胰腺癌的临床表现：①上腹疼痛、不适是常见的首发症状。②黄疸是胰头癌最主要的临床表现，呈进行性加重；查体可见巩膜及皮肤黄染，肝大、胆囊肿大。③消化道症状如食欲缺乏、腹胀、消化不良、腹泻或便秘等。④消瘦和乏力，体重下降，晚期可出现恶病质。⑤其他，胰头癌致胆道梗阻一般无胆道感染，部分患者表现为抑郁、焦虑等精神神经障碍。

30．（2015年A型题）男性，23岁。右腹股沟可复性包块2年。查体：肿块还纳后，压迫内环口肿物不再复出，无压痛。手术中最有可能的发现是

A．疝内容物常为大网膜　　　　　　B．直疝三角部位腹壁薄弱

C．疝囊颈位于腹壁下动脉外侧　　　D．盲肠组成疝囊壁的一部分

【答案与解析】　30．C。该年轻的男性患者，腹股沟出现可复性无痛包块，压迫内环不再复出，可诊断为腹股沟斜疝，其疝内容物以小肠为最多见，且疝囊颈位于腹壁下动脉外侧。难复性疝的内容物最常见的是大网膜；滑动疝内容物常见的是盲肠（包括阑尾）、乙状结肠或膀胱，并可成为疝囊壁的一部分。

31．（2015年A型题）男性，60岁。黄疸、尿色变深、皮肤瘙痒2周。查体：体温36.5℃，皮肤巩膜黄染。右上腹无痛性圆形肿块，随呼吸上下活动。其肿块最可能是

A．胆总管囊肿　　　B．肝下缘　　　　C．胆囊　　　　　D．胰头部肿瘤

【答案与解析】 31．C。该老年患者体温正常、皮肤巩膜黄染、小便深黄，且皮肤瘙痒，目前最可能诊断为胰头癌。胰头癌患者体检可触及肿大的胆囊，后者呈无痛性圆形包块，随呼吸可上下移动。综上所述，该肿块最可能为胆囊。胆总管囊肿也称之为先天性胆道扩张症，约80%病例在儿童期发病，右上腹部可触及表面光滑的囊性肿块，并伴有持续性钝痛。肝下缘可随呼吸上下活动，但不是圆形肿块。④胰头部肿瘤在后期主要表现为质硬、固定，均不符合题意。

（32～34题共用题干）（2015年A型题）

女性，43岁。肝外胆管结石病史3年，10小时前突然右上腹绞痛，恶心、呕吐，继而出现寒战、高热、神志淡漠、嗜睡。查体：体温40℃，脉搏120次/分，血压85/60mmHg，上腹轻压痛。

32．最可能的诊断是

A．急性胆囊炎　　　　　　　　　B．肝脓肿

C．急性梗阻性化脓性胆管炎　　　D．急性胰腺炎

33．首选的腹部检查方法是

A．X线　　　　　　B．B超　　　　C．增强CT　　　　D．MRI

34．最佳的处理措施是

A．紧急手术　　　　　　　　　B．静脉大量补液

C．静脉应用升压药　　　　　　D．联合应用抗生素保守治疗

笔记

【答案与解析】 32．C。该女性患者有肝外胆管结石病史，突发右上腹痛、寒战高热、神志淡漠、体温升高、血压降低，即Reynolds五联征（缺少黄疸），故可诊断为急性梗阻性化脓性胆管炎。33．B。该病首选的腹部检查方法是B超。B超可在床边进行，能及时了解胆道梗阻部位，肝内外胆管扩张情况及病变性质，对诊断很有帮助。34．A。该病的治疗原则是立即解除胆道梗阻并引流，因为只有使胆道压力降低，才有可能中止胆汁或细菌向血液的反流，阻断病情的恶化。本患者已经出现休克症状，故应在边抗休克的同时行紧急胆道引流治疗。但大量补液抗休克属于术前准备，故最佳的处理措施是紧急手术解除梗阻。

（35、36题共用题干）（2015年A型题）

男性，32岁。饮酒后中上腹持续性疼痛6小时，并逐渐加剧，向肩、背部放射，伴恶心、呕吐。查体：脉搏118次/分，血压90/75mmHg，急性面容，表情痛苦，全腹压痛，尤以中上腹为著，轻度肌紧张和反跳痛，肝区内未触及包块。血白细胞计数$50×10^9$/L，中性粒细胞占比0.81。

35．最可能的诊断是

A．急性肠扭转 　　 B．急性胰腺炎 　　 C．急性绞窄性肠梗阻 　　 D．溃疡病穿孔

36．明确诊断后，对决定治疗最有价值的检查是

A．血、尿淀粉酶测定 　　　　　　　　 B．腹部B超检查

C．腹部增强CT检查 　　　　　　　　　 D．血钙测定

【答案与解析】 35．B。该男性患者在饮酒后突发上腹持续性疼痛，向肩背部放射，

查体可见轻度腹膜刺激征，血常规检查示白细胞计数升高，故考虑最可能的诊断是急性胰腺炎。急性肠扭转、急性绞窄性肠梗阻与饮酒无明显联系，且呕吐出现早而频繁，病情发展迅速；溃疡病穿孔会出现严重的腹膜刺激征，均与题意不符合。36．C。腹部增强CT是最具诊断价值的影像学检查，它不仅能诊断急性胰腺炎，而且可为鉴别水肿性和出血坏死性胰腺炎提供很有价值的依据。

37．（2015年X型题）下列属于胆囊三角（Calot三角）边线的有

A．肝下缘　　　　B．胆总管　　　　C．肝总管　　　　D．胆囊管

【答案与解析】　37．ACD。胆囊管、肝总管、肝下缘所构成的三角区称为Calot三角。胆囊动脉、肝右动脉、副右肝管在此区穿过，是胆道手术极易发生误伤的区域。胆囊淋巴结位于胆囊管与肝总管相汇处夹角的上方，可作为手术寻找胆囊动脉和胆管的解剖标志。

38．（2016年A型题）女性，45岁。B超检查发现胆囊结石多枚，最大的结石直径1.2cm，胆囊壁光滑、不厚。平时无明显相关症状，患者不愿切除胆囊。目前应采取的措施是

A．观察　　　　B．保胆取石术　　　　C．体外碎石术　　　　D．药物排石

【答案与解析】　38．A。该患者为中年女性，最大的结石直径1.2cm，症状不明显，胆囊壁光滑、不厚，故首选临床观察。对于有症状和并发症的胆囊结石，首选腹腔镜胆囊切除。手术指征：①结石数量多及结石直径≥2cm。②胆囊壁钙化或瓷性胆囊。③伴有胆囊息肉≥1cm。④胆囊壁增厚（＞3mm）即伴有慢性胆囊炎。儿童胆囊结石，无症状者，原则上不手术。胆道结石禁忌体外碎石。保胆取石术复发率高。

笔记

39．（2016年A型题）有关胰岛素瘤的描述，不正确的是

A．单发肿瘤占90%以上　　　　　　　B．细胞形态是决定其良恶性的主要依据

C．手术是唯一根治性治疗手段　　　　D．90%以上为良性肿瘤

【答案与解析】　39．B。胰岛素瘤在功能性胰腺内分泌肿瘤中最为常见，女性略多于男性，高发年龄为40～50岁，大多为良性单发。胰岛素瘤良恶性鉴别的主要依据是肿瘤的转移及周围组织浸润情况。胰岛素瘤根治性的治疗方法是手术切除肿瘤。

40．（2016年A型题）男性，45岁。10年前患乙型肝炎，保肝治疗后病情缓解，近来查体发现脾大至肋缘，胃镜见食管中下段静脉中度曲张。肝功能化验大致正常，血红蛋白124g/L，血白细胞计数$2.9×10^9$/L，血小板计数$40×10^9$/L。此患者恰当的处理方法是

A．脾切除术　　　　　　　　　　　　B．脾切除、贲门周围血管离断术

C．脾切除、脾肾分流术　　　　　　　D．保肝治疗、观察

【答案与解析】　40．D。该中年男性，有乙型肝炎病史，脾大伴白细胞和血小板计数降低，食管中下段静脉中度曲张，考虑为肝硬化伴脾功能亢进。镜见食管中下段静脉中度曲张，但没有破裂出血的潜在危险，且肝功能正常，主要采取保肝治疗、观察。

41．（2016年A型题）下列无症状的胆囊疾病中，应早做手术的是

A．胆囊多发息肉样病变　　　　　　　B．胆囊单发结石1.5cm

C．胆囊单发息肉样病变1.2cm　　　　D．胆囊多发结石

【答案与解析】　41．C。少数胆囊息肉可发生癌变，也可能就是早期胆囊癌，临床上应予以重视。胆囊息肉恶变的危险因素：直径超过1cm；单发病变且基底部宽大；息

肉逐渐增大；合并胆囊结石和胆囊壁增厚等，特别是年龄超过50岁者。故C选项为胆囊息肉直径超过1cm，为单发病变，为恶变的高危因素，应尽早手术。而胆囊结石如果结石数量多且结石直径≥2cm应考虑手术，而仅是多发性结石不一定要手术，结石直径1.5cm也不是手术指征。

（42、43题共用题干）（2016年A型题）

女性，56岁。2天前突发持续上腹痛，阵发加剧，并腰背部胀痛，恶心、呕吐，急诊入院。既往有胆囊结石病史3年。查体：体温36.9℃，脉搏104次/分，呼吸20次/分，血压132/82mmHg，巩膜无黄染，上腹较膨隆，压痛，轻度肌紧张及反跳痛，肠鸣音弱。化验：血红蛋白128g/L，血白细胞计数$16.7×10^9$/L，血淀粉酶786U/L，尿淀粉酶1600U/L。

42．为明确诊断，最有效的检查方法是

A．腹部X线　　　　B．腹部CT　　　　C．腹部B超　　　　D．ERCP

43．诊断确定后，首选的治疗措施是

A．急诊手术切除胆囊　　　　　　B．急诊胆总管探查术

C．ERCP置管引流　　　　　　　D．保守治疗

【答案与解析】　42．B。该患者为老年女性，有胆囊结石病史，2天前突然腹痛，向腰背部放射，血、尿淀粉酶增高，考虑为急性胰腺炎。由于伴有肌紧张及反跳痛，诊断为急性坏死性胰腺炎。腹部增强CT是胰腺坏死最具诊断价值的影像学检查。43．D。镇痛、禁食胃肠减压等保守治疗适用于急性胰腺炎全身反应期、水肿性及尚无感染的出

血坏死性胰腺炎。若伴有其他急腹症或继发感染，伴胆总管下端梗阻或胆道感染，合并肠穿孔、大出血或胰腺假性囊肿时，则须手术治疗。

（44～46题共用题干）（2016年A型题）

女性，35岁。9个月前因先天性胆总管囊肿行囊肿切除、胆肠Roux-en-Y吻合术，术中曾输血400ml。2个月来易"感冒"，自服抗生素好转，近1周来发热、寒战，最高体温达39℃。查体：脉搏123次/分，呼吸22次/分，血压102/80mmHg，巩膜黄染，双肺呼吸音粗，上腹轻压痛。化验：血白细胞计数18×10^9/L，中性粒细胞占比0.89，总胆红素121μmol/L，结合胆红素86μmo/L，谷丙转氨酶203U/L。

44．最可能的诊断是

A．急性胰腺炎　　　　　　　　　　B．上消化道穿孔

C．急性梗阻性化脓性胆管炎　　　　D．急性肝炎

45．下列治疗措施中，最有效的是

A．加大抗生素用量　　　　　　　　B．ERCP置管引流

C．腹腔镜探查　　　　　　　　　　D．PTCD

46．引起此病症的根本原因最可能是

A．体质虚弱易感染　　　　　　　　B．胆肠吻合口狭窄

C．肝门部胆管癌　　　　　　　　　D．术中输血感染肝炎

【答案与解析】　44．C。该患者为青年女性，9个月前行胆总管手术，1周来出现腹痛，寒战、高热，黄疸，即典型的Charcot三联征，故诊断为急性梗阻性化脓性胆管炎

（又称急性重症胆管炎）。45．D。该患者出现高热，示白细胞计数明显增多，提示继发胆道感染，故须紧急胆管减压，解除梗阻，这样才能中止胆汁或细菌向血液反流，阻断病情恶化。鉴于该患者有手术史，且根据手术史考虑为高位胆管梗阻，一般情况欠佳，故不宜急诊手术切开引流，而宜首选PTCD。ERCP用于低位胆管阻塞。46．B。胆肠Roux-en-Y吻合术最可能引起胆肠吻合口狭窄，导致胆道梗阻，是急性胆管炎的常见病因之一。

47．（2016年X型题）急性非结石性胆囊炎的特点有

A．好发于老年女性　　　　　　　　B．病情发展迅速

C．长期肠外营养者易发生　　　　　D．坏疽发生率高

【答案与解析】 47．BCD。本病多见于老年男性患者，且易发生在长期应用肠外营养支持的患者中。临床表现与急性胆囊炎相似，但病情发展更迅速。腹痛症状常因患者伴有其他严重疾病而被掩盖，易被误诊和延误治疗。对危重的严重创伤患者及长期应用肠外营养支持的患者，出现右上腹疼痛并伴有发热时，应警惕本病。因本病易引起坏疽、穿孔，一经诊断，应及早手术治疗。

48．（2016年X型题）重症急性胰腺炎可能出现的并发症有

A．胰腺脓肿　　　　　　　　　　　B．胰腺假性囊肿

C．腹腔出血　　　　　　　　　　　D．腹腔间隔室综合征

【答案与解析】 48．ABCD。重症急性胰腺炎的局部并发症包括胰腺及胰周组织坏死、胰腺及胰周脓肿、急性胰腺假性囊肿、胃肠道瘘、腹腔出血及腹腔间隔室综合征（由重症胰腺炎需要大量液体复苏，出现腹内压力增高所致）。

49.（2016年X型题）肝硬化门静脉高压症合并肝癌的患者，接受肝移植术后，可以获得的益处有

A. 消除肝硬化　　　　　　　　　　B. 解除脾功能亢进

C. 降低食管静脉破裂出血风险　　　　D. 不再发生肝癌

【答案与解析】 49. ABC。肝硬化引起的顽固性腹水有效的治疗方法是肝移植。肝移植已经成为外科治疗终末期肝病的有效方法，存活率已超过70%。肝移植是治疗终末期肝病并发门静脉高压食管胃底曲张静脉出血患者的理想方法，既替换了病肝，从根本上消除了肝硬化，解除了脾功能亢进，又使门静脉系统血流动力学恢复到正常，降低了食管静脉破裂出血风险。

50.（2017年A型题）最容易发生嵌顿的腹外疝是

A. 脐疝　　　　B. 腹股沟直疝　　　　C. 腹股沟斜疝　　　　D. 股疝

【答案与解析】 50. D。脐疝分为儿童和成人脐疝，儿童脐疝因疝环比较柔软，嵌顿后很少发生绞窄；成人脐疝发生嵌顿或绞窄的较多，但不是最容易发生。腹股沟直疝常见于老年人，不易嵌顿。腹股沟斜疝常发生于青年人，易嵌顿，但不是最容易发生嵌顿的疝。最容易发生嵌顿的是股疝，股管几乎是垂直的，疝块在卵圆窝处向前转折时形成一锐角，且股环本身较小，周围又多坚韧的韧带，因此股疝容易嵌顿。在腹外疝中，股疝嵌顿者最多，高达60%。股疝一旦嵌顿，可迅速发展为绞窄性疝，应特别注意。

（51、52题共用题干）（2017年A型题）

女性，55岁。上腹部被汽车撞伤2小时，剧烈腹痛，伴恶心、呕吐、神志淡漠。查体：脉搏135次/分，血压75/45mmHg，全腹有压痛、反跳痛及肌紧张，移动性浊音可

疑阳性，肠鸣音减弱。

51. 首选的诊断方法是

A. 腹部CT检查　　B. 腹腔穿刺　　　　C. 腹腔动脉造影　　D. 立位腹平片

52. 最可能的诊断是

A. 胃穿孔　　　　B. 小肠破裂　　　　C. 腹膜后血肿　　　D. 肝、脾破裂

【答案与解析】　51. B。患者为中老年女性，脉搏135次/分、血压75/45mmHg，考虑休克；全腹有压痛、反跳痛及肌紧张，考虑腹膜炎；移动性浊音可疑阳性，考虑腹水；肠鸣音减弱，考虑麻痹性肠梗阻。诊断时首先考虑是否有内脏损伤。腹腔穿刺和腹腔灌洗术阳性率高达90%，可用于判断是否有脏器损伤。CT检查需要搬动患者，因此只适用于病情稳定而又需要明确诊断者。凡腹内脏器损伤诊断已经确定的患者，尤其是伴有休克的患者，不必再行X线检查，以免延误治疗。动脉造影常用来检查出血点而非首选。52. D。该患者为闭合性损伤，腹水，血容量低，考虑实质脏器损伤，最常见的损伤部位为肝、脾。胃穿孔、小肠破裂在腹部闭合性损伤少见，早期一般无低血容量休克的表现。腹膜后出血很少出现腹膜炎表现。

53.（2017年X型题）下列脾破裂处理措施中，正确的有

A. 先纠正失血性休克再手术　　　　B. 轻度脾破裂可行脾修补

C. 外伤性脾破裂可行回收式自体输血　　D. 儿童切脾后可行自体脾片移植

【答案与解析】　53. BCD。脾破裂出现出血性休克，证明患者出血量很大，应边纠正休克边准备手术。轻度脾破裂，无进行性出血，出血量不大，可行单纯性脾修补术。

外伤性脾破裂且无血液污染者可行回收式自体输血。儿童对病原菌抵抗能力弱，可发生以肺炎链球菌为主要病原菌的脾切除后凶险性感染（OPSI），可将1/3脾组织切成薄片或小块埋入大网膜囊内进行自体移植，可防止日后发生OPSI。

54.（2018年A型题）男性，65岁。患胆总管结石，手术切开胆总管探查取石，并放置T管引流。术后T管造影发现仍有0.5cm残余结石。可经T管瘘管取出残余结石的最短时间是

　　A．术后2周　　　　B．术后4周　　　　C．术后6周　　　　C．术后8周

【答案与解析】 54．B。胆总管切开取石、T管引流术适用于单纯胆总管结石。放置T管后应注意：①观察胆汁引流的量和性状。②术后10～14天可行T管造影，造影后应继续引流24小时以上。③如胆道通畅无结石和其他病变，开腹手术可予手术后4周左右拔管，腹腔镜手术可适当延长拔管时间。推荐在拔管前行胆道镜检查，确认无结石残留。④如造影发现有结石遗留，应在手术4～8周后，待纤维窦道形成再施行胆道镜检查和取石。

55．（2018年A型题）男性，30岁。上腹部钝器伤3小时来院，曾呕少量鲜血，诉上腹及腰部疼痛。查体：上腹压痛，轻度肌紧张，肠鸣音弱。腹部X线平片见右肾及腰大肌轮廓模糊。最可能的诊断是

　　A．胃破裂　　　　B．十二指肠破裂　　　C．脾破裂　　　　D．空肠破裂

【答案与解析】 55．B。闭合伤所致的腹膜后十二指肠破裂早期症状、体征多不明显，及时识别较困难，如有下述情况应提高警惕：右上腹或腰部持续性疼痛且进行性加

重，可向右肩及右睾丸放射；右上腹及右腰部有明显的固定压痛；腹部体征相对轻微，而全身情况不断恶化；有时可有血性呕吐物；血清淀粉酶升高；腹部X线平片可见腰大肌轮廓模糊，有时可见腹膜后呈花斑状改变（积气）并逐渐扩展；胃管内注入水溶性碘剂可见外溢；CT显示腹膜后及右肾前间隙有气泡；直肠指检有时可在骶前触及捻发音，提示气体已达到盆腔腹膜后间隙。胃破裂主要表现为X线膈下游离气体，肝浊音界减少或消失。脾破裂表现为大出血，甚至出血性休克。空肠破裂表现为持续剧烈的腹膜刺激征。

（56、57题共用题干）（2018年A型题）

男性，55岁。有乙型肝炎病史15年，近日CT发现右肝直径8cm肿物，靠近第一肝门，肝功能Child-Pugh分级为C级，AFP 890μg/L，考虑为肝癌。

56．最佳治疗方案是

A．局部无水乙醇注射　　　　　　B．局部放射治疗（简称放疗）

C．选择性肝动脉栓塞　　　　　　D．全身化学治疗（简称化疗）

57．经治疗3个月后，肿瘤缩小至5cm×6cm，肝功能改善，无远处转移。此时治疗方案应选择

A．手术切除　　　B．射频消融治疗　　　C．介入治疗　　　　D．化疗

【答案与解析】　56．C。肝动脉栓塞用于治疗不可切除的肝癌或作为肝癌切除术后的辅助治疗。肝癌患者行手术治疗的前提为肝功能好，即Child-Pugh A级或B级。题干中患者为Child-Pugh C级，肝功能不好，所以选取非手术治疗。肝癌的患者化疗不敏

笔记

感。对一般情况较好，不伴有严重肝硬化、无黄疸、腹水，无脾功能亢进和食管静脉曲张，癌肿较局限，尚无远处转移而又不适于手术切除或手术后复发者，可采用以放射为主的综合治疗。局部无水乙醇注射适用于癌肿直径＜3cm的患者。57．A。对于肝功能良好的患者，早期手术治疗是肝癌患者首选治疗方案。

（58～60题共用题干）（2018年A型题）

女性，55岁。1月前因急性胆管炎、胆囊炎、胆总管结石急诊行胆囊切除、胆总管切开取石、T管引流术。

58．一般拔除T管的时间是

A．术后2周　　　B．术后4周　　　　C．术后6周　　　　C．术后8周

59．拔除T管前经T管胆道造影，结果如下图。此图显示的征象是

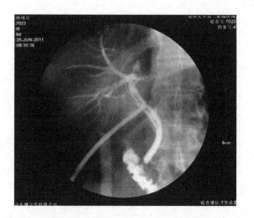

A．正常胆道影像　　　　　　　　B．胆总管残余结石

C．壶腹部狭窄　　　　　　　　　D．左肝管显影不良

60．根据上述造影结果，下一步的处理应是

A．常规拔除T管　　　　　　　　B．经T管窦道胆道镜取石

C．行Whipple手术　　　　　　　D．肝脏CT检查

【答案与解析】58．B。参见考研真题解析第4题答案。59．D。根据该患者T管胆道造影，显示左肝管显影不良。60．D。左肝管细长易梗阻结石，为明确诊断，首先进行肝脏CT检查。CT检查具有成像无重叠、对比分辨高的特点，能清晰显示出肝内外胆管扩张的范围和程度，结石的分布，肿瘤的部位、大小，胆管梗阻的水平。

61．（2018年X型题）肝内胆管结石可发生的并发症有

A．胆管炎　　　　　B．肝衰竭　　　　　C．胆管癌　　　　　D．门静脉高压症

【答案与解析】61．ABCD。肝内胆管结石是我国常见而难治的胆道疾病。严重者出现急性梗阻性化脓性胆管炎、脓毒症或感染性休克。反复胆管炎可导致多发的肝脓肿，如形成较大的脓肿可穿破膈肌和肺，形成胆管支气管瘘，咳出胆砂或胆汁样痰；长期梗阻甚至导致肝硬化，表现为黄疸、腹水、门静脉高压和上消化道出血、肝功能衰竭。如出现持续性腹痛、进行性消瘦、难以控制的感染，腹部出现肿物或腹壁瘘管流出黏液样液，应考虑胆管癌的可能。

62．（2019年A型题）脾切除、贲门周围血管离断术治疗肝硬化门静脉高压症致食管静脉破裂出血的优点中，不被普遍认可的是

A．手术打击相对较小　　　　　　　　B．止血效果较满意

C．术后脑病发生率较低　　　　　　　D．术后肝功能改善

【答案与解析】　62．D。断流手术是指阻断门、奇静脉间的反常血流，达到止血目的。优点是手术操作相对简单创伤小，对肝门静脉血供影响较少，适应证宽，甚至肝功能Child-Pugh C级的患者也能耐受，手术死亡率及术后并发症发生率低，术后生存质量高，易于在基层医院推广，在国内临床应用最为广泛。脾切除、贲门周围血管离断术为断流手术最为常用的方式，不仅离断了食管胃底的静脉侧支，还保存了门静脉入肝血流。贲门周围血管离断术会加重肝脏负担，无法改善肝功能。

63．（2019年A型题）女性，28岁。体检发现胆囊多发结石，最大直径0.6cm，无症状。应采取的处理措施是

A．胆囊切除术　　B．胆囊切开取石术　　C．口服药物溶石　　　D．随访观察

【答案与解析】　63．D。参见考研真题解析第38题解析。

64．（2019年A型题）男性，65岁。右腹股沟包块3年，卧位可消失，12小时前突然不能还纳，并出现右下腹痛。查体：体温38℃，脉搏100次/分，右侧腹股沟4cm×3cm肿块，触痛明显，右下腹压痛及肌紧张。正确的治疗措施是

A．急性疝修补术　　　　　　　　　　　B．切除坏死肠管、高位结扎疝囊

C．切除坏死场管后疝修补术　　　　　　D．注射镇痛药后手法复位

【答案与解析】　64．B。该患者为老年男性，右腹股沟包块3年，卧位可消失，考虑为腹股沟疝。12小时前突然不能还纳，考虑已经嵌顿。出现右下腹痛，触痛明显并出

现腹膜刺激征，考虑肠祥绞窄坏死。应紧急切除坏死肠管、高位结扎疝囊，应避免施行修补术，因感染常使修补失败。

（65、66题共用题干）（2019年A型题）

女性，55岁。反复发作上腹痛并发热8年，近日再次发作。查体：体温39℃，脉搏112次/分，血压132/86mmHg，巩膜不黄，上腰压痛，轻度肌紧张，肝区叩击痛。化验：血红蛋白132g/L，白细胞计数13.8×10⁹/L，中性粒细胞占比0.86，谷丙转氨酶86U/L，总胆红素28.5μmol/L。MRCP提示左侧肝内胆管局限性扩张，其内可见多发低信号影，右侧肝内胆管及肝外胆管未见扩张，胆囊不大，肝左叶体积缩小。

65．该患者的诊断是

A．左肝脓肿   B．左肝癌

C．左肝内胆管结石、胆管炎   D．胆囊炎

66．最佳的治疗方案是

A．内镜下奥迪（Oddi）括约肌切开术   B．急行胆囊切除术

C．PTCD治疗   D．保守治疗后左半肝切除术

【答案与解析】 65．C。该患者为女性，反复发作腹痛史和发热史，这次发作高热，白细胞和中性粒细胞都增高，提示有感染，且谷丙转氨酶86U/L，总胆红素28.5μmol/L，提示肝损伤。MRCP示左侧肝内胆管局限性扩张，其内可见多发低信号影，且肝左叶体积缩小。考虑为左肝内胆管结石合并胆管炎。左肝脓肿可有高热、寒战、肝区疼痛等表现，但一般没有胆管扩张和肝叶萎缩的表现；肝癌患者主要表现为乏力、消瘦、食欲缺

乏等，部分患者可有发热，晚期可见黄疸，但一般没有胆管扩张，肝叶一般呈增大；胆囊炎可有发热、黄疸，但无胆管扩张和肝叶萎缩。66. D。患者结石局限于左肝，合并肝左叶体积缩小，最适宜的治疗方式为保守治疗后行左肝叶切除术，可切除病变部分的肝，包括结石和感染的病灶、不能切开的狭窄胆管，去除了结石的再发源地，并可防止病变肝段、肝叶的癌变。嵌顿在胆总管开口的结石不能取出时，可采用内镜下括约肌切开。急性胆囊炎伴胆囊结石患者可急行胆囊切除术。对于急性梗阻性化脓性胆管炎，可行PTCD治疗，主要用于胆道减压抢救患者生命。

67.（2019年X型题）胆囊结石可能发生的并发症有

A. 梗阻性黄疸　　　B. 胰腺炎　　　　C. 肠梗阻　　　　　D. 胆囊癌

【答案与解析】 67. ABCD。胆囊结石的并发症：①极少引起黄疸，即使引起黄疸，程度也较轻。②小结石可通过胆囊管进入并停留于胆总管内，称为胆总管结石。③进入胆总管的结石通过Oddi括约肌可引起损伤或嵌顿于壶腹部，导致胰腺炎，称为胆源性胰腺炎。④结石压迫引起胆囊炎症慢性穿孔，可造成胆囊十二指肠瘘或胆囊结肠瘘，大的结石通过瘘管进入肠道偶尔可引起肠梗阻，称为胆石性肠梗阻。⑤结石及炎症的长期刺激可诱发胆囊癌。

68.（2020年A型题）女性，45岁。B超发现胆囊多发息肉样病变，最大直径0.6cm，无症状。对该患者的正确处理是

A. 行胆囊切除术　　　　　　　　　B. 保留胆囊，行息肉摘除术

C. 观察，定期复查　　　　　　　　D. 熊去氧胆酸溶解息肉

【答案与解析】 68．C。胆囊息肉恶变的危险因素：息肉直径超过1cm；单发病变且基底部宽大；息肉逐渐增大；合并胆囊结石和胆囊壁增厚等，特别是年龄超过60岁、息肉直径超过2cm者。患者如无以上情况，也无临床症状，则不需要手术治疗，应每6～12个月进行1次超声检查，观察息肉大小变化。该患者45岁，多发息肉样病变，最大直径0.6cm，无症状，所以对该患者最佳的治疗是观察，定期复查。

（69、70题共用题干）（2020年A型题）

女性，43岁。1年来经常右上腹胀痛，有时出现黄疸、发热。外院发现胆总管扩张并有结石，行胆囊切除、胆总管探查术，取出结石1枚。术后3周经T管造影，结果显示：胆总管扩张，直径约5cm，腔内未见明显结石，肝内胆管未见扩张，十二指肠显影正常，胰管显影。

69．此结果提示

A．胆总管残余结石 B．胆总管下段肿瘤

C．正常胆道影像 D．先天性胆管扩张症

70．下列进一步的治疗措施中，首选的是

A．胆道镜取石 B．Whipple手术

C．肝外胆管切除、胆肠吻合术 D．拔除T管，继续观察

【答案与解析】 69．D。该患者为中年女性，1年来腹痛、发热、黄疸，诊断为肝外胆管结石并行胆囊切除及胆总管探查术。根据该患者症状和检查结果，考虑为胆管扩张症，即成人先天性胆管扩张症。先天性胆管扩张症可发生于肝内、肝外胆管的任何

笔记

部分，囊性扩张的胆总管腔内也可有胆石形成。胆总管下段肿瘤临床表现多为进行性无痛性黄疸，包括深色尿，巩膜、皮肤黄染，陶土便及瘙痒。胆总管下段肿瘤会致胆总管狭窄或闭塞，黄疸进行性加重，胰管末端受累时可伴胰管扩张，该患者未提示有进行性加重黄疸，而且胰管显影，十二指肠显影正常，故无胆总管下段肿瘤。术后影像学检查示腔内未见明显结石，肝内胆管未见明显扩张，故无胆总管残余结石。胆总管正常直径0.6～0.8cm，该患者直径5cm。70．C。本病一经确诊应尽早手术，否则可因反复发作胆管炎导致肝硬化、癌变或囊状扩张胆管破裂等严重并发症。完全切除扩张胆管和胆肠Roux-en-Y吻合是本病的主要治疗手段，疗效良好。

（71、72题共用选项）（2020年B型题）

A．分流术　　　　　B．断流术　　　　　C．保守治疗　　　　　D．TIPS

71．男性，53岁。乙型肝炎肝硬化病史13年，中度至重度食管胃底静脉曲张，化验血红蛋白110g/L，血白细胞计数$2.3×10^9$/L，血小板计数$32×10^9$/L。肝功能Child-Pugh A级。无出血史。应采取的治疗方式是

72．男性，48岁。乙型肝炎肝硬化病史8年，中度食管－胃底静脉曲张，化验血红蛋白80g/L，血白细胞计数$3.1×10^9$/L，血小板计数$36×10^9$/L。肝功能Child-Pugh C级。近1年内曾呕血3次，等待肝移植。1天前再次呕血1500ml，行三腔二囊管压迫止血，24小时放空气囊，仍有出血。应进一步采取的治疗方式是

【答案与解析】　71．C。该患者为中年男性，乙型肝炎肝硬化，中度至重度食管胃底静脉曲张，肝功能Child-Pugh A级，无出血史。由于该患者暂无出血，优先选择保守治疗，若保守治疗无效则考虑手术。72．D。TIPS可明显降低门静脉压力，用于治疗急

性出血和预防再出血。适用于经药物和内镜治疗无效、外科手术后再出血以及等待肝移植的患者。手术治疗适用于曾经或现在发生消化道出血，或者静脉曲张明显和"红色征"出血风险较大及一般情况尚可、肝功能较好（肝功能 Child-Pugh A 级、B 级），估计能耐受手术者。肝功能 Child-Pugh C 级患者一般不主张手术治疗，尽量采取保守治疗。

73．（2021年A型题）男性，65岁。上腹不适、食欲缺乏2个月，体重下降。近20天皮肤、巩膜黄染并进行性加重。粪便色灰白，尿色黄。查体：肝、脾未触及，深呼吸时于右肋缘下触及半球形肿物，墨菲征阴性。化验：血清总胆红素230μmol/L，血清结合胆红素186μmol/L。最可能的诊断为

　　A．慢性肝炎　　　　　B．胆总管结石　　　　C．胰头癌　　　　　D．肝癌

【答案与解析】　73．C。该患者为老年男性，出现体重下降、阻塞性黄疸、库瓦西耶征，考虑为胰头癌。胰头癌早期诊断困难，预后差。上腹部疼痛不适常为首发症状。由于肿瘤压迫或浸润胆总管，致黄疸进行性加重，尿深黄，粪便呈陶土色，伴皮肤瘙痒，久之可有出血倾向。体格检查可见巩膜及皮肤黄染，肝大，多数患者可触及肿大的胆囊。因肿瘤压迫致胆道梗阻，有血清总胆红素和结合胆红素升高。

（74～76题共用题干）（2021年A型题）

男性，30岁。晨起跑步时突然昏倒2小时入院，1周前因骑车摔倒撞击左下胸壁，曾卧床休息3天。查体：脉搏120次/分，呼吸30次/分，血压80/60mmHg，神清，面色苍白，左下胸可见皮下瘀斑，全腹轻度压痛及肌紧张，移动性浊音阳性，肠鸣音消失。

74. 最可能的诊断是

A. 脾破裂　　　　B. 肝破裂　　　　C. 胰腺破裂　　　　D. 肠系膜撕裂

75. 主要的辅助检查是

A. 腹腔动脉造影　　B. 腹部CT　　　　C. 腹部MRI　　　　D. 腹部X线

76. 如若手术，术中探查顺序为

A. 先探查胰腺，再探查肝、脾　　　　B. 先探查胃肠，再探查肝、脾

C. 先探查肝、脾，再探查胃肠及其他　　D. 先探查肠系膜血管，再探查其他

【答案与解析】　74. A。参见考研真题解析第5题解析。75、76. B、C。参见考研真题解析第3、4题解析。

（77、78题共用题干）（2021年A型题）

女性，42岁。因持续上腹痛伴恶心、呕吐3天入院。近2年来查体有胆囊结石。平时进食油腻食物后会有上腹部不适。查体：体温37.8℃，脉率100次/分，呼吸24次/分，血压126/84mmHg，皮肤、巩膜无黄染，上腹部压痛、轻度肌紧张，肠鸣音减弱。B超提示胆囊内泥沙样结石；胆总管宽9mm，上段无结石，下段观察不清；胰腺肿大增厚，周围有积液。化验：血白细胞计数13.0×10^9/L，血淀粉酶400U/L。

77. 患者最可能的诊断是

A. 急性胆囊炎　　B. 急性胰腺炎　　　C. 急性胃炎　　　　D. 急性胆管炎

78. 最佳治疗措施为

A. 禁食，补液，应用抗生素　　　　　　B. 腹腔灌洗

C. 急诊手术引流　　　　　　　　　　　D. 经内镜Oddi括约肌切开

【答案与解析】　77、78．B、A。参见考研真题解析第42、43题解析。

（79～81题共用题干）（2021年A型题）

男性，40岁。因呕血、黑便2天入院，乙型肝炎病史10年。查体：神志清，贫血貌，肝肋下未触及，脾肋下3cm，腹部无压痛，移动性浊音阳性，肠鸣音活跃。化验：血红蛋白80g/L，血浆清蛋白20g/L，血总胆红素76μmol/L。

79．应首先考虑的诊断是

A. 十二指肠溃疡　　B. 门静脉高压　　　C. 胃癌　　　　　　D. 胆囊结石

80．为明确诊断，应选用的检查是

A. 腹部B超　　　　　　　　　　　　　B. 肠系膜上动脉造影

C. 上消化道造影　　　　　　　　　　　D. 胃镜

81．下列治疗方法中，不宜应用的是

A. 扩容补液　　　　B. 应用止血药　　　C. 内镜治疗　　　　D. 手术治疗

【答案与解析】　79．B。该患者为中年男性，有乙型肝炎病史和肝硬化症状，2天来出现消化道出血，考虑为门静脉高压造成的食管、胃底曲张静脉破裂出血。80．D。胃镜检查有助于明确出血的部位和性质。81．D。该患者检查结果显示大量腹水、血浆清蛋白＜28g/L、血总胆红素＞51.3μmol/L，考虑为肝功能Child-Pugh C级。对肝功能差的患者（有黄疸、腹水或处于肝性脑病前期者），应首先采用三腔二囊管压迫止血，

或者在纤维内镜下注射硬化剂或套扎止血，必要时可急诊行经颈静脉肝内门体分流术（TIPS）。手术治疗适用于曾经或现在发生消化道出血或静脉曲张明显、出血风险较大，以及一般情况尚可、肝功能较好（Child-Pugh A级或B级），估计能耐受手术者。肝功能Child-Pugh C级患者一般不主张手术。

82.（2021年X型题）胆道疾病的常见并发症有

A．癌变　　　　　B．狭窄　　　　　C．出血　　　　　D．肝脓肿

【答案与解析】 82．ABCD。胆石症、胆道感染、胆道蛔虫病等胆道疾病，在发病过程中，若不及时诊治，可致病情加剧而发生胆囊穿孔、胆道出血、胆管狭窄、胆源性肝脓肿、胆源性胰腺炎等严重并发症。

83．（2021年X型题）肝癌破裂出血的治疗方法有

A．手术切除　　　　B．肝动脉栓塞　　　　C．非手术治疗　　　　D．放疗

【答案与解析】 83．ABC。如出血量不大，全身情况较好，可以急诊做肝动脉栓塞或肝动脉灌注化疗栓塞治疗。注意肝动脉灌注化疗栓塞的药物包括化疗药物及栓塞剂，因治疗侧重于止血，不能单用肝动脉灌注化疗；如技术条件具备，也可行急诊肝切除术。如肿瘤巨大或范围广，出血多，术中无法控制，可以只做纱布填塞止血，尽快结束手术，待患者情况稳定后再做进一步治疗。

（84、85题共用题干）（2022年A型题）

男性，45岁。突发右上腹痛伴寒战、高热，1天入院，既往有胃病病史。查体：体温39.2℃，血压100/60mmHg，巩膜、皮肤轻度黄染。腹部B超：胆囊8cm×4cm，胆囊

壁厚0.2cm，腔内未见结石，胆总管上段1.2cm，下段不清。血液检查：血白细胞计数 $15\times10^9/L$，血淀粉酶234U/L，血总胆红素68μmol/L，血结合胆红素145μmol/L。

84. 最可能的诊断为

A. 急性胆囊性　　　B. 急性胰腺炎　　　C. 急性胆管炎　　　D. 急性胃炎

85. 为进一步明确诊断，最简单、最准确的检查是

A. 腹部X线检查　　　　　　　　　B. MRCP

C. ERCP　　　　　　　　　　　　D. 经皮肝穿刺胆管造影（PTC）

【答案与解析】 84. C。患者为青壮年男性，有Charcot三联征（包括腹痛，寒战、高热，黄疸）表现，胆总管上段扩张，血白细胞计数增高，血总胆红素升高，以血结合胆红素升高为主，考虑急性胆管炎。85. B。MRCP能清楚地显示肝内外胆管扩张的范围和程度、结石分布、胆管梗阻水平等。

（86、87题共用题干）（2022年A型题）

男性，25岁。骑车跌倒后1小时来院。查体：血压100/60mmHg，心率100次/分，全腹压痛，脐周明显反跳痛、肌紧张，肝浊音界减小，移动性浊音可疑阳性。

86. 最可能的诊断

A. 肝破裂　　　　　B. 脾破裂　　　　　C. 胰腺损伤　　　　　D. 肠破裂

87. 当前首选的检查是

A. 血液淀粉酶检测　B. 腹部MRI检查　　C. 腹部B超检查　　D. 腹腔穿刺检查

【答案与解析】 86. D。青年男性，腹部外伤史，血压偏低，心率偏快，脐周腹膜

刺激征明显，考虑小肠破裂可能性大。87．D。肝浊音界缩小，移动性浊音可疑阳性，考虑有气体及液体漏出，腹腔穿刺可明确诊断。

（88～90题共用题干）（2022年A型题）

男性，60岁。因右侧腹股沟疝行手术治疗，术中见疝囊一部分由盲肠构成。

88．其诊断是

A．憩室疝　　　　　B．滑动疝　　　　　C．肠管壁疝　　　　　D．逆行性嵌顿疝

89．处理疝囊过程中，最易受损伤的器官是

A．精索　　　　　B．膀胱　　　　　C．盲肠　　　　　D．股动脉

90．该患者较适宜的疝修补术式为

A．Bassini疝修补术　　　　　　　　B．Halsted疝修补术

C．McVay疝修补术　　　　　　　　D．Lichtenstein疝修补术

【答案与解析】　88～90．B、C、D。滑动疝指腹腔的后位脏器连同被覆盖的部分腹膜自腹股沟管脱出，构成部分疝囊壁的疝。滑动疝中最常滑出的脏器依次为乙状结肠、盲肠、膀胱、子宫及附件等。滑动疝虽不多见，但处理疝囊过程中，滑入疝囊的盲肠或乙状结肠可能被误认为疝囊的一部分而被切开，应特别注意。肠壁疝又称Richter疝，指嵌顿的内容物为肠管壁的一部分，也被称为肠管壁疝。憩室疝又称Littre疝，嵌顿的疝内容物为小肠憩室［通常是梅克尔（Meckel）憩室］。Lichtenstein疝修补术为无张力疝修补术，是在无张力情况下，利用人工高分子材料网片进行修补，具有术后疼痛轻、恢复快、复发率低等优点。

（91、92题共用选项）（2022年B型题）

A. 肝前型　　　　B. 肝后型　　　　C. 窦前型　　　　D. 窦后型

91. Budd-Chiari综合征导致门静脉高压症的类型是

92. 血吸虫肝硬化导致门静脉高压症的类型是

【答案与解析】　91、92. B、C。按阻力增加的部位，将门静脉高压症分肝前型、肝内型、肝后型3型。肝前型常见病因为门静脉血栓形成、先天性畸形、外在压迫等。肝内型又分为窦前、窦后和窦型，窦前型以血吸虫肝硬化最常见，窦后型以肝炎后肝硬化最常见。肝后型常见病因为Budd-Chiari综合征、缩窄性心包炎、严重右心衰竭。

93. （2022年X型题）肝癌破裂出血的治疗方法可以有

A. 手术切除　　　B. 肝动脉化疗　　　C. 肝动脉栓塞　　　D. 纱布压迫

【答案与解析】　93. ACD。参见考研真题第82题解析。

二、知识点总结

本周知识点考点频率统计见表9-1。

表9-1　肝疾病、胆道疾病、胰腺疾病、腹部损伤、腹外疝考点频率统计表（2012—2022年）

年份	肝疾病			胆道疾病					胰腺炎	胰腺癌及壶腹周围癌	胰腺内分泌瘤	腹部损伤	腹外疝
	肝脓肿	肝癌	门静脉高压症	胆道畸形	胆道梗阻及感染	胆石症	胆道肿瘤	胆囊息肉					
2022		√			√							√	√
2021		√	√	√	√	√	√	√	√				
2020			√	√				√					
2019			√		√	√							√
2018		√				√			√				√
2017												√	√
2016			√		√			√					
2015		√		√	√	√			√	√			√
2014					√				√			√	√
2013	√		√		√	√	√	√				√	
2012									√			√	

（一）肝疾病

1. 肝脓肿

（1）细菌性肝脓肿：①致病菌。多为肺炎克雷伯菌、大肠埃希菌、厌氧链球菌、葡萄球菌等，感染途径见表9-2。②临床表现。炎症表现，寒战、高热、周身乏力；消化道症状，恶心、呕吐、食欲缺乏；局部症状，肝区钝痛或胀痛，多为持续性，可伴右肩牵涉痛，肝大、压痛；溃破症状，向上溃破出现右侧脓胸，向下溃破出现腹膜刺激征，向左破溃穿入心包，向膈下溃破出现膈下脓肿，穿破血管、胆管壁可侵犯肝内血管致大量出血（表现为上消化道出血）。③辅助检查。首选B超检查。④诊断与鉴别诊断。必要时在肝区压痛最剧烈处或B超引导下行诊断性穿刺予以确诊。本病需要与阿米巴性肝脓肿相鉴别（表9-3）。⑤治疗。全身支持治疗＋抗生素治疗＋经皮肝穿刺脓肿置管引流术（3～5cm单个脓肿，在B超或CT引导下行穿刺，抽尽脓液并冲洗，也可置管引流）。手术治疗适用于脓肿较大、分隔较多、已穿破胸腔或腹腔的患者。胆源性肝脓肿、慢性肝脓肿的手术方式为切开引流，适用于多数患者。目前多使用腹腔镜下切开引流，开腹手术较少应用。

表9-2　细菌性肝脓肿的感染途径

感染途径	具体
胆道	胆道逆行感染是最主要的感染途径，约占50%。发生化脓性胆管炎时，细菌沿胆管上行引起细菌性肝脓肿
门静脉	患坏疽性阑尾炎、胃肠道憩室炎等时，细菌可突破肠道屏障经门静脉入肝
肝动脉	体内任何部位的化脓性感染，如细菌性心内膜炎等，并发菌血症时经肝动脉入肝
淋巴感染或直接蔓延	肝毗邻器官或组织存在感染病灶，细菌可循淋巴系统侵入或直接扩散
开放性损伤	细菌可经伤口直接侵入肝引起感染

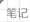

（2）阿米巴性肝脓肿：①临床特点，是肠道阿米巴感染的并发症，绝大多数为单发。②治疗。采用非手术治疗，大多数患者可获得良好疗效。选用甲硝唑、氯喹、依米丁。必要时反复穿刺吸脓、支持治疗。经皮肝穿刺置管引流术适用于病情较重，脓腔较大，有穿破危险者；或者经抗阿米巴治疗及多次穿刺吸脓，而脓腔未见缩小者。手术切开引流适用于经抗阿米巴治疗及穿刺引流后仍高热不退者；脓肿伴继发细菌感染，经穿刺引流及药物治疗不能控制者；脓肿已穿破胸腹腔并发脓胸和腹膜炎者。

表9-3　细菌性肝脓肿与阿米巴性肝脓肿的鉴别

鉴别点	细菌性肝脓肿	阿米巴性肝脓肿
发病年龄	>50岁	20～40岁
男女比例	1.5:1	>10:1
病史	继发于胆道感染或其他化脓性疾病，多有糖尿病病史	继发于阿米巴痢疾，少见糖尿病病史
症状	急骤严重，全身中毒症状明显，寒战高热，可有黄疸	起病慢，可有高热，或不规则发热，黄疸少见
血液检查	白细胞计数和中性粒细胞占比明显增高，可见胆红素升高，血液细菌培养可阳性	白细胞计数可增高。如无菌感染，血液细菌培养阴性，血清学阿米巴抗体检测阳性
粪便检查	无特殊发现	部分患者可找到阿米巴滋养体或包囊
脓液	多为黄白色脓液，涂片和培养可发现细菌	多为棕褐色脓液，无臭味，镜检可有阿米巴滋养体。若无混合感染，涂片和培养无细菌
试验治疗	抗阿米巴治疗无效	抗阿米巴治疗有效
脓肿	较小，常为多发性	较大，常为单发，多见于肝右叶

笔记

2. 肝细胞癌（简称肝癌）

（1）病理：根据大体病理分为块状型（最多见）、结节型、弥漫型3种类型。根据直径分型：微小肝癌≤2cm＜小肝癌≤5cm＜大肝癌≤10cm＜巨大肝癌。

（2）转移途径：肝内转移（最早、最容易发生的转移是肝内血行转移）、血行转移（最常见于肺转移，也可见脑、肾上腺、肾、骨骼转移）、淋巴转移（最常见于肝门淋巴结转移，也可见胰腺、脾、主动脉旁、锁骨上淋巴结转移）、种植转移（少见）。

（3）临床表现：①肝区疼痛，为最常见的症状，多为右上腹持续性痛或钝痛。②肝大，为最常见的体征，多表现为肝进行性增大，质地坚硬，表面凹凸不平。③黄疸，一般出现在肝癌晚期，多为阻塞性黄疸，少数为肝细胞性黄疸。④肝硬化征象，腹水迅速增加且难以消退，腹水多为漏出液。⑤全身性表现，进行性消瘦、发热、食欲缺乏、乏力等。⑥伴癌综合征，指由于癌肿本身代谢异常或肝癌患者机体内分泌或代谢异常出现的一组综合征，表现为自发性低血糖症、红细胞增多症、类癌综合征等。

（4）辅助检查：甲胎蛋白（AFP）是诊断肝细胞癌的特异性标志物，广泛用于肝癌普查、诊断、疗效判断、预测复发。浓度与肝癌大小呈正相关。B超是肝癌筛查首选方法，能检出直径大于1cm的占位性病变。B超或CT引导下穿刺活检为最可靠的确诊方法。

（5）治疗：包括手术治疗、局部治疗、肝移植等。

1）手术治疗：肝癌对化疗和放疗均不敏感，早期手术切除是目前首选的、最有效的治疗方法。①手术安全性评估，患者一般情况较好，无明显心、肺、肾等重要脏器器质性病变；肝功能为Child-Pugh A级；或者为Child-Pugh B级，经短期护肝治疗后肝功能恢复到Child-Pugh A级；有条件的医院，术前可做吲哚菁绿排泄率（ICG）检测；评估肝切除后残肝体积，手术后残肝体积足够维持肝功能。②根治性切除指征，没有肝外多处转移；单发的微小肝癌和小肝癌；单发的向肝外生长的大肝癌或巨大肝癌，受肿瘤破坏的肝组织少于30%，肿瘤包膜完整，周围界限清楚；多发肿瘤，但肿瘤结节少于3个，且局限在肝的一段或一叶内。③姑息性肝切除。④积极手术，肝癌合并胆管癌栓、门静脉癌栓和/或腔静脉癌栓时，如癌栓形成时间不长，患者一般情况允许，原发肿瘤可切除，应施行肝切除和癌栓取出术。伴有中、重度脾功能亢进和食管静脉曲张的小肝癌患者，应同时做肝、脾切除和断流术。

2）局部治疗：射频消融术、微波消融术、经皮穿刺瘤内注射无水乙醇、肝动脉栓塞术。前3种治疗方式用于直径≤3cm肝癌，最后1种治疗方式用于中晚期肝癌。

3）肝移植：对于肝癌合并肝硬化患者，肝移植可将整个病肝切除，是治疗肝癌和肝硬化的有效手段。但若肝癌已有血管侵犯及远处转移（常见肺、骨转移），则不宜行肝移植。

4）靶向治疗：索拉非尼是目前唯一获得批准治疗晚期肝癌的分子靶向药物。

3. 门静脉高压症　门静脉高压症是指各种原因导致门静脉血流受阻和/或血流量增加所引起的门静脉系统压力增高，继而引起脾大和脾功能亢进，食管－胃底静脉曲张、呕血、黑便、腹水等。门静脉正常压力13～24cmH_2O，门静脉压力>25cmH_2O时即为门静脉高压。

（1）按阻力增加的部位，将门静脉高压症分肝前型、肝内型、肝后型3种类型。肝前型常见病因为门静脉血栓形成、先天性畸形、外在压迫等。肝内型又分为窦前、窦后和窦型，窦前型以血吸虫肝硬化最常见，窦后型以肝炎后肝硬化最常见。肝后型常见病因为Budd-Chiari综合征、缩窄性心包炎、严重右心衰竭。

（2）临床表现：脾大、脾亢、交通支扩张、腹水、肝功能异常。

（3）辅助检查：①血常规检查，因脾功能亢进表现为血细胞计数减少（以白细胞、血小板减少最明显）；②肝功能受损表现为清蛋白降低、球蛋白增高、凝血因子减少（凝血酶原时间延长）；③腹部超声检查，腹水、肝密度质地异常、门静脉扩张（内径＞13mm）；④食管吞钡检查，钡剂充盈时为虫蚀样改变，钡剂排空时为蚯蚓样或串珠状负影。

（4）判断肝功能：肝功能Child-Pugh分级见表9-4。总分5～6分者肝功能良好（A级），总分7～9分者肝功能中等（B级），总分10分以上肝功能差（C级）。

表9-4　肝功能Child-Pugh分级

项目	1分	2分	3分
血清胆红素（µmol/L）	＜34.2	34.2～51.3	＞51.3
血浆清蛋白（g/L）	＞35	28～35	＜28
凝血酶原延长时间（秒）	1～3	4～6	＞6
腹水	无	少量，易控制	中等量，难控制
肝性脑病	无	轻度	中度及以上

（5）治疗：主要对食管胃底曲张静脉破裂出血、脾大、脾功能亢进、顽固性腹水、原发肝病进行治疗。

食管胃底曲张静脉破裂出血非手术治疗：适用于一般情况不良、肝功能较差（Child-Pugh C 级）、难以耐受手术的患者或手术前准备。治疗方法包括补液输血；药物治疗，包括应用止血药物、预防感染、应用质子泵抑制药抑制胃酸分泌、利尿、预防肝性脑病、护肝治疗；内镜治疗，包括内镜下硬化剂治疗、内镜下食管曲张静脉套扎术，后者是控制急性出血的首选方法；三腔二囊管压迫止血，是紧急情况下暂时控制出血的有效方法，压迫不宜超过 24 小时，并发症有吸入性肺炎、食管破裂、窒息等，应注意预防；TIPS，可明显降低门静脉压力，用于治疗急性出血和预防再出血，适用于药物和内镜治疗无效、外科手术后再出血、等待肝移植的患者。术后易发生肝性脑病、肝衰竭、支撑管血栓形成而导致进行性狭窄。

食管胃底曲张静脉破裂出血手术治疗：用于肝功能较好（Child-Pugh A 级或 B 级）者。手术适应证包括曾经或现在发生消化道出血，或者静脉曲张明显、"红色征"出血风险较大，以及一般情况尚可，肝功能 Chid-Pugh A 级或 B 级，估计能耐受手术者。手术禁忌证为肝功能 Child-Pugh C 级。出血凶猛、出血量大，经严格内科治疗 48 小时仍不能控制出血，止血后 24 小时内再出血，病情严重，合并休克者，应急诊手术。有出血史者应在充分术前准备下择期手术，可防止再出血，减少肝性脑病发生。没有出血史，伴明显脾大、脾功能亢进者，在消除脾功能亢进时可进行预防性手术。手术方式有分流术、断流术、复合手术、肝移植等。门体分流术适于有食管胃底曲张静脉破裂出血（史）伴明显门静脉高压性胃病出血、断流术后再次出血者，分为非选择性门体分流术、

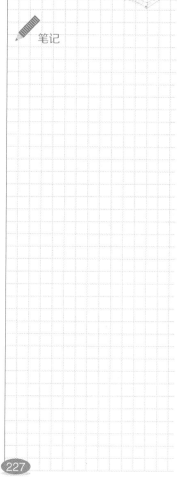

选择性门体分流术（含限制性门体分流术），后者肝性脑病发生率低。断流术适应证较宽，甚至肝功能Child-Pugh C级的患者也能耐受，以脾切除＋贲门周围血管离断术最为有效、最为常用。

其他治疗：脾切除是治疗脾功能亢进最有效的方法，而且能够降低门静脉压力，延缓肝病进展。顽固性腹水是指腹水量较大、持续时间较长，经过正规的利尿、补充清蛋白等消腹水治疗无效的腹水。可采用腹腔穿刺外引流、TIPS、腹腔－上腔静脉转流术或腹水皮下转流术等治疗。原发肝病经药物治疗不能改善者，应进行肝移植，既替换了病肝，又能使门静脉系统血流动力学恢复到正常，目前认为是最根本的治疗方法。

（二）胆道疾病

1. 胆道系统的应用解剖

（1）胆总管：长4 ～ 8cm，直径0.6 ～ 0.8cm，直径＞1cm称胆总管增粗。胆总管分为十二指肠上段、十二指肠后段、胰腺段、十二指肠壁内段，其中十二指肠上段是临床上胆总管探查、引流的常用部位。

（2）胆总管与主胰管在肠壁内汇合，膨大呈壶状，称为肝胰壶腹，又称法特（Vater）壶腹。壶腹周围有Oddi括约肌包绕，末端开口于十二指肠乳头。Oddi括约肌主要包括胆管括约肌、胰管括约肌、壶腹括约肌，可控制和调节胆总管胰管的开放，防止十二指肠内容物反流。

（3）胆囊位于肝脏面胆囊窝内，分底、体和颈3部。胆囊穿孔好发于胆囊底。胆囊颈上部呈囊性扩大，称哈特曼（Hartmann）袋，胆囊结石常滞留于此处。

（4）Calot三角是指由胆囊管、肝总管、肝下缘构成的三角形区域，胆囊动脉、肝右动脉、副右肝管常在此区穿过，胆道手术时应特别注意避免损伤。胆囊淋巴结位于胆囊管与肝总管相汇处夹角的上方，可作为手术寻找胆囊动脉和胆管的解剖标志。

2. 胆道系统常用的检查方法

（1）超声检查：诊断胆道疾病的首选方法，对胆囊结石、肝内胆管结石诊断准确率高达90%以上，对肝外胆管结石诊断准确率约80%。

（2）PTC和PTCD：为有创检查，可显示肝内外胆管病变部位范围和程度，有助于黄疸的诊断和鉴别诊断。常见并发症有胆汁漏、出血、胆道感染。另外，可通过PTCD进行术前减黄或置放胆管内支架用作治疗。

（3）ERCP：可直接观察十二指肠和乳头部病变，并取材活检，可显示胆管和胰管病变。并发症包括急性胰腺炎、出血、穿孔、胆道感染。诊断性ERCP已被MRCP取代。

（4）胆管造影：可了解有无胆道系统解剖变异、残留结石、胆管狭窄和通畅情况，帮助确定手术方式。对肝内、外胆管置管引流者，拔管前应常规经导管或T管行胆管造影。

（5）核素扫描：如正电子发射断层显像（PET）可用于鉴别良恶性病变。

（6）胆道镜：包括术中或术后胆道镜，可观察胆道有无狭窄、肿瘤、结石，并可经胆道镜进行治疗。

（7）MRCP：能直观地显示胆管分支形态，对胆道狭窄、胆管损伤、肝内外胆管结石、胆道系统变异、胆道梗阻的定位均有重要价值。

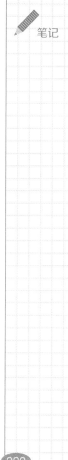

（8）内镜超声（EUS）：可显示胆管及十二指肠肠壁的层次结构，对判断壶腹周围病变的性质和累及范围有重要价值。

3. 胆道畸形

（1）胆道闭锁：①是新生儿持续性黄疸常见的病因，以肝外胆道闭锁常见。分为3种类型，Ⅰ型只涉及胆总管闭锁，Ⅱ型为肝胆管闭锁，Ⅲ型为肝门部胆管闭锁，以Ⅲ型最为常见。②诊断。凡出生后1～2个月出现持续性黄疸、陶土色粪便、深茶色尿，伴肝大者，均应怀疑本病。③治疗。手术是唯一有效的治疗方法，宜在出生后2个月内进行。胆囊或肝外胆管与空肠行Roux-en-Y型吻合适用于尚有部分肝外胆管通畅，胆囊大小正常者。Kasai肝门–空肠吻合术适用于肝门部胆管闭锁、肝内仍有胆管腔者。肝移植适用肝内外胆道完全闭锁、已发生肝硬化和施行Kasai手术后无效的患儿。

（2）先天性胆管扩张症：女性多见，多在儿童期发病。可分为Ⅰ～Ⅴ5种类型，其中Ⅰ型（囊性扩张）最常见。典型表现为腹痛、腹部肿块、黄疸三联症。有三联症及反复发作胆管炎者不难诊断。B超有助于检出囊肿，PTC、ERCP、MRCP有助于确诊本病。一经确诊应尽早手术，否则可因反复发作胆管炎导致肝硬化、癌变、囊状扩张胆管破裂等。完全切除扩张胆管＋胆肠Roux-en-Y吻合是本病的主要治疗手段，疗效良好。

4. 胆石症

（1）分类：根据位置分为胆囊结石和胆管结石，胆管结石又分为肝外胆管结石和肝内胆管结石。

（2）胆囊结石：常见于40岁以上的肥胖女性。大多数患者为无症状胆囊结石。典型表现为胆绞痛，多发生于饱餐、进食油腻食物后。疼痛位于右上腹或上腹，呈阵发性，或者持续疼痛阵发性加剧，可向右肩胛和背部放射。胆囊结石长期嵌顿或阻塞胆囊管但未合并感染者，可导致胆囊积液（白胆汁）。单纯胆囊结石极少引起黄疸；细小的胆囊结石进入胆总管成为胆总管结石，也可诱发胆源性胰腺炎；大的结石通过瘘管进入肠道，偶可引起胆石性肠梗阻；结石及炎症的长期刺激可诱发胆囊癌。

米里齐（Mirizzi）综合征：是特殊类型的胆囊结石形成的解剖因素是胆囊管与肝总管伴行过长或胆囊管与肝总管汇合位置过低，持续嵌顿于胆囊颈部的和较大的胆囊管结石压迫肝总管，引起肝总管狭窄；反复的炎症发作导致胆囊肝总管瘘，胆囊管消失，结石部分或全部堵塞肝总管。临床特点是胆囊炎及胆管炎反复发作、黄疸。胆道影像学检查可见胆囊增大、肝总管扩张、胆总管正常。

B超为胆囊结石首选的影像学确诊方法，其诊断准确率接近100%，B超检查显示胆囊内强回声团随体位改变而移动，其后有声影。

胆囊结石的治疗首选腹腔镜胆囊切除（LC）。①无症状胆囊结石可观察和随诊。②胆囊切除适应证为结石数量多及结石直径≥2cm，胆囊壁钙化或瓷性胆囊，有胆囊息肉≥1cm，胆囊壁增厚（＞3cm），即伴有慢性胆囊炎。③胆总管探查的指征：梗阻性黄疸、胆总管结石，反复发作胆绞痛、胆管炎、胰腺炎；术中证实胆总管有结石、蛔虫、肿块；胆总管扩张（直径＞1cm），胆囊壁明显增厚，发现胰腺炎或胰头肿物；胆管穿刺抽出脓性、血性胆汁或泥沙样胆色素颗粒；胆囊结石细小，有可能通过胆囊管进入胆总管。④胆总管探查后应常规放置T管。拔除T管的指征为术后2周、体温正常、无腹痛、无黄疸、无阻塞。

（3）肝外胆管结石：结石停留在胆管内主要导致急性和慢性胆管炎、全身感染、肝损害、胆源性胰腺炎等。

一般无症状或仅有上腹部不适。当结石造成胆管梗阻时可出现反复腹痛或黄疸；若继发胆管炎，可出现典型的Charcot三联征（即腹痛、寒战、高热、黄疸）。黄疸可呈间歇性和波动性。常伴尿色加深，粪便颜色变浅。合并胆管炎时，可有不同限度的腹膜炎征象，主要在右上腹，可有肝区叩击痛。如有广泛渗出或穿孔，也可出现弥漫性腹膜炎体征。胆囊或可触及，有触痛。B超为首选检查方法，但胆总管远端结石可因肠气干扰或肥胖而显示不清，EUS可不受影响。PTC和ERCP均为有创检查，能清楚地显示结石及部位，但可诱发胆管炎、急性胰腺炎、出血、胆瘘等并发症。

治疗以手术为主。术中应尽量取尽结石、解除胆道梗阻、术后保持胆汁引流通畅。①胆总管切开取石＋T管引流为首选方法，可采用腹腔镜或开腹手术。适用于单纯胆总管结石，胆管上下端通畅，无狭窄或其他病变者。若伴有胆囊结石和胆囊炎，应同时行胆囊切除术。为防止结石残留，术中应做胆道镜、胆道造影、超声检查。术中应妥善固定T管。放置T管后应注意观察胆汁引流的量和性状，术后T管引流胆汁200～300ml/d，若T管无胆汁引出，应检查有无脱落或扭曲；若胆汁过多，应检查T管下端有无梗阻；若胆汁混浊，应注意有无结石遗留或胆管炎症未控制。术后10～14天可行T管造影，造影后应继续引流24小时以上，再试行闭管，如患者无明显不适，即可关闭T管。如胆道通畅无结石，开腹手术术后4周左右拔管；若T管造影发现有结石遗留，应术后4～8周再行胆道镜检查和取石。②Oddi括约肌切开取石：适用于胆总管结石合并胆总管下端短端（＜1.5cm）狭窄、胆总管下端嵌顿结石。③胆肠吻合术：胆总管远端炎症狭窄造成的梗阻无法解除，胆总管扩张；胆胰管汇合部异常，胰液直接流入胆管；胆管因病变部分切除无法再吻合。④行ERCP检查时，在内镜下行Oddi括约肌切开（EST），然后向胆总管送入取石篮取出结石。⑤ENBD合并胆道感染者，可临时放置内镜下鼻胆管引流或放置支撑管，适合于结石不多、患者高龄、体质差、伴有重要脏器疾病不能耐受手术者。

（4）肝内胆管结石：是指左右肝管汇合部以上的结石。多见于肝左外叶和右后叶。结石多为含有细菌的棕色胆色素结石。

肝内胆管结石可多年无症状，或者仅有上腹和胸背部胀痛不适。常见临床表现是急性胆管炎引起的寒战、高热和腹痛。局限于某肝段、肝叶的结石可无黄疸。严重者出现急性梗阻性化脓性胆管炎、脓毒症、感染性休克。反复胆管炎可导致多发性肝脓肿，形成较大的脓肿可穿破膈肌和肺，形成胆管支气管瘘，咳出胆砂或胆汁样痰。长期梗阻甚至可导致肝硬化，表现为黄疸、腹水、门静脉高压和上消化道出血、肝衰竭。如出现持续性腹痛、进行性消瘦、难以控制的感染，腹部出现肿物或腹壁瘘管流出黏液样液，应考虑胆管癌。

无症状的胆管结石可不治疗，仅定期观察、随访即可。症状反复出现者应手术治疗，手术方式包括胆管切开取石、胆肠吻合术、肝切除术（局限于一叶肝且肝叶萎缩者）。

5. 胆道感染

（1）急性胆囊炎：是胆管梗阻和细菌感染引起的炎症。约95%以上的患者有胆囊结石，称为结石性胆囊炎，致病菌以大肠埃希菌最常见。约5%的患者无胆囊结石，称为非结石性胆囊炎。

1）急性结石性胆囊炎：女性多见，主要表现如下。①上腹部疼痛，可为阵发性绞痛，放射至右肩背部，进食油腻食物易诱发。②消化道症状，常伴恶心、呕吐、厌食等。③中毒症状，有发热，无寒战，若出现寒战、高热，则提示病情严重，如坏疽、穿孔等。④黄疸，10%～20%的患者可出现轻度黄疸。

体格检查：右上腹胆囊区有压痛，有些患者可触及肿大且有压痛的胆囊，墨菲征阳性。血谷丙转氨酶升高。并发胆囊穿孔可导致急性弥漫性腹膜炎，为最严重并发症。

B超为首选诊断方法。

治疗：应争取择期手术。胆囊切除术首选LC。急诊手术适应证包括发病48～72小时以内者；经非手术治疗无效或病情恶化者；有胆囊穿孔弥漫性腹膜炎，并发急性化脓性胆管炎、急性坏死性胰腺炎等并发症者。

2）急性非结石性胆囊炎：常在严重创伤、烧伤、腹部非胆道手术后发生，70%的患者有动脉粥样硬化；也有学者认为是长期肠外营养、获得性免疫缺陷综合征的并发症。

多见于男性、老年患者，临床表现与急性结石性胆囊炎相似，但病情发展更迅速。腹痛症状常因患者伴有其他严重疾病而被掩盖，易误诊和延误治疗。可有右上腹肌紧张、压痛反跳痛，可触及肿大胆囊，墨菲征阳性。

发病早期B超检查不易诊断，CT检查可帮助诊断，肝胆系统核素扫描后约97%的患者可获得诊断。

治疗：因本病易坏疽、穿孔，一经诊断，应及早手术治疗。

（2）急性梗阻性化脓性胆管炎（AOSC）：是急性胆管炎的严重阶段，又称急性重

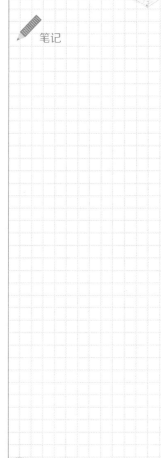
笔记

症胆管炎（ACST）。其发病基础是胆道梗阻和细菌感染。急性胆管炎时，如胆道梗阻未解除，可发展为AOSC危及患者生命。

病因以肝内外胆管结石最常见，其次为胆道寄生虫、胆管狭窄、恶性肿瘤、胆道良性病变引起的狭窄、胆肠吻合口狭窄、PTC、ERCP置放内支架等。

男女发病比例接近，青壮年多见。多数患者有反复胆道感染病史和/或胆道手术史。表现为Charcot三联征（包括腹痛，寒战、高热，黄疸）、Reynolds五联征（Charcot三联征、休克、中枢神经系统受抑制）。神经系统症状为神情淡漠、嗜睡、神志不清、昏迷。合并休克时，可表现为烦躁不安、谵妄等。本病可分为肝外梗阻和肝内梗阻2种。肝外梗阻腹痛，寒战、高热，黄疸均较明显。肝内梗阻主要表现为寒战、高热，可有腹痛，黄疸较轻。体格检查：高热，脉搏快而弱，血压降低，唇发绀，全身皮肤可有出血点和皮下瘀斑。剑突下或右上腹压痛，可有腹膜刺激征。肝大并有压痛、叩击痛。胆总管梗阻者可有胆囊肿大。

实验室检查血白细胞计数增高，肝功能有不同程度的损害。B超为首选检查方法。

治疗原则为立即解除胆道梗阻并引流，治疗手段包括胆总管切开减压、T管引流，ENBD和PTCD。

（3）胆道蛔虫病：剧烈的腹痛与较轻的腹部体征不相符，即所谓"症征不符"，此为本病的特点。突发剑突下钻顶样剧烈疼痛，B超为首选检查方法，可显示胆道内有平行强光带及蛔虫影，有确诊价值。非手术治疗为主要治疗措施，包括解痉、镇痛、利胆、驱虫、抗感染、十二指肠镜取虫等。出现并发症时，考虑手术治疗。

6. 胆囊息肉 多为良性。恶变的危险因素包括直径＞lcm；单发病变且基底部宽

大；息肉逐渐增大；合并胆囊结石和胆囊壁增厚，特别是年龄超过60岁，息肉直径
＞2cm者。无恶变危险因素、无临床症状者，每6～12个月复查1次B超。有恶变危险
因素，而且有明显症状者，宜行腹腔镜或开腹胆囊切除。

7．胆囊肿瘤

（1）胆囊腺瘤：是胆囊癌的癌前病变，一旦确诊，应手术治疗。

（2）胆囊癌：是胆囊最常见的恶性肿瘤，具体特点见表9-5。

表9-5　胆囊癌的特点

特点	具体
好发人群	发病年龄绝大多数在50岁以上，女性发病率约为男性的3～4倍
病因	70%并存胆囊结石、瓷化胆囊、胆囊腺瘤癌变、胆胰管结合部异常、溃疡性结肠炎等
好发部位	胆囊体部和底部
病理类型	腺癌（最多见，约占82%）、未分化癌（占7%）、鳞状细胞癌（占3%）、混合性癌（占1%）
临床表现	早期无特异性症状，部分患者因胆囊切除标本病理检查意外发现胆囊癌
转移途径	淋巴转移较多见，也可见种植转移及直接侵犯邻近器官（肝是最常受胆囊癌直接侵犯的器官）
治疗	单纯胆囊切除术（0、Ⅰ期）、胆囊癌根治性切除术（ⅡA、ⅡB、ⅢA期）、胆囊癌扩大根治术（ⅢB、ⅣA、ⅣB期）、姑息性手术（不能切除的胆囊癌）

（3）胆管癌：病因有肝胆管结石、原发性硬化性胆管炎、先天性胆管扩张症、胆
管囊肿、空肠吻合术后肝吸虫感染、慢性伤寒带菌者、溃疡性结肠炎等。好发于上段胆

管，多为腺癌，转移方式以局部浸润为主。

主要症状为无痛性进行性加重性黄疸。尿色黄，粪便灰白。半数患者伴皮肤瘙痒和体重减轻。胆囊肿大（中、下段胆管癌可触及肿大的胆囊，而上段胆管癌胆囊不肿大），墨菲征可阴性，肝大、腹水、双下肢水肿。胆道感染时可出现典型的Charcot三联征，最常见致病菌为大肠埃希菌、粪链球菌、厌氧菌等。

治疗：上段胆管癌根据Bismuth-Corlett分型选用切除手术；中段胆管癌肿瘤切除＋切除肿瘤边缘0.5cm以上胆管，肝总管－空肠Roux-en-Y吻合；下段胆管癌胰十二指肠切除术。

（三）胰腺炎

1. 急性胰腺炎

（1）病因：见表9-6。

表9-6　急性胰腺炎的病因

病因	具体描述
胆道疾病	我国最常见病因，结石阻塞胆总管末端致胆源性胰腺炎
过量饮酒	国外最常见的病因
暴饮暴食	最常见诱因
代谢性疾病	高脂血症性胰腺炎，高钙血症（甲状旁腺功能亢进所致）
十二指肠液反流	当十二指肠内压力增高，十二指肠液可向胰管内反流，导致急性胰腺炎
医源性因素	ERCP可导致2%～10%患者发生胰腺炎，胰管空肠吻合口狭窄可导致残余胰腺炎

续　表

病因	具体描述
肿瘤	胰腺导管内乳头状黏液肿瘤、胰腺癌可导致胰管梗阻，从而发生急性胰腺炎
某些药物	5-氨基水杨酸、硫唑嘌呤、6-巯嘌呤、阿糖胞苷、呋塞米、噻嗪类利尿药、雌激素、甲硝唑、丙戊酸、对乙酰氨基酚、糖皮质激素、磺胺类药物等可引起急性胰腺炎
创伤	上腹部钝器伤、穿通伤、手术创伤均可导致胰腺炎
血液循环障碍	低血压、心肺旁路、动脉栓塞、血管炎均可造成胰腺血液循环障碍而发生急性胰腺炎
其他	感染、妊娠、内分泌性疾病、遗传、自身免疫性疾病
病因不明	少数病因不明者，称为特发性急性胰腺炎

（2）病理：基本病理改变是胰腺呈不同程度的水肿、充血、出血和坏死。①急性水肿性胰腺炎：病变较轻，多局限于胰腺体尾部。②急性出血坏死性胰腺炎：病变以胰腺实质出血坏死为特征。

（3）临床表现：①腹痛。是本病的主要症状，常于饱餐后和饮酒后突然发作，为左上腹剧痛，呈持续性，向左肩及左腰背部放射。胆源性胰腺炎的腹痛始发于右上腹，逐渐向左侧转移。②腹胀。与腹痛同时存在。腹膜后炎症越严重，腹胀越明显。腹水时可加重腹胀，患者排便、排气停止。腹腔内压增高可导致腹腔间隔室综合征。③恶心、呕吐。早期即可出现，呕吐剧烈且频繁呕吐物为胃十二指肠液，偶可呈咖啡色。呕吐后腹痛不缓解为急性胰腺炎的特点。④腹膜炎体征。⑤其他。发热、黄疸、休克（见于重症急性胰腺炎，早期为低血容量所致，后期继发感染使休克原因复杂化）、Grey Turner征、Cullen征、呕血和便血（胃肠出血时）、手足抽搐（血钙降低时）。

（4）辅助检查：①实验室检查。血清、尿淀粉酶测定是最常用的诊断方法。血清淀粉酶在发病数小时开始升高，24小时达高峰，4～5天后逐渐降至正常。尿淀粉酶在24小时才开始升高，48小时达高峰，下降缓慢，1～2周后恢复正常。淀粉酶值愈高，诊断正确率也越大，但升高的幅度和病变严重程度不呈正相关。消化道穿孔、肠梗阻、胆囊炎、肠系膜缺血、腮腺炎和巨淀粉酶血症等疾病血清淀粉酶可也升高，而个别严重的急性胰腺炎淀粉酶水平也可能在正常参考值范围内。血清脂肪酶明显升高（正常值23～300U/L）具有特异性，也是比较客观的诊断指标。其他包括血白细胞计数增高、高血糖、肝功能异常、低钙血症、血气分析异常等。诊断性腹腔穿刺若抽出血性渗出液，且淀粉酶值升高，对诊断很有帮助。C反应蛋白（CRP）增高（发病48小时＞150mg/L）提示病情较重。②影像学诊断。B超作为初筛检查。CT是最具诊断价值的影像学检查，不仅能诊断急性胰腺炎，而且能鉴别是否合并胰腺组织坏死。

（5）诊断：符合以下3项中的2项，即可诊断为急性胰腺炎。①与急性胰腺炎临床表现相符合的腹痛。②血清淀粉酶和/或脂肪酶活性至少高于正常上限值3倍。③符合急性胰腺炎的影像学改变。病情严重程度分级见表9-7。

表9-7　急性胰腺炎病情严重程度分级

	轻症急性胰腺炎	中症急性胰腺炎	重症急性胰腺炎
所占比例	60%	30%	10%
器官功能	无器官功能衰竭	一过性器官功能衰竭，48小时内可以恢复	持续的器官功能衰竭，超过48小时且不能自行恢复
并发症	无局部或全身并发症	伴有局部或全身并发症	伴呼吸系统、心血管系统、肾衰竭，腹膜炎体征、腰肋部脐周皮下瘀斑，血性或脓性腹水
预后	通常1～2周内恢复，病死率极低	早期病死率低，后期如坏死组织合并感染，病死率增高	严重者发生休克，出现多脏器功能障碍，病死率高达30%

（6）并发症：①局部并发症包括急性胰周液体积聚、胰腺假性囊肿、急性坏死物积聚、包裹性坏死、胸腔积液、胃流出道梗阻、消化道瘘、腹腔或消化道出血、脾静脉或门静脉血栓形成等。②全身并发症包括全身炎症反应综合征（SIRS）、脓毒症、多器官功能障碍综合征（MODS）、腹腔间隔室综合征等。

（7）治疗：①非手术治疗。适用于轻症胰腺炎、尚无外科干预指征的中症和重症急性胰腺炎。治疗方式包括禁食、胃肠减压，补充体液，防治休克，镇痛、解痉，营养支持（全肠外营养），抑制胰酶活性，抑制胰腺分泌，抗感染。②手术治疗。手术指征包括急性腹膜炎不能排除其他急腹症时，伴胆总管下端梗阻或胆道感染者，合并肠穿孔、大出血或胰腺假性囊肿，胰腺和胰周坏死组织继发感染。最常用术式是坏死组织清除＋引流术。

2. 慢性胰腺炎　长期大量饮酒和吸烟是慢性胰腺炎最常见的危险因素。腹痛（最常见症状）＋胰腺内分泌功能不足（糖尿病）＋胰腺外分泌功能不足（食欲缺乏，恶心，呕吐，脂肪泻，消瘦，维生素A、维生素D、维生素E、维生素K缺乏症）、慢性胰腺炎四联症（腹痛、体重下降、糖尿病、脂肪泻）。非手术治疗包括戒烟、戒酒，镇痛，饮食疗法，补充胰酶，控制糖尿病，营养支持等。手术治疗包括胰管引流术、胰腺切除术、胰腺切除联合胰管引流等。

（四）胰腺癌及壶腹周围癌

1. 胰腺癌　胰头癌多见，90%以上为导管细胞腺癌。临床表现为腹痛（常见首发症状）、黄疸（进行性加重）、消瘦。库瓦西耶（Courvoisier）征阳性。糖类抗原19-9（CA19-9）最常用于胰腺癌的辅助诊断和术后随访。CT是首选的影像学检查。治疗常采用胰头十二指肠切除术（Whipple手术）。不可切除的胰腺癌，可采用化疗、放疗、免疫治疗。常用化疗药物有吉西他滨、氟尿嘧啶、紫杉醇等。

2. 壶腹周围癌　壶腹周围癌主要包括壶腹癌、胆总管下端癌和十二指肠癌。壶腹周围癌的恶性程度低于胰头癌，手术切除率和5年生存率都明显高于胰头癌。组织类型主要是腺癌。常见临床症状为黄疸、消瘦和腹痛，易与胰头癌的临床表现混淆。

（1）壶腹癌：黄疸出现早，可呈波动性，与肿瘤组织坏死脱落有关，粪便隐血可为阳性。合并感染时有发热、腹痛和黄疸。十二指肠镜可见十二指肠乳头隆起的菜花样肿物。

（2）胆总管下端癌：恶性程度较高。肿瘤致胆总管狭窄或闭塞，黄疸呈进行性加重，出现陶土色粪便。胰管末端受累时可伴胰管扩张。可行胆管内超声和胆管内刷取细胞活检等方法进行诊断。

（3）十二指肠腺癌：位于十二指肠乳头附近，来源于十二指肠黏膜上皮。胆道梗阻不完全，黄疸出现较晚且不深，进展较慢。肿瘤溃烂出血，粪便隐血可为阳性，出血量大时可有柏油样便，患者常有轻度贫血。较大的肿瘤可致十二指肠梗阻。

治疗：对无手术禁忌和转移的患者可行 Whipple 手术，远期效果较好。对于高龄、已有肝转移、肿瘤已不能切除或合并明显心肺功能障碍不能耐受较大手术的患者，可行姑息性手术，如胆肠吻合术、胃空肠吻合术，以解除胆道梗阻和十二指肠梗阻。

（五）胰腺神经内分泌肿瘤

常见的有胰岛素瘤和胃泌素瘤，二者鉴别见表9-8。

表9-8　胰岛素瘤与胃泌素瘤的鉴别

鉴别点	胰岛素瘤	胃泌素瘤（Zollinger-Ellison综合征）
病因	胰岛B细胞大量分泌胰岛素	G细胞大量分泌促胃液素
发病情况	女性略多于男性，95%为良性，为最常见的功能性胰腺内分泌肿瘤	可发生于任何年龄，5%为＜16岁儿童，60%～70%为恶性，常伴淋巴结或肝转移
肿瘤情况	92%为单发，直径1～2m，分布于胰头、胰体、胰尾	75%散发，25%合并多发内分泌肿瘤型
临床表现	Whipple三联征：空腹或运动后低血糖，症状发生时血糖＜2.2mmol/L，予以葡萄糖后症状可迅速缓解	顽固性消化性溃疡和腹泻，溃疡最常见于十二指肠球部，60%的患者伴出血、穿孔、幽门梗阻等并发症
检查	①空腹血糖＜2.22mmol/L。②血清胰岛素≥6μU/ml。③C肽水平≥200pmol/L	①无胃切除史，BAO＞15mmol/h。②胃切除术后BAO＞5mmol/h，BAO/MAO＞0.6。③空腹血清胃泌素＞200pg/ml
治疗	饮食调节，手术切除肿瘤	抑酸治疗、手术治疗

注：BAO，基础胃酸分泌量；MAO，最大胃酸分泌量。

（六）腹部损伤

1．分类

（1）开放性损伤：有腹膜破损者为穿透伤（多伴内脏损伤），无腹膜破损者为非穿透伤（可伴内脏损伤）。开放性损伤即使涉及内脏，其诊断也常较明确。

（2）闭合性损伤：可能仅限于腹壁，也可同时有内脏损伤。闭合性损伤体表无伤口，有时很难确定有无内脏损伤。

（3）医源性损伤：穿刺、内镜、灌肠、刮宫、腹部手术等诊疗措施导致的损伤称为医源性损伤。

2．病因

（1）开放性损伤：常由刀刃、枪弹、弹片等利器引起。常见受损内脏依次为肝、小肠、胃、结肠、大血管等。

（2）闭合性损伤：常由坠落、碰撞、冲击、挤压等钝性暴力所致。常见受损内脏依次为脾、肾、小肠、肝等。

3．临床表现

（1）由于致伤原因及伤情不同，腹部损伤后的临床表现差异很大，可从无明显症状体征到出现重度休克，甚至呈濒死状态。一般单纯腹壁损伤的症状和体征较轻，可表现为受伤部位疼痛，局限性腹壁肿胀、压痛，或者有皮下瘀斑。如为内脏挫伤，可有腹痛或无明显症状，严重者可有腹腔内出血和腹膜炎。

（2）实质脏器损伤：肝、脾、胰、肾等实质脏器或大血管损伤主要表现为腹腔内（腹膜后）出血，严重者可发生休克。腹痛呈持续性，一般并不很剧烈，腹膜刺激征也不明显。但肝破裂、胰腺损伤可出现明显腹痛和腹膜刺激征。体征最明显处一般即是损伤所在。移动性浊音是腹腔内出血的有力证据，但属于晚期体征，对早期诊断帮助不大。肾损伤时可出现血尿。

（3）空腔脏器破裂：胃肠道、胆道、膀胱等空腔脏器破裂主要表现为局限性或弥漫性腹膜炎。最为突出的是腹膜刺激征，其程度因空腔脏器内容物不同而异。通常胃液、胆汁、胰液的刺激最强，肠液次之，血液最轻。伤者可因肠麻痹而出现腹胀，严重时可发生感染性休克。空腔脏器破裂也可有程度不同的出血，但出血量一般不大，除非合并邻近大血管损伤。

4. 辅助检查

（1）诊断性腹腔穿刺术和腹腔灌洗术：是最简单、最可靠的方法。阳性率可达90%以上，对于判断腹腔内脏有无损伤和哪类脏器损伤有很大帮助。如果诊断性腹腔穿刺抽到不凝血，提示实质脏器破裂出血，这是由于腹膜的去纤维作用使血液不凝固；抽不到液体并不能完全排除内脏损伤。诊断性腹腔灌洗符合以下任意1项者为阳性：①灌洗液含有肉眼可见的血液、胆汁、胃肠内容物或证明是尿液。②显微镜下红细胞计数$> 100 \times 10^9$/L或白细胞计数$> 0.5 \times 10^9$/L。③淀粉酶> 100索莫吉（Somogyi）单位。④灌洗液中发现细菌。

（2）X线检查：腹腔游离气体为胃肠道破裂的证据，立位腹部平片表现为膈下新月形阴影。腹膜后积气提示腹膜后十二指肠或结直肠穿孔。对诊断空腔脏器破裂最简单、最有意义的检查方法是立位腹部平片或透视。

（3）B超检查：主要用于诊断肝、脾、胰、肾等实质脏器的损伤。

笔记

5. 诊断

（1）有无内脏损伤：有下列情况之一者，应考虑腹内脏器损伤。①早期出现休克，尤其是出血性休克征象。②持续性甚至进行性腹痛伴恶心、呕吐。③明显腹膜刺激征。④气腹表现。⑤腹部出现移动性浊音。⑥便血、呕血或尿血。⑦直肠指检发现前壁有压痛或波动感，或者指套染血。

（2）何种脏器受到损伤：①有恶心、呕吐、便血、气腹者多为胃肠道损伤。②有排尿困难、血尿、外阴或会阴牵涉痛者，提示泌尿系统脏器损伤。③有肩部牵涉痛者，多提示上腹部脏器损伤，其中以肝破裂和脾破裂多见。④有下位肋骨骨折者，应注意有无肝破裂或脾破裂。⑤有骨盆骨折者，提示有直肠、膀胱、尿道损伤的可能。

（3）是否存在多发性损伤：①腹内某一脏器有多处损伤。②腹内有1个以上脏器受到损伤。③除腹部损伤外，尚有腹部以外的合并损伤。④腹部以外损伤累及腹内脏器。

对于暂时不能明确有无腹腔内脏损伤而生命体征尚平稳的患者，应严密观察。剖腹探查指征：①全身情况有恶化趋势，出现口渴、烦躁、脉率增快、体温及血白细胞计数上升或血红细胞计数进行性下降。②腹痛和腹膜刺激征进行性加重或范围扩大。③肠蠕动减弱或消失，或者腹部逐渐膨隆。④膈下有游离气体，肝浊音界缩小或消失，或者出现移动性浊音。⑤积极抗休克后病情未见好转或继续恶化。⑥消化道出血。⑦腹腔穿刺抽出气体、不凝血、胆汁、胃肠内容物等。⑧直肠指检有明显触痛。

6. 治疗

（1）急救处理：如腹部以外另有伴发损伤，应全面权衡轻重缓急，首先处理对生命威胁最大的损伤。

（2）抢救休克：腹部损伤（尤其实质脏器损伤）很容易发生休克，故防治休克是救治中的重要环节。①实质脏器破裂出血伴休克的患者应在快速补液抗休克的同时准备手术，力争在收缩压回升至90mmHg以上后进行手术。若在积极治疗下休克仍未能纠正，提示腹内可能有活动性大出血，则应立即手术。②空腔脏器破裂的患者休克发生较晚，多数属于低血容量性休克，应在休克纠正的前提下手术治疗。少数患者因同时伴有感染性休克，导致休克不易纠正，也可在抗休克的同时进行手术治疗。对于空腔脏器破裂者，应当使用足量广谱抗生素。

（3）探查和处理腹腔的顺序：①探查顺序。先探查实质脏器肝、脾→膈肌、胆囊→胃→十二指肠第一段→空肠、回肠→大肠及其系膜→盆腔脏器→胃后壁和胰腺→必要时切开后腹膜探查十二指肠第二、三、四段。②处理顺序。出血性损伤→空腔脏器破裂伤。对于空腔脏器破裂伤，应先处理污染重的损伤，后处理污染轻的损伤。

7. 常见内脏损伤的特征

（1）肝破裂和脾破裂：①肝是腹部开放性损伤中最易受损的器官，右肝破裂多于左肝。肝破裂可采用清创缝合术、肝动脉结扎术、肝切除术、纱布填塞法等手术方式。②脾是腹腔脏器中最容易受损的器官之一。脾破裂处理原则是"抢救生命第一，保脾第二"。脾破裂可采用脾切除、脾破裂修补、脾片移植等手术方式。保守治疗仅适用于轻度单纯性脾破裂。脾切除的适应证：外伤性脾破裂、门静脉高压症脾功能亢进、脾本身的疾病（如游走脾、脾囊肿、脾肿瘤、脾脓肿、副脾、脾结核、脾梗死）、造血系统疾病（如遗传性球形红细胞增多症、遗传性椭圆形红细胞增多症、丙酮酸激酶缺乏症、珠蛋白生成障碍性贫血、自体免疫性溶血性贫血、免疫性血小板减少性紫癜、慢性粒细胞白血病、慢性淋巴细胞白血病、多毛细胞白血病、霍奇金淋巴瘤）。脾切除术后常见并发症：腹腔内大出血、膈下感染、血栓栓塞性并发症、脾切除术后凶险性感染（4岁以下儿童一般不宜切脾）。

（2）胰腺损伤：最常见的病因是方向盘伤、自行车把手伤（上腹部强力挤压，暴力直接作用于脊柱所致），损伤部位常在胰颈、胰体。由于胰腺位置深而隐蔽，早期不易发现，甚至在手术探查时也有漏诊可能。因此，凡是上腹部损伤的患者，都要考虑胰腺损伤的可能，应立即手术探查。手术原则是彻底止血，控制胰液外漏，充分引流，以防胰瘘发生。胰腺损伤的主要并发症是假性囊肿、胰腺脓肿和胰瘘。

（3）十二指肠损伤：多见于第二、三段。十二指肠损伤若发生在腹腔内，十二指肠破裂后胰液和胆汁流入腹腔而早期引起典型的腹膜炎。若为闭合伤所致的腹膜后十二指肠破裂，则早期症状和体征不明显，晚期表现为右上腹或腰部持续性疼痛且进行性加重，腹部体征相对较轻而全身情况不断恶化，血清淀粉酶升高。腹部X线平片可见腰大肌轮廓模糊，CT显示腹膜后及右肾前间隙有气泡。治疗关键是抗休克和及时得当的手术处理。

（4）小肠损伤：受伤的机会比较多。早期出现明显的腹膜炎。注意即使无气腹表现，也并不能否定小肠穿孔的诊断。确诊后应立即手术治疗，手术方式以简单修补为主。

（5）结肠损伤：结肠损伤发病率仅次于小肠，但因结肠内容物液体成分少而细菌含量多，故腹膜炎出现较晚，但较严重。一部分结肠位于腹膜后，受伤后容易漏诊，常常导致严重的腹膜后感染。右半结肠损伤根据全身和局部情况，行一期修补或一期切除吻合。左半结肠损伤一期先行肠造口术或肠外置术，待3～4周后患者情况好转时，二期关闭瘘口。

（6）直肠损伤：若损伤在盆底腹膜反折之上，其临床表现与结肠破裂基本相同；若损伤在盆底腹膜反折之下，则引起严重的直肠周围间隙感染，无腹膜炎症状，容易延误诊断。腹膜外直肠损伤的临床表现为血液从肛门排出；会阴部、骶尾部、臀部、大腿部的开放伤口有粪便溢出；尿液中有粪便残渣；尿液从肛门排出。直肠损伤后，直肠指检可发现直肠内有出血，有时可摸到直肠破裂口。治疗一期行乙状结肠双腔造瘘术，2～3个月后闭合造口。

（七）腹外疝

1. 疝的基本概念　体内脏器或组织离开其正常解剖部位，通过先天或后天形成的薄弱点、缺损或孔隙进入另一部位，称为疝。疝多发生于腹部，以腹外疝多见。腹外疝是由腹腔内的脏器或组织连同腹膜壁层，经腹壁薄弱点或孔隙，向体表突出而致。疝内容物以小肠最多见，大网膜次之。

2. 临床类型

（1）易复性疝：疝内容物很容易回纳入腹腔的疝。

（2）难复性疝：疝内容物不能回纳或不能完全回纳入腹腔内，但并不引起严重症状者（滑动性疝：疝内容物成为疝囊壁的部分，属于难复性疝）。

（3）嵌顿性疝：疝囊颈较小而腹内压突然增高时，疝内容物可强行扩张囊颈而进入疝囊，随后因囊颈的弹性收缩，又将内容物卡住，使其不能回纳，称嵌顿性疝。①Maydl疝，嵌顿的肠管包括几个肠袢，或者呈W形，是逆行性嵌顿疝。②Richter疝指嵌顿的内容物为肠管壁的一部分，也被称为肠管壁疝。③Littre疝指嵌顿的疝内容物为小肠憩室（通常是Meckel憩室）。④Amyand疝，指嵌顿的疝内容物为阑尾。

（4）绞窄性疝：嵌顿性疝合并肠壁血运障碍。

（5）儿童腹外疝：疝环组织柔软，嵌顿后很少发生绞窄。

3. 解剖结构

（1）腹股沟区解剖：下界为腹股沟韧带，内界为腹直肌外侧缘，上界为髂前上棘至腹直肌外侧缘的一条水平线。腹股沟管及股管的结构可概括为"两环两口四壁"（表9-9）。

表9-9　腹股沟管及股管的结构

	腹股沟管		股管
两环两口	内口－深环		上口－股环
	外口－浅环（皮下环）		下口－卵圆窝
四壁	前壁－皮肤皮下组织和腹外斜肌腱膜，外1/3尚有腹内斜肌		内缘－腔隙韧带
	后壁－腹膜和腹横筋膜，内1/3尚有腹股沟镰		前缘－腹股沟韧带
	上壁－腹内斜肌、腹横肌的弓状下缘		外缘－股静脉
	下壁－腹股沟韧带和腔隙韧带		后缘－耻骨梳韧带

（2）海氏（Hesselbach）三角：又称直疝三角，其外侧边是微型下动脉，内侧边是成直肌外侧镜，底边是腹股沟韧带。腹股沟直疝即由此突出。

4. 临床特点 常见腹外疝的临床特点比较见表9-10。

表9-10 常见腹外疝的临床特点比较

临床特点	腹股沟斜疝	腹股沟直疝	股疝
发病年龄	最常见，多见于儿童与青壮年	多见于老年	40岁以上妇女
途径	经腹股沟管突出	由直疝三角突出	经股管突出
是否进入阴囊	可进入	很少进入	绝不进入
疝块外形	椭圆形或梨形，有蒂	半球形，基底较宽	半球形，位于卵圆窝处
回纳疝块后压住内环	疝块不再突出	疝块仍可突出	疝块仍可突出
精索与疝囊的关系	精索在疝囊后方	精索在疝囊前外方	
疝囊颈与腹壁下动脉关系	疝囊颈在腹壁下动脉外侧	疝囊颈在腹壁下动脉内侧	
嵌顿机会	较多	极少	最易嵌顿（占60%）

5. 治疗

（1）非手术治疗：适用于1岁以下的婴幼儿、年老体弱者、伴其他严重疾病禁忌手术者。

（2）手术治疗：腹股沟疝最有效的治疗方法是手术修补，手术方法主要分为以下3种。①传统的疝修补术。手术的基本原则是疝囊高位结扎＋腹股沟管修补术。婴幼儿的腹肌在发育中可逐渐强壮而使腹壁加强，单纯疝囊高位结扎常能获得满意疗效，不需要施行修补术。绞窄性斜疝因肠坏死而局部有严重感染，通常采取单纯疝囊高位结扎而不修补，因感染常使修补失败，腹壁的缺损应在以后另做择期手术加强。成年腹股沟疝患者都存在不同程度的腹股沟管前壁或后壁薄弱、缺损，单纯疝囊高位结扎不足以预防腹股沟疝的复发，故在疝囊高位结扎后，还须行腹股沟管修补。常用修补术式见表9-11。②无张力疝修补术是在无张力情况下，利用人工高分子材料网片进行修补，具有术后疼痛轻、恢复快、复发率低等优点。疝修补材料分为可吸收材料、部分可吸收材料、不吸收材料等多种。对嵌顿性疝行急诊手术不推荐使用材料，对有污染可能的手术，不推荐使用不吸收材料进行修补。③经腹腔镜疝修补术（LIHR）具有创伤小、术后疼痛轻、恢复快、复发率低、无局部牵扯感等优点，目前临床应用越来越多。

表9-11 常用修补术式

术式	加强部位	手术方法	适用情况
Ferguson	加强前壁	在精索前方将腹内斜肌下缘与联合腱缝至腹股沟韧带上，目的是消灭腹内斜肌弓状下缘与腹股沟韧带之间的空隙	腹横筋膜无显著缺损、腹股沟管后壁健全
Bassini	加强后壁	在精索后把腹内斜肌下缘和联合腱缝至腹股沟韧带上，精索位于腹内斜肌与腹外斜肌腱膜之间	腹横筋膜松弛、腹股沟管薄弱者临床应用最广泛
Halsted	加强后壁	与Bassini法相似，把腹外斜肌腱膜在精索后方缝合。精索位于腹壁皮下层与腹外斜肌腱膜之间	腹横筋膜松弛、腹股沟管薄弱者
Shouldice	加强后壁	将疝修补重点放在内环及腹横筋膜	较大的成人腹股沟斜疝、直疝
McVay	加强后壁	在精索后方把腹内斜肌下缘和联合腱缝至耻骨梳韧带上	后壁严重薄弱者：大斜疝、复发疝、直疝、股疝、老年患者

（3）嵌顿性疝的处理原则：①手法复位。适用于嵌顿时间在3～4小时以内，局部压痛不明显，无腹部压痛或肌紧张等腹膜刺激征者；年老体弱或伴其他严重疾病而预估肠祥尚未绞窄者。②手术治疗。除上述情况外，嵌顿性疝原则上需要紧急手术治疗。

（4）绞窄性疝的处理原则：绞窄性疝嵌顿的肠管已有血运障碍应手术切除坏死的肠管，一期肠吻合，只做疝囊高位结扎，一般不做一期疝修补，以免因感染而致修补失败。

（5）复发性腹股沟疝的处理原则：复发性腹股沟疝有如下3种情况，不同情况处理有所区别。①真性复发疝。在疝手术部位再次发生的疝，其解剖部位和疝的类型与初次手术的疝相同。②遗留疝。为初次手术时遗留的伴发疝。③新发疝。初次疝手术时，经彻底探查并排除了伴发疝，修补手术也是成功的。手术若干时间后再发生疝，疝的类型与初次手术的疝相同或不相同，但疝的解剖部位不同，为新发疝。

拓展练习及参考答案

✍ 拓展练习

【填空题】

1. 微小肝癌是指肿瘤直径（　　），小肝癌是指肿瘤直径（　　），大肝癌是指肿瘤直径（　　），巨大肝癌是指肿瘤直径（　　）。

2. 肝内胆管癌通常包含（　　）和（　　）2种。

3. Reynolds五联征是指（　　），（　　），（　　），（　　），（　　），常见于（　　）。

4. 胆囊三角是由（　　）、（　　）、（　　）所构成的三角区，（　　）、（　　）、（　　）在此穿过，是胆道手术极易发生误伤的区域。

5. 脾切除的主要适应证为（　　）、（　　）、（　　）、（　　）。

【判断题】

1. 胆囊结石典型的B超征象是强回声光团，其后伴声影，不随体位改变而移动。

2. 原发性肝癌侵犯下腔静脉，应立即行肝叶切除术。

【名词解释】

1. Mirizzi综合征

2. Whipple三联征

3. 疝

【选择题】

A型题

1. 女性，45岁。右上腹痛2天，2天前聚餐后突发右上腹疼痛，伴恶心、呕吐胃内容物1次。查体：体温37.3℃，血压130/80mmHg，右上腹压痛，墨菲征阳性。血白细胞计数$14.1×10^9$/L，中性粒细胞占比0.82。进一步检查首选

A. 腹部B超　　　　　　　　　B. 腹部CT　　　　　　　　　C. 立位腹部X线平片

D. 磁共振胰胆管成像　　　　　E. 纤维胃镜

2. 女性，31岁。腹痛、寒战、高热、黄疸反复发作3年。1天来上腹部持续性疼痛，伴阵发性绞痛，恶心，无呕吐。查体：体温38.6℃，巩膜黄染，右上腹压痛（＋），无反跳痛，胆囊大，墨菲征阳性。最佳处理措施是

A. 胆总管Oddi括约肌切开术

B. 胆囊造瘘术

C. 胆囊切除＋胆总管十二指肠吻合术

D. 胆囊切除术＋胆总管探查T管引流术

E．观察等待

3．男性，40岁。饮酒后突发腹痛24小时，腹痛剧烈，呈持续性，腹痛从上腹部很快波及全腹，伴恶心、呕吐。查体：腹部膨胀，全腹肌紧张，有压痛反跳痛，脐周Cullen征（＋）。血清淀粉酶8500U/L。决定手术治疗，术中常规处理措施最重要的是

A．胰腺部分切除　　　　　　B．胆囊切除术　　　　　　　C．坏死组织清除加引流术

D．探查并解除胆道梗阻　　　E．止血

4．女性，62岁。右侧股疝嵌顿10小时。查体：腹胀明显，右下腹局限性压痛，肌紧张，肠鸣音亢进。右侧腹股沟韧带下方隆起肿块，有压痛。手术时发现小肠坏死，行坏死小肠切除后，下一步正确的手术措施是

A．单纯疝囊高位结扎术　　　B．McVay疝修补术　　　　　C．Bassini疝修补术

D．Ferguson疝修补术　　　　E．以上均不选

5．男性，42岁。腹部撞伤3小时，持续性腹痛，未排尿。查体：体温37.5℃，脉搏110次/分，血压90/60mmHg，腹式呼吸受限，腹稍胀，全腹肌紧张、压痛，腹部移动性浊音阳性，肠鸣音消失。实验室检查：血红蛋白100g/L，血白细胞计数12×10⁹/L。最佳治疗方案是

A．胃肠减压观察　　　　　　B．广谱抗生素治疗观察　　　C．急诊剖腹探查

D．抗休克治疗观察　　　　　E．输血治疗观察

B型题

（6～9题共用选项）

A．保守治疗　　　　　　　　B．单纯疝囊高位结扎术　　　C．无张力疝修补术

D．疝囊高位结扎＋疝修补术　E．以上均不选

6．1岁以内婴幼儿腹股沟斜疝的治疗采用

7．小儿腹股沟斜疝的治疗采用

8. 绞窄性腹股沟斜疝行坏死肠管切除后的治疗方法是

9. 成人腹股沟直疝的传统手术方法是

X型题

10. 贲门周围血管离断术的特点包括

A. 为急诊手术的首选术式　　　B. 术后入肝血流稍增加　　　C. 可显著降低门静脉压力

D. 术后肝性脑病发生率低　　　E. 门静脉压力升高

【问答题】

1. 请简述胆囊结石的治疗方式。

2. 简述急性胰腺炎最常见的局部和全身并发症。

参考答案

【填空题】

1. ≤2cm；>2cm而≤5cm；>5cm而≤10cm；>10cm

2. 胆管细胞癌；胆管细胞与肝细胞混合型

3. 腹痛；寒战、高热；黄疸；休克；中枢神经系统抑制表现；急性梗阻性化脓性胆管炎

4. 胆囊管；肝总管；肝下缘；胆囊动脉；肝右动脉；副右肝管

5. 外伤性脾破裂；门静脉高压症脾功能亢进；脾原发性疾病及占位性病变；某些造血系统疾病

【判断题】

1. ×　随体位改变在胆囊内移动的强回声光团。

2. ×　肝癌侵犯下腔静脉是肝叶切除术的禁忌证，可采用肝动脉灌注化疗、肝动脉栓塞、肝动脉结扎等治疗。

【名词解释】

1. Mirizzi综合征　是特殊类型的胆囊结石，形成的解剖因素是胆囊管与肝总管伴行过长，或者胆囊管与肝总管汇合位置过低，持续嵌顿于胆囊颈部的和较大的胆囊管结石压迫肝总管，引起肝总管狭窄。

2. Whipple三联征　见于胰岛素瘤患者，表现为空腹或运动后低血糖，症状发生时血糖＜2.2mmol/L，予以葡萄糖后症状可迅速缓解。

3. 疝　指体内某个脏器或组织离开其正常解剖部位，通过先天或后天形成的薄弱点、缺损或孔隙进入另一部位。

【选择题】

A型题　1．A　2．D　3．C　4．A　5．C

B型题　6．A　7．B　8．B　9．D

X型题　10．ABDE

【问答题】

1．答案见知识点总结（二）4（2）。

2．答案见知识点总结（三）1（6）。

第10周　胸部损伤及肿瘤、食管疾病

一、考研真题解析

1.（2012年X型题）关于闭式胸腔引流术的叙述中正确的有

A. 如胸膜腔内为气体，引流选在锁骨中线第2肋间隙

B. 如胸膜腔内为液体，引流选在腋前线的第6～8肋间隙

C. 为保持管腔通畅，要经常挤压引流管

D. 拔管时待患者深吸气后屏气，再迅速拔除引流管

【答案与解析】　1. ACD。施行闭式胸腔引流术时，气胸引流一般在前胸壁锁骨中线第2肋间隙；血胸则在腋中线与腋后线间第6或第7肋间隙。术后要经常挤压引流管以保持管腔通畅，记录每小时或24小时引流液量。引流后，当肺膨胀良好，已无气体和液体排出时，可在患者深吸气后屏气时拔除引流管，并封闭伤口。

2.（2013年A型题）下列急性胸部损伤中，对生命威胁最大的是

A. 闭合性气胸　　　B. 开放性气胸　　　C. 张力性气胸　　　D. 血气胸

【答案与解析】　2. C。气胸分为3种类型：①闭合性气胸（单纯性气胸）。胸膜腔内压仍低于大气压，积气量决定肺萎陷程度。积气量小且无症状者无须特殊处理，积气量大有呼吸困难时应行胸膜腔穿刺或行闭式胸腔引流。②开放性气胸（交通性气胸）。

外界空气自由进出胸膜腔，伤侧胸膜内压等于大气压。纵隔吸气时移向健侧，呼气时移向伤侧，称为纵隔扑动。纵隔扑动和移位影响静脉回心血流，引起循环障碍。急救处理要点为使用无菌敷料在伤者呼气末封盖伤口并加压包扎，使之成为闭合性气胸。③张力性气胸（高压性气胸）。气管、支气管或肺损伤处形成活瓣，气体随每次吸气进入胸膜腔并积累增多，致胸膜腔内压高于大气压并不断增高。伤侧肺严重萎陷，纵隔移向健侧，腔静脉回流障碍，出现严重的呼吸循环功能障碍，是可迅速导致死亡的危急重症。急救处理要点是迅速用粗针头穿刺胸膜腔减压，并外接单向活瓣装置，进一步处理应安置闭式胸腔引流。临床上还可出现血气胸，即胸膜腔内同时积血、积气，根据是否为进行性出血、积血量多少等采用及时开胸探查、胸腔穿刺或闭式引流等治疗。

3.（2014年A型题）下列胸部损伤中，须考虑手术探查的是

　　A．胸部爆震伤　　　B．创伤性窒息　　　C．胸骨损伤　　　　D．胸腹联合伤

【答案与解析】 3．D。正确、及时地认识最直接威胁患者生命的紧急情况与损伤部位至关重要。有下列情况时，应急诊开胸手术探查：①进行性血胸。②心脏大血管损伤。③严重肺裂伤或气管、支气管损伤。④食管破裂。⑤胸腹或腹胸联合伤。⑥胸壁大块缺损。⑦胸内存留较大的异物。而胸部爆震伤、胸骨损伤及创伤性窒息可首选保守治疗。

4.（2015年X型题）女性，28岁。车祸伤及右胸1小时。查体：脉搏96次/分，呼吸24次/分，血压140/95mmHg。右前胸未见反常呼吸运动，局部肿胀、压痛明显，右

肺呼吸音减低。胸部X线片示右侧第8、9肋骨后端骨折，正确的处理有

    A．腹部B超   B．镇静镇痛   C．牵引固定   D．胸带固定

【答案与解析】　4．ABD。该患者为年轻女性，车祸后出现呼吸加快、呼吸音减低，胸部X线片提示2处肋骨后端骨折，故诊断肋骨骨折明确。肋骨骨折的处理原则为有效控制疼痛、肺部物理治疗和早期活动。固定胸廓能减少肋骨断端活动、减轻疼痛，采用多头胸带或弹性胸带固定胸廓，同时镇静镇痛。该患者属于胸背部多根多处肋骨骨折，反常呼吸不明显，首选此方法。伤后及时行床旁腹部B超有助于了解有无其他脏器损伤等。

（5、6题共用选项）（2016年B型题）

    A．鳞状细胞癌   B．腺癌   C．小细胞癌   D．大细胞癌

    5．中老年男性吸烟患者易发生的肺癌是

    6．女性患者易发生的肺癌是

【答案与解析】　5．A。肺鳞状细胞癌与吸烟关系密切，男性占多数。6．B。肺腺癌好发于年轻女性，多为周围型。

    7．（2018年A型题）出现反常呼吸运动的胸部损伤是

    A．张力性气胸   B．多根多处肋骨骨折

    C．开放性气胸   D．闭合性气胸

【答案与解析】　7．B。多根多处肋骨骨折使局部胸壁失去完整肋骨支撑而软化，出现反常呼吸运动，即吸气时软化区胸壁内陷，呼气时外突，称为连枷胸。张力性气胸表

现为皮下气肿，进行性呼吸困难，甚至窒息。闭合性气胸表现为纵隔向健侧移位。开放性气胸主要表现为有可发出吸吮样声音的伤口，可出现纵隔扑动。

8.（2018年X型题）拔除胸腔闭式引流管的指征有

A．胸腔内气液无残留，肺扩张好，引流管通畅

B．胸腔内气体少量残留，肺扩张好，引流管不通畅

C．胸腔内气液无残留，肺不张，引流管通畅

D．胸腔内气体少量残留，引流管内间断有气体逸出

【答案与解析】 8．AB。胸腔闭式引流术后应经常挤压引流管以保持管腔通畅，记录每小时或24小时引流液量。引流后肺扩张良好，已无气体和液体排出，可在患者深吸气屏气时拔除引流管，并封闭伤口。胸腔少量气液残留，但肺扩张良好，说明胸腔内气体、液体量不是很多，可自行吸收。胸腔无气液残留，肺不张，需要进一步地观察，应先留置引流管继续观察肺扩张度。引流管间断气泡排出，说明胸腔内高压，应继续引流。

9.（2019年A型题）可能发生纵隔扑动的胸部损伤是

A．开放性气胸　　B．闭合性气胸　　C．张力性气胸　　D．进行性血胸

【答案与解析】 9．A。参见考研真题解析第2题解析。

10.（2020年A型题）下列胸部创伤性疾病中，一般采用非手术治疗的是

A．创伤性窒息　　B．血胸　　　　C．张力性气胸　　D．开放性气胸

【答案与解析】 10．A。①创伤性窒息患者预后取决于承受压力大小、持续时间长

笔记

短和有无合并伤。患者在严密观察下对症处理，皮肤黏膜的出血点及瘀斑多数于2～3周后自行吸收消退。②非进行性血胸患者，如胸腔积血量少，可采用胸腔穿刺，及时排出积血；如胸腔积血量中等，应积极行闭式胸腔引流，促使肺膨胀，改善呼吸功能。进行性血胸患者，应及时开胸探查，如为凝固性血胸，应待患者情况稳定后尽早手术，清除血块；感染性血胸应及时改善胸腔引流，排尽感染性积血、积脓。③张力性气胸是可迅速致死的危急重症，急救时须迅速使用粗针头穿刺胸膜腔减压，并外接单向活瓣装置；若持续漏气，肺难以膨胀则须开胸探查。④当开放性气胸患者疑有胸腔内脏损伤或进行性出血，则须行开胸探查手术。

11.（2021年A型题）女性，32岁。间断吞咽困难伴呕吐10年。上消化道造影提示食管明显扩张，蠕动减弱。食管末端呈"鸟嘴样"狭窄，狭窄部黏膜尚光滑。宜采取的手术方式是

  A. 食管大部切除，胃代食管术 B. 食管下段贲门肌层切开术

  C. 食管下段、近段胃切除术 D. 腹腔镜胃底折叠术

【答案与解析】 11. B。食管下段贲门肌层切开术（Heller手术）方法简单，是治疗贲门失弛缓症的有效方法，效果良好。肌层切开应彻底，直至黏膜膨出。肌层剥离范围约至食管周径的一半，但须注意防止切破黏膜或损伤迷走神经。

12.（2022年A型题）下列关于创伤性窒息的病理生理改变的描述，错误的是

  A. 瞬间声门紧闭 B. 小支气管和肺泡破裂

  C. 胸膜腔内压骤增 D. 上腔静脉系统逆流

【答案与解析】 12．B。创伤性窒息是指钝性暴力作用于胸部所致的上半身广泛皮肤、黏膜、末梢毛细血管淤血及出血性损害。当胸部和上腹部受到暴力挤压时，患者声门紧闭，胸膜腔内压骤增，右心房血液经无静脉瓣的上腔静脉系统逆流，造成上半身末梢静脉及毛细血管过度充盈扩张并破裂出血。

13．（2022年A型题）下列关于肺癌的描述，正确的是

A．鳞状细胞癌（简称鳞癌）常为周围型

B．鳞癌通常首先血行转移

C．腺癌在早期发生淋巴转移

D．小细胞癌对放射治疗（简称放疗）、化学治疗（简称化疗）都敏感

【答案与解析】 13．D。小细胞癌对放、化疗都敏感，但易耐药，较早发生淋巴和血行转移，预后差。鳞癌常为中央型，淋巴转移是常见扩散途径，而血行转移小细胞癌和腺癌较鳞癌常见。

二、知识点总结

本周知识点考点频率统计见表10-1。

表10-1　胸部损伤及肿瘤、食管疾病考点频率统计表（2012—2022年）

年份	肋骨骨折	气胸、血胸	创伤性窒息	肺癌	食管癌	腐蚀性食管灼伤	贲门失弛缓症	原发纵隔肿瘤
2022			√	√				
2021							√	
2020			√					
2019		√						
2018	√	√						
2017								
2016				√				
2015	√							
2014			√					
2013		√						
2012		√						

（一）肋骨骨折

1. 肋骨解剖特点　见表10-2。

表10-2　肋骨解剖特点

部位	解剖特点
第1～3肋骨	粗短，且有锁骨、肩胛骨保护，不易发生骨折
第4～7肋骨	长而薄，最易发生骨折
第8～10肋骨	前端肋软骨形成肋弓与胸骨相连，不易骨折
第11～12肋骨	前端游离，弹性较大，不易骨折

2. 临床表现

（1）局部疼痛：肋骨骨折断端可刺激肋间神经产生局部疼痛，在深呼吸、咳嗽或转动体位时加剧。胸痛使呼吸变浅、咳嗽无力，呼吸道分泌物增多，易致肺不张和肺部感染。

（2）体征：胸壁可有畸形，局部明显压痛，局部肿胀，可见局部皮下瘀斑，胸廓挤压征阳性，甚至产生骨摩擦音。多根多处肋骨骨折时，可见患侧胸壁出现吸气时软化区胸壁内陷，呼气时外突的反常呼吸运动（连枷胸）。

（3）并发症：骨折断端向内可刺破胸膜、肋间血管和肺组织，产生气胸、血胸、皮下气肿或咯血。

3. 治疗　治疗原则是有效控制疼痛、肺部物理治疗和早期活动。

（1）闭合性单处肋骨骨折：多头胸带或弹性胸带固定胸廓，减少肋骨断端活动、减轻疼痛。这种方法也适用于胸背部、胸侧壁多根多处肋骨骨折、胸壁软化范围小而反常呼吸运动不严重的患者。

（2）闭合性多根多处肋骨骨折：有效镇痛和呼吸道管理是主要治疗原则。咳嗽无力和呼吸道分泌物潴留的伤员，应施行纤维支气管镜吸痰和肺部物理治疗。①出现呼吸功能不全的伤员需要气管插管机械通气，正压通气对浮动胸壁可起到"内固定"作用。②长期胸壁浮动且不能脱离呼吸机者，可施行常规手术或电视胸腔镜下固定肋骨，术中采用Judet夹板、克氏针或不锈钢丝等固定肋骨断端。③因其他指征需要开胸手术时，也可同时施行肋骨固定手术。

（3）开放性肋骨骨折：胸壁伤口须彻底清创，选用上述方法固定肋骨断端。

（二）气胸

3种类型气胸的比较见表10-3。

表10-3　3种类型气胸的比较

鉴别点	闭合性气胸	张力性气胸	开放性气胸
胸膜裂口	小	呈单向活瓣作用	大，持续开启
空气进出	空气不能自由进出胸膜腔	空气只能进、不能出	可自由进出胸膜腔
胸膜腔内压	仍低于大气压	持续升高，高于大气压	接近大气压
纵隔位置	向健侧移位	向健侧显著移位	向健侧移位
气管移位	向健侧移位	向健侧显著移位	向健侧移位
伤肺	不同程度的肺萎陷	肺完全萎陷	肺萎陷
胸廓视诊	伤侧饱满，呼吸活动度降低	伤侧饱满	胸部吸吮性伤口
皮下气肿	无	可有纵隔和皮下气肿	无

续　表

鉴别点	闭合性气胸	张力性气胸	开放性气胸
纵隔扑动	无	无	有
肺部叩诊	伤侧鼓音	伤侧鼓音	伤侧鼓音
肺部听诊	伤肺呼吸音减低	伤肺呼吸音消失	伤肺呼吸音消失
胸部X线片	不同程度肺萎陷、胸腔积气	肺完全萎陷、严重胸腔积气	肺萎陷、大量胸腔积气
抽气表现	抽气后压力下降	抽气后压力先下降，后迅速增高	抽气后数分钟压力复升
治疗要点	肺压缩量＜20%者先行观察，肺压缩量＞20%者行穿刺抽气，自觉症状重者行闭式引流	立即穿刺抽气，急救时须迅速使用粗针头穿刺胸膜腔减压，并外接单向活瓣装置，进一步处理行闭式引流，必要时开胸探查	立即将开放性气胸变为闭合性气胸，自觉症状重者行闭式引流，必要时开胸探查

　　闭式胸腔引流术的适应证：①中、大量气胸，开放性气胸，张力性气胸。②胸膜腔穿刺治疗后肺无法复张者。③须使用机械通气或人工通气的气胸或血气胸。④拔除胸腔引流管后气胸或血胸复发者。⑤剖胸手术。

　　（三）血胸

　　1. 分类　成人血胸量≤0.5L为少量血胸；0.5～1.0L为中量血胸；＞1.0L为大量血胸。

　　2. 临床表现

　　（1）失血表现：面色苍白、脉搏细速、血压下降、末梢血管充盈不足。

　　（2）胸腔积血表现：呼吸急促，肋间隙饱满，气管移向健侧，伤侧叩诊浊音、呼吸音减弱或消失。

（3）进行性血胸的判定标准：①持续脉搏加快、血压降低，或者虽经补充血容量血压仍不稳定。②闭式胸腔引流量每小时超过200ml，持续3小时。③血红蛋白、红细胞计数、红细胞比容进行性降低。④胸腔引流液迅速凝固。

（4）提示感染性血胸：①有畏寒、高热等感染的全身表现。②抽出胸腔积血1ml，加入5ml蒸馏水，无感染呈淡红透明状，出现混浊或絮状物提示感染。③胸腔积血无感染时，红细胞、白细胞计数比例为500∶1，感染时白细胞计数明显增加，比例达100∶1可确定感染性血胸。④胸腔积血涂片和细菌培养阳性。

3. 治疗

（1）非进行性血胸，胸腔积血量少：可采用胸腔穿刺，及时排出积血。

（2）非进行性血胸，胸腔积血量中等：积极行闭式胸腔引流，促使肺膨胀，改善呼吸功能。

（3）进行性血胸：及时开胸探查。

（4）凝固性血胸：待伤员情况稳定后，尽早（伤后2～3天）手术，清除血块。

（5）感染性血胸：及时改善胸腔引流，排尽感染性积血、积脓。

（四）创伤性窒息

1. **定义**　创伤性窒息是指钝性暴力作用于胸部所致的上半身广泛皮肤、黏膜、末梢毛细血管淤血及出血性损害。当胸部和上腹部受到暴力挤压时，患者声门紧闭，胸膜腔内压骤增，右心房血液经无静脉瓣的上腔静脉系统逆流，造成上半身末梢静脉及毛细血管过度充盈扩张并破裂出血。

2. **临床表现**　伤员面、颈、上胸部皮肤出现针尖大小的紫蓝色瘀斑，以面部及眼眶部最为明显。口腔、球结膜、鼻腔黏膜瘀斑，甚至出血。视网膜或视神经出血，可产生暂时性或永久性视力障碍。鼓膜破裂可致外耳道出血、耳鸣，甚至听力障碍。伤后多有暂时性意识障碍。

3. 治疗　患者预后取决于承受压力大小、持续时间长短和有无合并伤。创伤性窒息所致瘀点及瘀斑，一般于2～3周后自行吸收消退。少数伤员在压力移除后可发生心跳呼吸停止，应做好充分抢救准备。

（五）肺癌

1. 病因　长期大量吸烟（最重要的风险因素）、大气污染、职业接触、机体状况（饮食、遗传易感）、基因变异等。

2. 病理

（1）病理组织学分类：鳞癌、腺癌、小细胞癌、大细胞癌常见。肺鳞癌与吸烟关系密切，男性占多数，多为中心型，淋巴转移早、血行转移晚。肺腺癌好发于年轻女性，多为周围型。肺小细胞癌好发于老年男性，对放、化疗敏感但容易耐药，较早出现淋巴及血行转移，预后差。

（2）扩散及转移：①直接扩散。②淋巴转移，是常见扩散途径，小细胞癌和鳞癌较多见。③血行转移，小细胞癌和腺癌较鳞癌常见，常见的远处转移部位是骨、脑、肝、肾上腺。

3. 临床表现

（1）早期肺癌特别是周围型肺癌往往没有任何临床症状，大多在行胸部X线或胸部CT检查时发现。常见症状包括咳嗽、血痰、胸痛、发热、气促，其中以咳嗽最为多见，多为刺激性咳嗽。中央型肺癌早期即可有刺激性咳嗽、痰中带血，由于肿块压迫，可使远端支气管阻塞致肺不张。

（2）晚期肺癌可有下列压迫或浸润性症状：①压迫或侵犯膈神经可引起同侧膈肌麻痹。②压迫喉返神经出现声音嘶哑。③压迫上腔静脉出现面部、颈部、上肢、上胸部静脉怒张。④压迫食管出现吞咽困难。⑤压迫交感神经出现霍纳（Horner）综合征，表现为同侧上眼睑下垂、瞳孔缩小、眼球凹陷、面部无汗，见于肺上沟瘤（Pancoast瘤）。

（3）远处转移症状：按侵犯的器官不同，产生不同的症状。脑转移可引起头痛、恶心或其他神经系统症状和体征；骨转移可引起骨痛、血碱性磷酸酶或血钙升高；肝转移可导致肝大、血碱性磷酸酶等升高；皮下转移可在皮下触及结节。

（4）副瘤综合征：少数肺癌患者，由于肿瘤产生内分泌物质，临床上呈现非转移性全身症状，如骨关节病综合征（杵状指、骨关节痛、骨膜增生）、库欣（Cushing）综合征（常见于小细胞肺癌、支气管类癌）、兰伯特－伊顿（Lambert-Eaton）综合征、男性乳腺增大、多发性肌肉神经痛等。这些症状在切除肺癌后有可能消失。

4. 辅助检查与诊断

（1）胸部X线正侧位片：是临床常用的检查手段，可发现较典型的肺内病灶。中心型肺癌早期胸部X线片可无异常征象。当癌肿阻塞支气管时，受累肺段或肺叶出现肺炎征象。支气管管腔被癌肿完全阻塞，可产生相应的肺叶或一侧全肺不张。癌肿转移到肺门及纵隔淋巴结，可出现肺门阴影或纵隔阴影增宽，不张的上叶肺与肺门肿块联合可形成"反S征"影像。

（2）CT检查：低剂量胸部CT是目前最有效的肺癌筛查手段。常见CT征象有：分叶征、毛刺征、空泡征、空气支气管征、肿瘤滋养动脉、血管切迹和集束征、胸膜凹陷或牵拉征、偏心空洞等征象。

（3）正电子发射断层扫描（PET）检查：可用于肺结节的鉴别诊断、肺癌分期、转移灶检测、疗效评价。

（4）磁共振成像（MRI）检查：对肺上沟瘤的诊断具有重要价值。

（5）超声检查：对肺癌分期具有重要意义。

（6）骨扫描检查：采用^{99m}Tc所标记的二膦酸盐进行骨代谢显像是肺癌骨转移筛查的重要手段。

（7）痰细胞学检查：中央型肺癌，特别是伴有血痰的病例，痰中找到癌细胞即可确诊。

（8）支气管镜检查：对中心型肺癌阳性率较高，并可取活组织行病理学检查。

（9）支气管内超声引导针吸活检术（EBUS-TBNA）：可对纵隔或肺门淋巴结进行细针穿刺针吸活检，用于肺癌病理获取和淋巴结分期，比纵隔镜检查更加微创。

（10）纵隔镜检查：可明确有无纵隔淋巴结转移。

（11）经胸壁针吸细胞学或组织学检查（TTNA）：对周围型肺癌的肿块，若常规的痰细胞学或支气管镜检查难以确诊，可考虑行TTNA。TTNA为有创检查，须在B超或CT引导下进行。

（12）电视胸腔镜手术（VATS）：在其他检查未能取得病理诊断且高度怀疑肺癌时，可行VATS。

注意：确诊中央型肺癌首选纤维支气管镜＋活组织病理学检查，确诊周围型肺癌首选TTNA。纤维支气管镜用于中央型肺癌的检查，胸腔镜用于周围型肺癌的检查，纵隔镜用于纵隔肿瘤的检查。

5. 治疗 小细胞肺癌远处转移早，除早期（$T_{1\sim2}N_0M_0$）的患者适用于手术治疗外，其他应以非手术治疗为主。而非小细胞肺癌则依据确诊时的TNM分期采用相应的治疗：ⅠA期采用手术治疗；ⅠB期采用手术治疗±术后化疗；Ⅱ期采用手术治疗＋术后化疗；ⅢA期采用化疗＋放疗±手术治疗；ⅢB期采用化疗＋放疗；Ⅳ期采用综合治疗，根据基因突变情况考虑靶向治疗、化疗或免疫治疗。

（1）手术治疗：早期肺癌手术治疗通常能达到治愈的效果。手术适应证：Ⅰ、Ⅱ期和部分经过选择的ⅢA期（$T_3N_1M_0$）的非小细胞肺癌。已明确纵隔淋巴结转移（N_2）的患者，手术可考虑在化疗和/或放疗后进行。ⅢB期、Ⅳ期肺癌，手术一般不应列为主要治疗手段。

（2）放射治疗：是肺癌局部治疗手段之一。对有纵隔淋巴结转移的肺癌，全剂量放疗联合化疗是主要的治疗模式。对有远处转移的肺癌，放疗仅用于对症治疗。一些早期肺癌患者，因高龄、心肺疾病不能耐受手术，放疗可作为一种局部治疗手段。放疗的敏感性：小细胞肺癌＞鳞癌＞腺癌＞细支气管肺泡癌。

（3）化学治疗：肺癌的化疗分为术前化疗（新辅助化疗）、术后化疗（辅助化疗）和系统性化疗。肺癌的标准化疗方案是：下列药物之一与铂类药（顺铂或卡铂）的两药联合方案，药物包括长春瑞滨、紫杉醇、吉西他滨、多西他赛、培美曲塞、依托泊苷、拓扑替康等。

（4）靶向治疗：主要治疗靶点有表皮生长因子受体（EGFR）、血管内皮生长因子（VEGF）、间变淋巴瘤激酶（ALK）。东亚肺腺癌患者中，特别是女性和非吸烟者，*EGFR*基因突变比例超过50%，是最重要的治疗靶点。

（5）免疫治疗：可使少数晚期患者获得远期生存。

（六）食管癌

1. **病因**　食管癌好发于男性，发病年龄多在40岁以上，以60～64岁年龄组发病率最高。

（1）吸烟和重度饮酒：吸烟者食管癌的发生率增加3～8倍，重度饮酒者增加7～50倍。

（2）亚硝胺：在我国食管癌高发区，主要危险因素还有亚硝胺、某些霉菌及其毒素。

（3）某些微量元素和维生素缺乏：也是食管癌的发病因素之一。

（4）饮食习惯：不良饮食习惯，如食物过硬、过热，进食过快。

（5）遗传因素：食管癌的遗传易感因素。

2. **病理**

（1）好发部位：食管癌的好发部位依次为胸中段、胸下段、胸上段。我国以鳞癌最常见，占80%以上；美国和欧洲以腺癌多见，占70%以上。

（2）病理分型：①髓质型，管壁明显增厚并向腔内外扩展，使瘤体的上下端的边缘呈坡状隆起。②蕈伞型，瘤体呈卵圆形扁平肿块状，向腔内呈蘑菇样突起。③溃疡型，瘤体的黏膜面呈深陷而边缘清楚的溃疡，溃疡大小和外形不一，深入肌层，阻塞程度较轻。④缩窄型，即硬化型，瘤体形成明显的环行狭窄，累及食管全部周径，较早出现阻

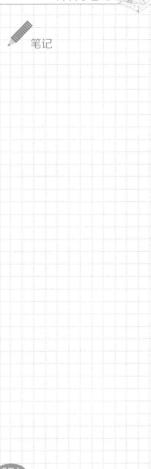

笔记

塞症状。

（3）扩散及转移：癌肿最先向黏膜下层扩散，继而向上、下及全层浸润，很易穿透疏松的外膜侵入邻近器官。淋巴转移是食管癌的主要转移途径，血行转移发生较晚。

3. 临床表现

（1）早期食管癌：早期食管癌症状不明显，吞咽粗硬食物时可能偶有不适，如胸骨后烧灼样、针刺样或牵拉摩擦样疼痛。食物通过缓慢，并有停滞感或异物感。哽噎停滞感常通过吞咽水后缓解消失。症状时轻时重，进展缓慢。

（2）中晚期食管癌：典型症状是进行性吞咽困难。晚期可有浸润症状，如侵犯喉返神经出现声音嘶哑，压迫颈交感神经产生 Horner 综合征。持续胸痛或背痛，表示癌肿已侵犯食管外组织。若有肝、脑等脏器转移，可出现黄疸、腹水、昏迷等表现。

4. 辅助检查与诊断

（1）食管气钡双重造影：①早期食管癌。食管黏膜皱襞紊乱、粗糙或中断，小充盈缺损，局限性管壁僵硬，蠕动中断，小龛影。②中晚期食管癌。不规则狭窄和充盈缺损，管壁僵硬。有时狭窄上方食管有不同程度的扩张。

（2）纤维胃镜＋活组织病理学检查：可见食管腔内肿物，多呈菜花样改变。活组织病理学可以确诊，为首选检查方法。

（3）食管超声内镜检查（EUS）：可用于确定食管癌的浸润深度、有无纵隔淋巴结转移。

注意：①普查食管癌首选食管拉网脱落细胞学检查。②确诊食管癌首选纤维胃镜＋活组织病理学检查。③贲门失弛缓症行钡餐检查呈鸟嘴征。④门静脉高压症食管－胃底静脉曲张行钡餐检查呈串珠状改变。⑤食管癌行钡餐检查呈充盈缺损、管壁僵硬、龛影、黏膜断裂。⑥进行性吞咽困难是食管癌的典型临床表现，间歇性吞咽困难是贲门失弛缓症的典型临床表现。

5. **治疗**　食管癌的治疗原则是多学科综合治疗，包括手术治疗、放疗和化疗。

（1）内镜下治疗：早期食管癌及癌前病变可以采用内镜下治疗，包括射频消融术、冷冻治疗、内镜下黏膜切除术（EMR）、内镜黏膜下剥离术（ESD）等。

（2）手术治疗：是切除食管癌的首选治疗方法，手术方式是肿瘤完全性切除（切除的长度应在距癌瘤上、下缘5cm以上），消化道重建，胸、腹两野或颈、胸、腹三野淋巴结清扫。手术适应证：①Ⅰ、Ⅱ期和部分Ⅲ期食管癌（$T_3N_1M_0$和部分$T_4N_1M_0$）。②放疗后复发，无远处转移，一般情况能耐受手术者。③全身情况良好，有较好的心肺功能储备。④对较长的鳞癌估计切除可能性不大而患者全身情况良好者，可先行术前放、化疗，待瘤体缩小后再做手术。

（3）放疗：①术前放疗，可增加手术切除率，提高远期生存率。②术后放疗，对术中切除不完全的残留癌组织在术后3～6周开始术后放疗。③根治性放疗，多用于颈段、胸上段食管癌；也可用于有手术禁忌证且患者尚可耐受放疗者。④三维适形放疗技术是目前较先进的放疗技术。

（4）化疗：食管癌化疗分为姑息性化疗、新辅助化疗（术前）和辅助化疗（术后）。

（5）放、化疗联合：局部晚期食管癌但无全身远处转移，可以进行新辅助同步或序贯放、化疗。

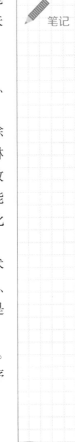
笔记

273

（七）腐蚀性食管灼伤

1. 病因　多为误吞强酸或强碱等化学腐蚀剂引起的食管化学性灼伤。也有因长期反流性食管炎、长期进食浓醋或长期服用酸性药物引起。强碱产生较严重的溶解性坏死，强酸则产生蛋白质凝固性坏死。

2. 病理　根据灼伤的病理程度，一般分为3度。

（1）Ⅰ度灼伤：食管黏膜表浅充血水肿，经过脱屑期后7～8天而痊愈，不遗留瘢痕。

（2）Ⅱ度灼伤：灼伤累及食管肌层。3～6周内发生肉芽组织增生修复，遗留瘢痕，易导致食管狭窄。

（3）Ⅲ度灼伤：食管全层及其周围组织凝固坏死，可导致食管穿孔和纵隔炎。

3. 临床表现　误服腐蚀剂后，立即引起唇、口腔、咽、胸骨后及上腹剧烈疼痛，随即反射性呕吐，呕吐物常带血性。若灼伤涉及会厌、喉、呼吸道，可出现咳嗽、声音嘶哑、呼吸困难。瘢痕狭窄形成后可导致食管部分或完全梗阻。因不能进食，后期常出现营养不良、脱水、消瘦、贫血等。

4. 治疗

（1）急诊处理：①保持呼吸道通畅，必要时行气管切开。②尽早吞服植物油或蛋白水，以保护食管和胃黏膜。③积极处理并发症。④防止食管狭窄，早期使用糖皮质激素和抗生素。

（2）扩张疗法：宜在伤后2～3周进行。

（3）手术疗法：对严重长段狭窄及扩张疗法失败者，可采用手术治疗。

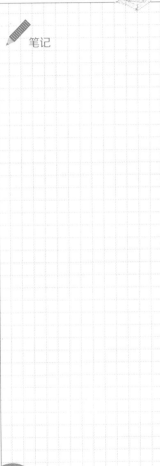

笔记

（八）贲门失弛缓症

1. 临床表现

（1）主要症状：间断性吞咽困难，胸骨后沉重感或阻塞感。

（2）其他症状：多数病程较长，症状时轻时重，发作常与精神因素有关。热食较冷食易于通过，有时咽固体食物可形成一定压力，反而可以通过。食管扩大明显时，可容纳大量液体及食物。在夜间可发生气管误吸，并发肺炎。

2. 诊断

（1）食管钡餐造影检查：特征为食管体部蠕动消失，食管下端及贲门部呈鸟嘴状，边缘整齐光滑，上端食管明显扩张，可有液面。钡剂不能通过贲门。

（2）食管腔内压力测定：可以确诊。

（3）食管纤维镜检查：有助于排除癌肿。

3. 治疗

（1）非手术疗法：①改变饮食习惯，如少食多餐，细嚼慢咽，避免吃过热或过冷食物。②部分轻症早期患者可试行食管扩张术。

（2）手术疗法：食管下段贲门肌层切开术（Heller手术），方法简单，效果良好。

（九）原发性纵隔肿瘤

1. 常见的纵隔肿瘤　见表10-4。

表10-4　常见的纵隔肿瘤

部位	常见的纵隔肿瘤
前纵隔	畸胎瘤和皮样囊肿（最常见）
前上纵隔	胸腺瘤（最常见）、畸胎瘤、淋巴源性肿瘤、甲状腺肿瘤
前下纵隔	畸胎瘤、淋巴源性肿瘤、海绵状血管瘤、脂肪瘤
内脏器官纵隔（中纵隔）	淋巴源性肿瘤、心包囊肿、支气管囊肿
后纵隔	神经源性肿瘤（最常见）
后上纵隔	神经源性肿瘤
后下纵隔	神经源性肿瘤、食管囊肿

2. 临床表现　与肿瘤大小、部位、生长方向和速度、质地、性质等有关。常见症状有胸痛，胸闷，刺激或压迫呼吸系统、神经系统、大血管、食管的症状。此外，还可出现一些与肿瘤性质相关的特异性症状。

（1）压迫症状：压迫交感神经出现Horner综合征；压迫喉返神经出现声音嘶哑；压迫臂丛出现上肢麻木；压迫无名静脉出现单侧上肢及颈静脉压增高；压迫上腔静脉出现颈静脉怒张；压迫食管出现吞咽困难等。

（2）特异性症状：对确诊意义较大，如随吞咽上下移动为胸骨后甲状腺肿；咳出头发样细毛或豆腐渣样皮脂为破入肺内的畸胎瘤；伴重症肌无力为胸腺瘤等。

3. 治疗　绝大多数纵隔肿瘤，一经确诊，如无禁忌，均应手术治疗；恶性肿瘤无法切除者，可给予放疗或化疗；恶性淋巴源性肿瘤对放疗敏感，首选放疗。

拓展练习及参考答案

拓展练习

【填空题】

1. 气胸分为（　）、（　）、（　）3种类型。

2. 肺癌按病理组织学分类，（　）、（　）、（　）和（　）常见。

3. 食管癌的好发部位依次为（　）、（　）、（　）。

4. 食管癌按病理形态分为（　）、（　）、（　）、（　）4种类型。

【判断题】

1. 第11～12肋骨最易发生骨折。

2. 进行性血胸应及时开胸探查。

3. 张力性气胸应先观察，症状重者行穿刺抽气或闭式引流，必要时开胸探查。

4. 肺小细胞癌常具有内分泌功能，生长迅速，转移早，对放、化疗敏感，预后好。

5. 早期食管癌的典型症状是进行性吞咽困难。

【名词解释】

1. 创伤性窒息

2. 贲门失弛缓症

3. 连枷胸

【选择题】

A型题

1. 男性，30岁。右胸外伤2小时入院。剧烈胸痛，气促。查体：呼吸30次/分，脉搏110次/分，血

笔记

压90/64mmHg，面色苍白，气管左移，颈部可触及皮下气肿，右胸部挤压征阳性，听诊右肺呼吸音消失。该患者最可能的诊断是肋骨骨折合并

A．张力性气胸   B．开放性气胸   C．单纯性气胸

D．右侧胸腔积液   E．血气胸

2．男性，62岁。进食哽噎、烧灼感2个月。食管钡餐造影检查提示食管下段黏膜紊乱、断裂，管壁僵硬。该患者应首先考虑

A．胃食管反流病   B．食管癌   C．贲门失弛缓症

D．食管平滑肌瘤   E．胃癌

3．男性，40岁。痰中带血1个月，乏力、头晕1周。血钠114mmol/L，补钠治疗效果欠佳。胸部X线片发现右肺门块状影4cm×4cm。纤维支气管镜检查示右主支气管黏膜粗糙水肿，管腔狭窄，黏膜活检可见肿瘤细胞。最可能的病理类型是

A．腺癌   B．鳞癌   C．大细胞癌

D．小细胞癌   E．类癌

4．男性，65岁。进行性吞咽困难4个月，体重下降6kg，目前能饮水和进流质饮食。为明确诊断，首先应进行的检查是

A．食管镜＋活组织病理学检查   B．食管拉网脱落细胞学检查   C．食管超声检查

D．食管钡餐检查   E．食管超声＋食管钡餐检查

5．中晚期食管癌最常见的肉眼形态是

A．蕈伞型   B．髓质型   C．溃疡型

D．凹陷型   E．硬化型

6．开放性气胸引起的病理生理紊乱表现为

A．伤侧肺萎缩，呼吸功能减退   B．伤侧胸膜腔压力高于大气压，纵隔移向健侧

C．吸气时，纵隔移向伤侧   D．引起反常呼吸运动，导致呼吸、循环衰竭

E．伤侧肺膨胀，呼吸功能减退

7．男性，30岁。支气管哮喘14年，2小时前剧烈咳嗽后突感胸痛，进行性呼吸困难，发绀。该患者
最可能的诊断是

A．肺大疱破裂   B．自发性气胸   C．心肌梗死

D．喉头水肿   E．肺梗死

8．男性，25岁。半小时前被他人用刀刺伤左前胸。咳血痰，呼吸困难。查体：血压100/70mmHg，
脉搏110次/分，呼吸24次/分。左前胸伤口约3cm，少量活动性出血，随呼吸有气体进出伤口的
响声，局部皮下轻度气肿。该患者最可能的诊断为

A．单纯性气胸   B．开放性气胸   C．张力性气胸

D．高压性气胸   E．血气胸

9．创伤性窒息临床表现最明显的部位是

A．面部和眼眶部   B．面部和颈部   C．上胸部

D．上腹部   E．颈部

10．闭合性肋骨骨折患者，提示合并肺或支气管有损伤的征象是

A．伤侧胸腔积血   B．伤侧皮下气肿   C．伤肺湿啰音

D．伤肺呼吸音减低   E．伤肺呼吸音增强

B型题

（11～14题共用选项）

A．前纵隔   B．前上纵隔   C．中纵隔   D．后纵隔   E．后下纵隔

11．神经源性肿瘤最常见于

12．心包囊肿属于常见于

13. 畸胎瘤和皮样囊肿最常见于

14. 胸腺瘤常见于

X型题

15. 胸部外伤早期剖胸探查的指征是

A. 进行性血胸   B. 主支气管断裂   C. 严重肺挫伤

D. 膈肌破裂   E. 气胸

【问答题】

1. 简述肋骨骨折的治疗。

2. 试述不同类型气胸的治疗要点。

✎ 参考答案

【填空题】

1. 闭合性气胸；开放性气胸；张力性气胸

2. 肺鳞癌；肺腺癌；肺小细胞癌；肺大细胞癌

3. 胸中段；胸下段；胸上段

4. 髓质型；蕈伞型；溃疡型；缩窄型

【判断题】

1. ×   第11～12肋骨，前端游离，弹性较大，不易发生骨折。

2. √

3. ×   张力性气胸应立即穿刺抽气，症状重者行闭式引流，必要时开胸探查。

4. ×   预后差。

5. ×   中晚期食管癌的典型症状是进行性吞咽困难。

【名词解释】

1. 创伤性窒息　创伤性窒息是指钝性暴力作用于胸部所致的上半身广泛皮肤、黏膜、末梢毛细血管淤血及出血性损害。当胸部和上腹部受到暴力挤压时，患者声门紧闭，胸膜腔内压骤增，右心房血液经无静脉瓣的上腔静脉系统逆流，造成上半身末梢静脉及毛细血管过度充盈扩张并破裂出血。

2. 贲门失弛缓症　指吞咽时食管体部无蠕动，食管下括约肌松弛不良，临床表现为间断性吞咽困难。

3. 连枷胸　在2根以上相邻肋骨各自发生2处或以上骨折，使局部胸壁失去完整肋骨支撑而软化，在自主呼吸时出现反常呼吸运动，即吸气时软化区胸壁内陷，呼气时相对外突。

【选择题】

A型题　1. A　2. B　3. D　4. A　5. B　6. A　7. B　8. B　9. A　10. B

B型题　11. D　12. C　13. A　14. B

X型题　15. ABD

【问答题】

1. 答案见知识点总结（一）3。

2. 答案见表10-3。

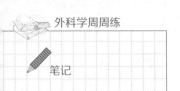
第11周　血管外科疾病

一、考研真题解析

1.（2015年A型题）女性，60岁。右下肢内侧静脉迂曲10年，伴酸胀。查体：Pratt试验阳性，其临床意义是

A．下肢深静脉血栓形成　　　　　　B．隐-股静脉瓣膜功能不全

C．交通支瓣膜功能不全　　　　　　D．原发性下肢深静脉瓣膜功能不全

【答案与解析】　1．C。原发性下肢静脉曲张的传统检查：①大隐静脉瓣膜功能试验又称布罗迪-特伦德堡（Brodie-Trendelenburg）试验。患者平卧，患肢抬高，使静脉血排空，在大腿根部扎止血带以压迫大隐静脉，然后让患者站立，即刻放松止血带，若大隐静脉自上向下迅速充盈，表示大隐静脉瓣膜功能不全；若患者站立后不放松止血带，在30秒内出现静脉充盈，表示有交通静脉瓣膜关闭不全。同样原理，也可在腘窝上扎止血带，以检查小隐静脉瓣膜的功能。②深静脉通畅试验，又称佩尔特斯（Perthes）试验。用止血带阻断大腿根部浅静脉主干，嘱下蹲运动10～15次，若曲张静脉排空，说明深静脉通畅（阴性）；若曲张静脉变形明显、张力增高，则说明深静脉不通畅（阳性）。③交通静脉瓣膜功能试验，又称普拉特（Pratt）试验。抬高患肢，在大腿根部扎止血带，从足趾向腘窝缠缠第1根弹力绷带，再自止血带向下缠缠第2根弹力绷带，让患者站立，一边向下解开第1根弹力绷带，一边向下继续缠缠第2根弹力绷带，若在2根

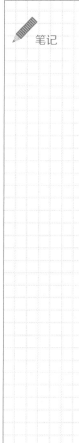

绷带的间隙内出现曲张静脉，则表示交通静脉功能不全。

2.（2019年A型题）判断大隐静脉曲张能否手术的关键检查是

A．Pratt试验

B．Brodie-Trendelenburg试验

C．Perthes试验

D．伯格（Buerger）试验

【答案与解析】 2．C。原发性下肢静脉曲张的传统检查：①大隐静脉瓣膜功能试验（Brodie-Trendelenburg试验）。②深静脉通畅试验（Perthes试验）。③交通静脉瓣膜功能试验（Pratt试验）。①至③具体内容参见考研真题解析第1题解析。④肢体抬高试验（Buerger试验），用于各种下肢动脉闭塞性疾病，初步判断动脉供血情况及静脉逆流或回流障碍性疾病。若Perthes试验阳性，提示深静脉不通畅，则禁行大隐静脉（浅静脉）高位结扎，以免影响下肢血液回流，所以不能进行大隐静脉手术。

（3、4题共用题干）（2021年A型题）

男性，65岁，8天前行结肠癌根治术。2天来发热伴左下肢疼痛。查体：体温38℃，腹部切口愈合良好，已拆线。左小腿肿胀，腓肠肌压痛，霍曼斯（Homans）征（＋）。检查：胸部X线片正常，B超未见腹水。化验：血白细胞计数9.8×10^9/L，尿常规正常。

3．请问初步诊断是

A．左下肢肌筋膜炎

B．左下肢丹毒

C．左下肢深静脉血栓

D．左下肢浅静脉炎

4．该患者目前不宜做的是

A．抗凝　　　　　B．多做下肢运动　　C．抬高患肢　　　　D．制动

【答案与解析】 3．C。该患者为老年男性，8天前行结肠癌根治术，2天来低热，左小腿肿胀，腓肠肌有压痛，可能的诊断是左下肢深静脉血栓形成。深静脉血栓形成是指血液在深静脉腔内不正常凝结，阻塞静脉腔，使静脉回流障碍。静脉损伤、血流缓慢和血液高凝状态是造成深静脉血栓形成的三大因素。本患者大手术后长久卧床使血流缓慢，手术创伤可使血液处于高凝状态，即具有两大因素。下肢深静脉血栓形成的主要临床表现是小腿稍肿、有深压痛、患足不能着地路平，Homans征（＋）。4．B。下肢深静脉血栓形成的治疗可分为非手术治疗（卧床休息，抬高患肢等以及使用抗凝治疗、溶栓治疗）和手术取栓两大类。取栓术应在发病后3～5天内进行，因此时血栓与静脉内壁尚无粘连。鼓励患者早期离床活动及多做四肢主动运动是预防措施，已诊断的患者不宜采取此措施。

二、知识点总结

本周知识点考点频率统计见表11-1。

表 11-1　血管外科疾病考点频率统计表（2012—2022 年）

年份	周围血管疾病	动脉疾病					静脉疾病	
		动脉硬化性闭塞症	血栓闭塞性脉管炎	动脉栓塞	雷诺综合征	腹主动脉瘤和周围动脉瘤	原发性下肢静脉曲张	深静脉血栓形成
2022								
2021								√
2020								
2019							√	
2018								
2017								
2016								
2015							√	
2014								
2013								
2012								

（一）周围血管疾病

1. **周围血管疾病的临床表现**　血管疾病的主要临床表现为感觉异常、形态和色泽改变、结构变化、组织丧失，详见表 11-2。

表11-2　周围血管疾病的临床表现

临床表现	释义
间歇性跛行	为运动性疼痛，常在步行中出现供血不足部位的沉重、乏力、疼痛、麻木感，迫使患者止步，休息片刻后疼痛缓解，周而复始。跛行时间和距离越短，提示血管阻塞越严重
体位性疼痛	肢体所处体位因与心脏平面不同而影响血流状况，可激发或缓解疼痛。动脉阻塞性疾病时，抬高患肢可加重疼痛，病肢下垂可缓解疼痛；静脉性疾病相反
温差性疼痛	因温度改变而激发或缓解肢体疼痛
动脉性静息痛	急性或慢性动脉阻塞时，可引起组织缺血及缺血性神经性炎，导致静息痛
静脉性静息痛	急性主干静脉阻塞时，肢体远侧因严重淤血而有持续性胀痛，伴静脉回流障碍
静脉性肿胀	下肢深静脉回流障碍或有逆流病变时，因下肢静脉高压使血浆清蛋白渗入并积聚于组织间隙，引起水肿，水肿特点是凹陷性，以踝及小腿最明显，通常不累及足
淋巴水肿	淋巴管发育不全、淋巴管阻塞，导致富含蛋白质的淋巴液在组织间隙积聚，出现肢体肿胀，这种淋巴水肿具有海绵状特性，以足踝最明显，后期形成典型的象皮肿
指压性色泽改变	动脉缺血时，复原时间延缓，在发绀区指压后不出现暂时性苍白，提示局部组织已发生不可逆的缺血性改变
运动性色泽改变	静息时正常，但运动后肢体远侧皮肤苍白者，提示动脉供血不足
体位性色泽改变	又称Buerger试验*，阳性提示动脉供血障碍、静脉逆流或回流障碍性疾病

　　注：*Buerger试验指先抬高下肢70°～80°，或者高举上肢过头，持续60秒，正常肢体远端皮肤保持淡红或稍发白，如呈苍白或蜡白色，提示动脉供血不足；再将下肢下垂于床沿或上肢下垂于身旁，正常皮肤色泽可在10秒内恢复，如恢复时间超过45秒，且色泽不均匀者，进一步提示动脉供血障碍；肢体持续下垂，正常人至多仅有轻度潮红，凡出现明显潮红或发绀者，提示为静脉逆流或回流障碍性疾病。

2. 周围血管损伤

（1）病因：包括直接损伤和间接损伤。

（2）临床表现：发生在主干动、静脉行程中任何部位的严重创伤，均应考虑血管损伤的可能性。周围血管损伤常表现为创伤部位大量出血、搏动性血肿、肢体明显肿胀、远端动脉搏动消失等。

（3）检查：多普勒超声、CT血管成像（CTA）、血管造影、术中检查等。

（4）治疗：急救止血及手术治疗。

（二）动脉疾病

1. 动脉硬化性闭塞症（ASO）

（1）病因：动脉因粥样硬化，多见于腹主动脉及其远端主干动脉。好发于45岁以上的男性。高脂血症、高血压、吸烟、糖尿病、肥胖等是其高危因素。

（2）临床表现：①早期，患肢冷感、苍白，进而出现间歇性跛行。②晚期，患肢皮温明显降低、色泽苍白或发绀，出现静息痛，肢体远端缺血性坏疽或溃疡。

（3）诊断：①年龄45岁以上，出现肢体慢性缺血的临床表现，均应考虑本病。动脉造影显示大、中动脉为主的狭窄或闭塞，即可确诊。②一般检查包括四肢和颈部动脉触诊及听诊，记录间歇性跛行时间与距离，对比测定双侧肢体对应部位皮温差异，肢体抬高试验（Buerger试验）。

（4）临床分期：见表11-3。

表11-3　动脉硬化性闭塞症的临床分期

分期	临床表现	缺血原因
Ⅰ期	①无明显临床症状。②患肢麻木、发凉、皮温降低、苍白。③足背动脉搏动减弱。④踝/肱指数＜0.9	局限性动脉狭窄
Ⅱ期	①间歇性跛行为主要症状：Ⅱa最大间歇性跛行距离＞200m，Ⅱb最大间歇性跛行距离＜200m。②患肢皮温降低、苍白更明显。③足背和/或胫后动脉搏动消失	动脉狭窄程度与范围更广，肢体靠侧支循环代偿存活
Ⅲ期	①静息痛为主要症状，疼痛剧烈且持续，夜间更甚。②趾（指）暗红，可有远端肢体浮肿	动脉广泛严重狭窄，组织濒临坏死
Ⅳ期	①症状进一步加重。②踝/肱指数＜0.4。③静息痛、趾（指）发黑坏死、溃疡	组织坏死

（5）治疗：①内科治疗。降低血脂，稳定动脉斑块，改善高凝状态，扩张血管，促进侧支循环。方法包括控制体重、禁烟、适度锻炼，用抗血小板聚集及扩张血管药物（阿司匹林、双嘧达莫、前列腺素E_1），高压氧舱治疗。②手术治疗。重建动脉通路。③创面处理。干性坏疽创面消毒包扎，预防继发感染；感染创面应湿敷。

2. 血栓闭塞性脉管炎　血栓闭塞性脉管炎（TAO）又称Buerger病，是血管的炎症性、节段性和反复发作的慢性闭塞性疾病。多侵袭四肢中、小动静脉，以下肢多见，好发于青壮年男性，多有吸烟史。

（1）诊断：①多见于青壮年男性，多有吸烟嗜好。②患肢有不同程度的缺血性症状。③有游走性浅静脉炎病史。④患肢足背动脉或胫后动脉搏动减弱或消失。⑤一般无导致动脉硬化的病史。临床分期同 ASO，见表 11-3。

（2）鉴别诊断：本病须与 ASO 鉴别，鉴别点见表 11-4。

表 11-4　血栓闭塞性脉管炎与动脉硬化性闭塞症鉴别

鉴别点	动脉硬化性闭塞症	血栓闭塞性脉管炎
发病年龄	多见于 45 岁以上人群	青壮年多见
血栓性浅静脉炎	无	常见
合并症	常有高血压、冠状动脉粥样硬化性心脏病、高脂血症、糖尿病	常无高血压、冠状动脉粥样硬化性心脏病、高脂血症、糖尿病
受累血管	大、中动脉	中、小动静脉
其他部位动脉病变	常见	无
受累动脉钙化	可见	无
动脉造影	广泛不规则狭窄和节段性闭塞，硬化动脉扩张扭曲	节段性闭塞，病变近、远侧血管壁光滑

（3）治疗：①一般疗法。严格戒烟、防止受冷、受潮和外伤，不应热疗，以免组织需氧量增加而加重症状。②非手术治疗。应用抗血小板聚集与扩张血管药物、高压氧舱治疗。③手术治疗。重建动脉血流通道，增加肢体血供，改善缺血引起的后果。在闭塞动脉的近侧和远侧仍有通畅的动脉时，可施行旁路转流术。对于Ⅰ、Ⅱ期患者可行腰交感神经节切除术，可解除血管痉挛、促进侧支循环形成，近期效果良好。大网膜移植术、动静脉转流术、经皮腔内血管成形术（PTA），对部分患者有一定疗效。已有肢体

远端缺血性溃疡或坏疽者，应积极处理创面，选用有效抗生素。组织已发生不可逆坏死时，应考虑不同平面的截肢术。

3. 动脉栓塞　动脉栓塞是指动脉腔被进入血管内的栓子（血栓、空气、脂肪、癌栓等）堵塞，造成血流阻塞，引起急性缺血的临床表现。特点是起病急骤，症状明显，进展迅速，后果严重，须积极处理。动脉栓塞的详细知识点见表11-5。

表11-5　动脉栓塞知识点总结

要点	具体
栓子来源	①心源性：最多见。②血管源性：动脉瘤、血栓。③医源性：导管折断、血管内膜撕裂
栓塞部位	①下肢较上肢多见。②下肢：股总动脉＞髂总动脉＞腘动脉和腹主动脉分叉处。③上肢：肱动脉＞腋动脉＞锁骨下动脉
临床表现	5P：疼痛（Pain）、苍白（Pallor）、无脉（Pulselessness）、感觉异常（Paresthesia）、麻痹（Paralysis）
检查	皮肤测温试验：明确变温带的平面
	多普勒超声：探测肢体主干动脉搏动突然消失的部位，可对栓塞平面作出诊断
	动脉造影和CTA：能了解栓塞部位、远侧动脉是否通畅、侧支循环情况、是否继发血栓
非手术治疗	适应证：小动脉栓塞；全身情况不能耐受手术者；肢体已出现明显坏死征象，手术不能挽救肢体者；栓塞时间较长，或者有良好的侧支建立可以维持肢体存活者
	治疗措施：纤维蛋白溶解药（尿激酶）、抗凝药（肝素、香豆素类衍化物）、扩血管药等
手术治疗	切开动脉直接取栓、利用福格蒂（Fogarty）球囊导管取栓

4. 雷诺综合征 雷诺综合征是指小动脉阵发性痉挛，受累部位程序性出现苍白及发冷、青紫及疼痛、潮红后复原的典型症状，常于寒冷刺激或情绪波动时发病，多见于青壮年女性，好发于手指，常为双侧性，偶可累及趾、面颊及外耳。典型表现为顺序出现苍白、青紫、潮红、复原。发作时，往往伴有极不舒适的麻木，但很少剧痛，指（趾）端溃疡少见。发作间歇期，除手指皮温稍低外，无其他症状。桡动脉（足背动脉）搏动正常。

5. 周围动脉瘤和腹主动脉瘤 见表11-6。

表11-6 周围动脉瘤和腹主动脉瘤比较

要点	腹主动脉瘤	周围动脉瘤
发生部位	腹主动脉各部位（以肾动脉平面为界）；肾动脉平面以上，可累及腹腔脏器的供血动脉；肾动脉平面以下，可累及髂动脉	颈动脉、上肢和下肢各主干动脉；股动脉和腘动脉（最常见，占90%）
病因	动脉粥样硬化，弹力纤维和胶原纤维损伤（最常见）；吸烟、创伤、高血压、慢性阻塞性肺疾病（易感因素）	老年人，动脉粥样硬化最常见；青年人，损伤、感染、动脉炎
临床表现	腹部搏动性肿块、疼痛压迫症状，以胃肠道受压最常见，胆总管、输尿管；急性动脉栓塞，肠系膜动脉、下肢动脉栓塞；动脉瘤破裂可致患者迅速死亡（最严重并发症）	搏动性肿块（最典型临床表现），压迫症状，远端肢体、器官缺血，瘤体破裂
治疗	手术治疗	手术治疗
检查方法	多普勒超声，为筛选检查，可检出直径＞3cm的腹主动脉瘤；CT，可准确显示动脉瘤的形态及其与周围脏器的毗邻关系；数字减影血管造影（DSA），为最有价值的检查方法	

（三）静脉疾病

1. 原发性下肢静脉曲张

（1）病因：静脉壁软弱、静脉瓣膜缺陷及浅静脉内压升高。

（2）临床表现：大隐静脉曲张多见，单独的小隐静脉曲张较为少见。以左下肢多见，但双下肢可先后发病。表现为下肢浅静脉扩张、迂曲。当交通静脉瓣膜破坏后，可出现踝部轻度肿胀和足靴区皮肤营养性变化（皮肤色素沉着、皮炎、湿疹、皮下脂质硬化和溃疡形成）。

（3）辅助检查：①Perthes试验（深静脉通畅试验），用止血带结扎大腿浅静脉主干，嘱患者用力踢腿或做下蹲活动连续10余次，迫使静脉血液向深静脉回流，使曲张静脉排空。若活动后浅静脉曲张更明显，张力增高，甚至有胀痛，则表明深静脉不通畅。②Brodie-Trendelenburg试验（大隐静脉瓣膜功能试验），患者平卧，抬高患肢使静脉排空，在大腿根部扎止血带，阻断大隐静脉，然后让患者站立，迅速释放止血带，如出现自上而下的静脉逆向充盈，提示瓣膜功能不全。③Pratt试验（交通静脉瓣膜功能试验），患者仰卧，抬高患肢，在大腿根部扎止血带，然后从足趾向上至腘窝缚缠第1根弹力绷带，再至止血带向下，扎上第2根弹力绷带。让患者站立，一边向下解开第1根弹力绷带，一边向下继续缚缠第2根弹力绷带，如果在2根绷带的间隙内出现曲张静脉，即提示该处有功能不全的交通静脉。④其他检查：如容积描记、彩色多普勒超声、静脉造影等。

（4）治疗：①非手术治疗。患肢穿弹力袜或用弹力绷带，使曲张静脉处于萎瘪状态。适用于症状轻微又不愿手术者；妊娠期发病，分娩后症状有可能消失者；手术耐受力极差者。硬化剂注射和压迫疗法，适用于少量、局限的病变，作为手术的辅助治疗，处理残留的曲张静脉。②手术治疗，大隐静脉或小隐静脉高位结扎与曲张静脉剥脱术，下肢Perthes试验阴性。Perthes试验阳性见于深静脉阻塞，为大隐静脉高位结扎的禁忌证。

2. 深静脉血栓形成

（1）病因：静脉损伤、血流缓慢和血液高凝状态。

（2）分型及临床表现：见表11-7。

表11-7　深静脉血栓形成的分型及临床表现

鉴别点	中央型	周围型	混合型
血栓形成部位	髂-股静脉血栓形成	股静脉或小腿深静脉血栓形成	全下肢深静脉血栓形成
肿胀部位	全下肢明显肿胀	小腿或大腿肿胀	全下肢明显肿胀
临床表现	患侧髂窝、股三角区疼痛和压痛，浅静脉扩张，患肢皮温和体温均升高。左侧多于右侧	①股静脉血栓形成者，大腿肿痛，下肢肿胀不明显。②小腿深静脉血栓形成者，小腿肿痛，患足不能着地踏平，做踝关节过度背屈试验可致小腿剧痛（Homans征阳性）	全下肢明显肿痛，股三角区、腘窝、小腿肌层均有压痛，常伴体温升高和脉率加快（股白肿），晚期可出现下肢动脉供血障碍

（3）诊断：一侧下肢突然肿胀，伴胀痛、浅静脉扩张，应疑诊下肢深静脉血栓形成。

多普勒超声检查可判断下肢主干静脉是否阻塞。

笔记

笔记

　　下肢静脉顺行造影能显示静脉形态，作出确定诊断。主要征象：①闭塞或中断，深静脉主干被血栓完全堵塞而不显影，或者出现造影剂在静脉某一平面突然受阻的征象，见于血栓形成的急性期。②充盈缺损，主干静脉腔内出现圆柱状造影剂密度降低区域，边缘可有线状造影剂显示形成轨道征，是静脉血栓的直接征象，为急性深静脉血栓形成的诊断依据。③再通。④侧支循环形成。

　　（4）治疗

　　1）非手术治疗：①应用祛聚药物，如阿司匹林、双嘧达莫、右旋糖酐、丹参等。②抗凝治疗，可应用普通肝素、低分子肝素、华法林等。③溶栓治疗，可应用尿激酶、链激酶、组织型纤溶酶原激活剂（t-PA）等。

　　2）手术治疗：取栓术最常用于下肢深静脉血栓形成，尤其是髂－股静脉血栓形成的早期病例。取栓术的时机应在发病后3～5天。

拓展练习及参考答案

✎ 拓展练习

【填空题】

1．动脉栓塞的5P表现指（　　）、（　　）、（　　）、（　　）、（　　）。

2．（　　）、（　　）、（　　）是造成深静脉血栓形成的三大因素。

3．下肢静脉曲张辅助检查中的试验有（　　）、（　　）、（　　）。

4．血管疾病的主要临床表现中色泽改变有（　　）、（　　）、（　　）。

5．周围血管损伤常表现为（　　）、（　　）、（　　）、（　　）等。

【判断题】

1. 动脉硬化性闭塞症与血栓闭塞性脉管炎的临床分期相同。

2. 血栓闭塞性脉管炎多见于45岁以上人群。

3. 动脉栓塞的栓子来源以血管源性最为多见。

4. 大隐静脉或小隐静脉高位结扎与曲张静脉剥脱术的手术指征为Perthes试验阳性。

5. DSA是腹主动脉瘤最有价值的检查方法。

【名词解释】

1. 雷诺综合征

2. 动脉栓塞

3. Buerger病

【选择题】

A型题

1. 间歇性跛行常见于

A. Buerger病　　　　　　　　B. 大动脉炎［高安（Takayasu）动脉炎］

C. 雷诺（Raynaud）综合征　　D. 深静脉血栓形成　　　　　　E. 动脉栓塞

2. 男性，76岁。左下肢跛行3年，加重1个月。既往高血压病史8年，冠状动脉粥样硬化性心脏病病史5年，曾行冠脉支架置入术。查体：血压150/90mmHg，左足苍白，左足及左下肢皮温明显降低，左足背动脉、腘动脉搏动消失，左股动脉可触及搏动。最可能的诊断是左下肢

A. 急性动脉栓塞　　　　　　　B. 动脉硬化性闭塞症　　　　　C. 血栓闭塞性脉管炎

D. 深静脉血栓形成　　　　　　E. 雷诺综合征

3. 血栓闭塞性脉管炎查体的特异性体征是

A. Buerger试验阳性　　　　　　　　　　　B. Homans征阳性

C．Brodie-Trendelenburg 试验阳性　　　　　　　D．Perthes 试验阳性

E．Pratt试验阳性

4．男性，40岁。吸烟10年，近2个月双下肢出现间歇性跛行，伴患肢怕冷、麻木、刺痛，确诊为血栓闭塞性脉管炎。下列关于该疾病的叙述，不正确的是

A．患者几乎都为男性，年龄在25～45岁

B．患肢发凉、怕冷，是本病的早期症状

C．多伴有游走性浅静脉炎

D．受累血管多为中、小动静脉

E．发病后戒烟对治疗帮助不大

5．下列关于动脉栓塞特点的叙述，不正确的是

A．皮肤色泽改变是最早出现的症状　　　　　　B．以心源性栓子栓塞最常见

C．下肢动脉栓塞较上肢多见　　　　　　　　　D．可有5P表现

E．起病急骤，症状明显

6．下列关于雷诺综合征临床表现的叙述，正确的是

A．好发于足趾　　　　　　B．发作时剧痛　　　　　　C．常形成指尖溃疡

D．间歇期手指皮温降低　　　　E．多见于青壮年男性

7．下列关于腹主动脉瘤临床表现的叙述，不正确的是

A．腹部搏动性肿块　　　　　　　　　　B．突发性剧烈腹痛是瘤体破裂的先兆

C．瘤体破裂是最严重的临床表现　　　　D．瘤体小的一般不会破裂

E．动脉瘤破裂可致患者迅速死亡

8．下肢静脉曲张Perthes试验阳性患者的治疗方法为

A．患肢穿弹力袜　　　　　　B．硬化剂注射　　　　　　C．大隐静脉高位结扎

D. 大隐静脉高位结扎＋剥脱术　　E. 旁路转流术

9. Buerger病Ⅱ期的主要临床表现为

A. 苍白、发绀、潮红　　　　B. 间歇性跛行　　　　C. 静息痛

D. 无明显症状　　　　　　　E. 足背动脉搏动减弱

10. 可出现Homans征阳性的疾病是

A. 动脉硬化性闭塞症　　　　B. 原发性下肢静脉曲张　　　C. 下肢深静脉血栓形成

D. 血栓闭塞性脉管炎　　　　E. 雷诺综合征

B型题

（11～14题共用选项）

A. Perthes试验　　　　　　　　B. Brodie-Trendelenburg试验

C. Pratt试验　　　　　　　　　D. Buerger试验

E. 5P表现

11. 有助于判断大隐静脉瓣膜功能的检查是

12. 有助于判断交通支瓣膜功能的检查是

13. 有助于判断下肢深静脉是否阻塞的检查是

14. 有助于判断大动脉是否阻塞的临床表现是

X型题

15. 造成下肢深静脉血栓形成的相关因素包括

A. 静脉损伤　　　　　　　B. 长期服用避孕药　　　　C. 脾功能亢进

D. 妊娠　　　　　　　　　E. 血流缓慢

16. 血栓闭塞性脉管炎诊断要点包括

A. 患肢足背动脉搏动减弱或消失　　　B. 多合并高血压、高脂血症、糖尿病

C. 多为有吸烟嗜好的青壮年男性　　　　　　　　D. 有游走性浅静脉炎病史

E. 患肢有不同程度的缺血性症状

【问答题】

1. 简述动脉硬化性闭塞症（ASO）的病因及临床表现。

2. 简述原发性下肢静脉曲张的治疗。

参考答案

【填空题】

1. Pain 疼痛；Pallor 苍白；Pulselessness 无脉；Paresthesia 感觉异常；Paralysis 麻痹

2. 静脉损伤；血流缓慢；血液高凝状态

3. Perthes 试验（深静脉通畅试验）；Brodie-Trendelenburg 试验（大隐静脉瓣膜功能试验）；Pratt 试验（交通静脉瓣膜功能试验）

4. 指压性色泽改变；运动性色泽改变；体位性色泽改变

5. 创伤部位大量出血；搏动性血肿；肢体明显肿胀；远端动脉搏动消失

【判断题】

1. √

2. ×　血栓闭塞性脉管炎以青壮年多见，动脉硬化性闭塞症多见于 45 岁以上。

3. ×　动脉栓塞的栓子来源可为心源性、血管源性（动脉瘤、血栓）、医源性（导管折断、血管内膜撕裂），以心源性最为多见。

4. ×　大隐静脉或小隐静脉高位结扎与曲张静脉剥脱术的手术指征为下肢深静脉通畅试验（Perthes 试验）阴性。Perthes 试验阳性见于深静脉阻塞，为大隐静脉高位扎的禁忌证。

5. √

笔记

【名词解释】

1. 雷诺综合征　是指小动脉阵发性痉挛，受累部位程序性出现苍白及发冷、青紫及疼痛、潮红后复原的典型症状。常于寒冷刺激或情绪波动时发病。

2. 动脉栓塞　是指动脉腔被进入血管内的栓子（血栓、空气、脂肪、癌栓等）堵塞，造成血流阻塞，引起急性缺血的临床表现。

3. 血栓闭塞性脉管炎（TAO）　又称Buerger病，是血管的炎症性、节段性和反复发作的慢性闭塞性疾病。多侵袭四肢中、小动静脉，以下肢多见，好发于青壮年男性。多有吸烟史。

【选择题】

A型题　1. A　2. B　3. A　4. E　5. A　6. D　7. D　8. A　9. B　10. C

B型题　11. B　12. C　13. A　14. E

X型题　15. ABDE　16. ACDE

【问答题】

1. 答案见知识点总结（二）1。

2. 答案见知识点总结（三）1（4）。

第12周　泌尿系统疾病总论、泌尿系统损伤、尿路结石、良性前列腺增生

一、考研真题解析

1.（2012年A型题）尿路草酸钙结石的特点是

A. 质硬粗糙、不规则、常呈桑葚样，棕褐色

B. 易碎粗糙、不规则，呈灰白色、黄色或棕色

C. X线不被显示

D. 光滑淡黄至黄棕色蜡样外观

【答案与解析】 1. A。按尿路结石的成分与特性分类，草酸钙结石最常见。其中，草酸钙结石、磷酸钙和磷酸镁铵结石在X线平片上可显影，尿酸结石、胱氨酸结石在X线平片上不显影。草酸钙结石质硬、不易碎，粗糙，不规则，呈桑葚样，棕褐色。磷酸钙、磷酸镁铵结石易碎，表面粗糙、不规则，常呈鹿角形灰白色、黄色或棕色，尿路平片可见分层现象。胱氨酸结石是家族性遗传性疾病所致，淡黄至黄棕色，质韧，光滑，呈蜡样。

2.（2012年A型题）尿路胱氨酸结石的特点是

A．质硬粗糙、不规则、常呈桑葚样，棕褐色

B．易碎粗糙、不规则，呈灰白色、黄色或棕色

C．X线不被显示

D．光滑淡黄至黄棕色蜡样外观

【答案与解析】 2．D。参见考研真题解析第1题解析。

3．（2013年A型题）男性，82岁。前天饮酒后出现腹部胀痛，尿频、量少，逐渐加重。平时大便干燥，2～3天1次。查体：腹部膨隆，下腹为著，全腹压痛，下腹更重，肌紧张不明显，肠鸣音活跃。经肥皂水灌肠后，排出较多粪块，腹痛无明显缓解。此患者最可能的诊断是

A．急性膀胱炎 B．急性尿潴留 C．乙状结肠扭转 D．习惯性便秘

【答案与解析】 3．B。根据题干分析，该患者最可能的诊断是良性前列腺增生引起的急性尿潴留。诊断依据如下：①老年男性患者，腹部胀痛，尿频，逐渐加重，表明有以尿频为主的排尿不畅，应考虑良性前列腺增生。②腹部膨隆，下腹为著，全腹压痛，下腹更重，肌紧张不明显，充盈的膀胱可能性大，应考虑急性尿潴留。③发病前有饮酒史，饮酒是诱发良性前列腺增生患者发生急性尿潴留的常见因素之一。④经肥皂水灌肠后，腹痛无明显缓解，说明腹部症状不是消化道因素引起的。急性膀胱炎常见于女性，表现为明显的膀胱刺激征。乙状结肠扭转多见有慢性便秘史的老年人，腹部持续胀痛，左腹部明显膨胀，可见肠型，钡剂灌肠X线检查可见"鸟嘴"形。习惯性便秘在灌肠排便后，腹部胀痛应明显缓解。

4.（2013年X型题）前列腺增生可能出现的并发症有

A. 肾衰竭　　　　　B. 癌变　　　　　　C. 腹股沟疝　　　　D. 无痛性血尿

【答案与解析】 4. ACD。良性前列腺增生也被称为前列腺增生症是引起老年男性排尿障碍最常见的一种良性疾病。老龄和有功能的睾丸是前列腺增生发病的2个重要因素。良性前列腺增生多发于移行带，而外周带是前列腺癌好发部位；主要是间质多发结节状增生；所致膀胱出口梗阻症状与增生程度并不成比例，而与增生腺体的位置和形态有直接关系。尿频是其最早出现的症状，夜间更明显，伴尿急；进行性排尿困难是最重要的症状。膀胱出口梗阻加重达一定程度时，过多的残余尿使膀胱逼尿肌功能受损，逐渐发生尿潴留并出现充血性尿失禁，并可因劳累、饮酒等因素导致急性尿潴留。尿潴留使尿液反流，引起上尿路扩张积水及肾功能损害。尿潴留可继发感染或结石形成。增生腺体表面黏膜较大的血管破裂时，可发生不同程度的无痛性肉眼血尿。长期排尿困难导致腹压增高，可引起腹股沟疝、内痔、脱肛等。目前无任何研究结论证实前列腺增生症会癌变。

5.（2014年A型题）尿道膜部损伤后血肿最常见的部位是

A. 会阴部　　　　　B. 尿生殖膈以上　　C. 阴囊部　　　　　D. 下腹壁

【答案与解析】 5. B。男性尿道以尿生殖膈为界分为前尿道和后尿道，前尿道包括球部和阴茎部，后尿道包括前列腺部和膜部。前尿道损伤多发生于球部，而后尿道损伤多发生于膜部。故尿道膜部损伤后血肿最常见的部位是尿生殖膈以上。

6.（2015年A型题）会阴部骑跨伤后出现排尿困难、尿道滴血的泌尿系统损伤的常

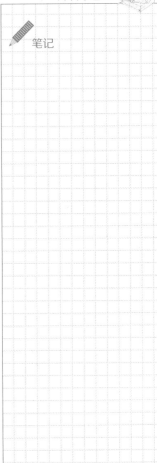

笔记

见部位是

A．后尿道　　　　B．尿道球部　　　　C．腹膜内膀胱　　　D．腹膜外膀胱

【答案与解析】　6．A。男性尿道以尿生殖膈为界分为前尿道和后尿道，前尿道包括球部和阴茎部，后尿道包括前列腺部和膜部。前尿道的球部相对固定，损伤多发于此，最常由会阴部骑跨伤引起。其主要临床表现为尿道出血、排尿困难。后尿道的膜部相对固定，损伤多发于此，多由骨盆骨折所致，其主要临床表现为排尿困难（急性尿潴留）、创伤性休克、无或仅有少量尿道出血。

7．（2015年A型题）骨盆多处骨折后出现排尿困难的泌尿系统损伤的常见部位是

A．后尿道　　　　B．尿道球部　　　　C．腹膜内膀胱　　　D．腹膜外膀胱

【答案与解析】　7．A。参见考研真题解析第6题解析。

8．（2021年X型题）男性急性尿潴留的常见原因

A．良性前列腺增生　B．尿路狭窄　　　　C．尿路结石　　　　D．前列腺炎

【答案与解析】　8．ABC。男性急性尿潴留的常见原因有下尿路梗阻（如良性前列腺增生、尿道狭窄、尿道异物和尿道结石），膀胱神经受损和/或膀胱逼尿肌功能受损，在询问病史时须明确既往有无尿道狭窄、尿路结石、下尿路感染、糖尿病、神经系统疾病等病史，男性患者注意明确既往有无良性前列腺增生病史。前列腺炎不属于男性急性尿潴留的常见原因。

9．（2022年X型题）肾挫伤的表现可以有

A．肉眼血尿或镜下血尿　　　　　　　B．无血尿

C．腰部肿块　　　　　　　　　　　　D．会阴部放射痛

【答案与解析】　9．ABCD。肾挫伤时外伤仅限于部分肾实质，形成肾瘀斑和/或包膜下血肿，肾包膜及肾盂、肾盏黏膜完整。肾挫伤涉及肾集合系统时，可出现镜下血尿或轻度肉眼血尿，有时血尿与外伤程度并不一致，如血块阻塞尿路等情况可能只有轻微血尿或无血尿。肾包膜下血肿、肾周围软组织外伤、出血或尿外渗可引起患侧腰、腹部疼痛和腰部肿块。血块通过输尿管时，可发生肾绞痛和相应部位放射痛。故肾挫伤的表现可以有肉眼血尿或镜下血尿、无血尿、腰部肿块、会阴部放射痛。

二、知识点总结

本周知识点考点频率统计见表12-1。

表12-1　泌尿系统疾病总论、泌尿系统损伤、尿路结石、良性前列腺增生
考点频率统计表（2012—2022年）

年份	泌尿系统总论	泌尿系统损伤			尿路结石		良性前列腺增生
		肾损伤	尿道损伤	输尿管、膀胱损伤	成分及特性	症状及治疗	
2022		√					
2021	√					√	√
2020							
2019							

续　表

年份	泌尿系统总论	泌尿系统损伤			尿路结石		良性前列腺增生
		肾损伤	尿道损伤	输尿管、膀胱损伤	成分及特性	症状及治疗	
2018							
2017							
2016							
2015			√				
2014			√				
2013							√
2012					√		

（一）泌尿系统疾病总论

1. 泌尿、男生殖系统外科疾病的主要症状

（1）疼痛：包括肾痛、输尿管痛、膀胱痛、前列腺痛、阴囊痛等。其中，由肾盂输尿管连接处或输尿管急性梗阻、扩张引起的疼痛为肾绞痛，特点为阵发性绞痛，剧烈难忍，辗转不安，伴恶心、呕吐，可有放射痛。

（2）下尿路症状：包括储尿期症状（以刺激症状为主）和排尿期症状（以梗阻症状为主），见表12-2。

表12-2　下尿路症状

类别	症状	病因
刺激症状	尿频	由泌尿生殖道炎症、膀胱结石、肿瘤、前列腺增生、生理性因素、精神因素等引起
	尿急	常与尿频同时存在。常见于膀胱炎症、膀胱容量过小
	尿痛	疼痛呈烧灼感，与膀胱、尿道或前列腺感染有关。尿频、尿急、尿痛三者同时出现称为膀胱刺激征
梗阻症状	排尿困难	包括排尿踌躇、费力、不尽感、尿线无力、分叉、变细、滴沥等，由膀胱以下尿路梗阻所致，常见于良性前列腺增生
	尿流中断	大多是由膀胱结石在膀胱颈部形成球状活塞，阻断排尿过程。也见于良性前列腺增生
	尿潴留	急性尿潴留见于术后不敢用力排尿，良性前列腺增生、前列腺肿瘤、尿道狭窄引起的膀胱出口梗阻。慢性尿潴留见于膀胱颈部以下尿路不完全性梗阻或神经源性膀胱
尿失禁	持续性尿失禁	又称真性尿失禁，见于外伤、手术引起的膀胱颈和尿道括约肌的损伤
	充溢性尿失禁	又称假性尿失禁，常见于慢性尿潴留
	急迫性尿失禁	多见于膀胱炎、神经源性膀胱、重度膀胱出口梗阻
	压力性尿失禁	多由腹压突然增高、盆底肌肉松弛所致，常见于多次分娩或绝经后女性
遗尿		3岁以后除功能性遗尿外，还可由神经源性膀胱、感染、后尿道瓣膜等病理性因素引起

（3）尿液改变：①尿量，正常人24小时尿量为1000～2000ml。24小时尿量＜100ml为无尿，24小时尿量＜400ml为少尿，完全无尿为尿闭。多尿患者24小时尿量可达3000～5000ml。②血尿，可分为肉眼血尿和镜下血尿，肉眼血尿为肉眼能见到血色的尿，通常在1000ml尿中含1ml血液即肉眼可见。镜下血尿为新鲜离心尿红细胞＞3个/HP。

笔记

根据部位分为初始血尿、终末血尿和全程血尿（表12-3）。血尿是否伴有疼痛是区别良恶性的重要因素。③混浊尿，脓尿是新鲜尿液离心后尿沉渣镜检白细胞＞5个/HP，提示尿路感染或炎症。初始脓尿为尿道炎；全程脓尿伴膀胱刺激症状、腰痛和发热提示肾盂肾炎；脓尿伴膀胱刺激症状而无发热多为膀胱炎。④气尿，排尿同时有气体与尿液一起排出，提示尿路－胃肠道瘘或有泌尿道产气细菌感染。⑤尿道分泌物，淋菌性尿道炎有大量黏稠、黄色脓性分泌物。支原体、衣原体尿道炎为无色或白色稀薄分泌物。慢性前列腺炎为少量乳白色、黏稠分泌物。尿道肿瘤为血性分泌物。

表12-3　血尿类型

类别	意义
初始血尿	不常见，提示病变位于尿道，一般继发于炎症
终末血尿	提示病变位于膀胱颈部或尿道前列腺部，多由炎症引起
全程血尿	最常见，提示病变位于膀胱和上尿路，以肿瘤可能大

（4）性功能障碍：包括性欲低下、勃起功能障碍、射精障碍（早泄、不射精和逆行射精）等。

2. 泌尿、男生殖系统外科检查

（1）体格检查重要内容：①肾双手触诊。②肋脊角叩击。③腹部－直肠或腹部－阴道双合诊。④阴囊及其内容物触诊。⑤阴囊透照试验。⑥经直肠前列腺检查及按摩等。

（2）实验室检查：①尿液检查。尿沉渣镜检，新鲜离心尿红细胞＞3个/HP为镜下血尿，白细胞＞5个/HP为脓尿。尿三杯试验，第1杯尿液异常提示病变部位位于尿道。第3杯尿液异常提示病变部位位于膀胱颈部或后尿道，3杯结果均异常提示病变部位位于膀胱或上尿路。尿细菌学检查，清洁中段尿培养，若菌落数＞10^5/ml提示尿路感染。尿细胞学检查，用于膀胱肿瘤的初步筛选或术后随访。肿瘤标志物测定，膀胱肿瘤抗原检测诊断膀胱癌的正确率在70%左右。②肾功能检查包括尿比重、血尿素氮、血肌酐、内生肌酐清除率、酚红排泄试验等。③血清前列腺特异性抗原（PSA）检测可用于前列腺癌的筛选、诊断、分期、疗效评价和随访观察。应用直肠指检、前列腺按摩和穿刺、经尿道超声，前列腺电切及前列腺炎发作时，血清PSA均有不同限度的升高。④前列腺液检查。正常前列腺液涂片镜检可见多量卵磷脂小体，白细胞＜10个/HP。⑤精液分析包括颜色、量、pH、稠度、精子状况、精浆生化测定等。

（3）器械检查：①导尿管，最常用的是气囊导尿管、福莱（Foley）导尿管。②尿道探条，主要用于放置膀胱镜前的准备，治疗尿道狭窄和膀胱颈挛缩。③泌尿系统腔镜检查，包括膀胱尿道镜、输尿管镜、肾镜等，可直接观察泌尿系统腔道内的病变，也可在直视下取石、碎石、切除或电灼肿瘤、取活组织检查等。④尿流动力学测定，可测定尿路输送、储存、排出尿液的功能。

（4）影像学检查：①超声检查，确定肿块性质、结石和肾积水，测定残余尿、测量前列腺体积等。经直肠的特殊探头有助于膀胱、前列腺肿瘤的诊断和分期，多普勒超声可显示血流情况。②X线检查，常用尿路平片、排泄性尿路造影（IVU）、逆行肾盂造影、膀胱造影、血管造影和CT等。③磁共振成像（MRI）检查，能分辨肾肿瘤的良恶性，判定分期，确诊偶然发现的肾上腺肿块等；磁共振尿路成像（MRU）可以了解上尿路梗阻。有起搏器或金属支架的患者不宜行MRI检查。④放射性核素显像检查，包括肾图、肾显像、肾上腺皮质和髓质核素显像、骨显像等。

（二）泌尿系统损伤

1. 肾损伤

（1）病因：按外伤病因不同，可分为开放性外伤、闭合性外伤2种类型。

（2）病理：肾外伤有多种类型，临床上以闭合性肾外伤最多见，可分为以下病理类型。①肾挫伤，外伤仅限于部分肾实质，形成肾瘀斑和/或包膜下血肿，肾包膜及肾盂、肾盏黏膜完整。临床症状轻微，外伤涉及肾集合系统时可有少量血尿。②肾部分裂伤，肾近包膜部位裂伤，伴肾包膜破裂，可致肾周血肿。若肾近集合系统部位裂伤伴有肾盏、肾盂黏膜破裂，则可有明显血尿。③肾全层裂伤，肾实质深度裂伤，外及肾包膜，内达肾盏、肾盂黏膜。常引起广泛的肾周血肿、血尿和尿外渗。肾横断或破裂时，可导致部分肾组织缺血。④肾蒂血管外伤，肾蒂或肾段血管部分或全部撕裂，可引起大出血、休克。

（3）临床表现：①休克，严重肾裂伤、肾蒂血管破裂或合并其他脏器外伤时，危及生命。②血尿，大多有血尿，有时血尿与外伤程度并不一致。③疼痛，肾包膜下血肿、肾周围软组织外伤、出血或尿外渗可引起患侧腰、腹部疼痛。血液、尿液进入腹腔或合并腹内脏器外伤时，可出现全腹疼痛和腹膜刺激症状。血块通过输尿管时，可发生肾绞痛。④腰腹部肿块，血液、尿液进入肾周围组织可形成肿块，有明显触痛和肌肉强直。⑤发热，血肿吸收可致发热，肾外伤所致肾周血肿、尿外渗易继发感染。

（4）诊断：根据病史及临床表现，可作出初步诊断。辅助检查包括以下内容。①尿常规，用于肾外伤的筛查。②超声，提示肾外伤的部位和程度，有无包膜下和肾周血肿、尿外渗。③CT（首选），可清晰显示肾实质裂伤程度、尿外渗和血肿范围。④排泄性尿路造影，可评价肾外伤的范围和程度。⑤逆行肾盂造影，易导致感染，不宜应用。

（5）治疗：①急诊处理，大出血、休克患者迅速给予抢救措施，抗休克治疗，做好手术探查的准备。②保守治疗，绝对卧床2～4周，待病情稳定才可以允许患者离床活动。通常外伤后4～6周，肾部分裂伤才趋于愈合。恢复后2～3个月内不宜参加剧烈运动。其他治疗措施包括密切观察、补液、维持水电解质平衡、预防性使用抗生素、镇痛镇静、止血等。

2. 输尿管损伤

（1）病因：医源性损伤、开放性损伤、放射性损伤。

（2）临床表现：血尿、尿外渗、尿瘘、尿路梗阻症状。

（3）诊断：早期诊断十分重要。在处理外伤或施行腹部、盆腔手术时，应注意检查输尿管行径，手术野有无渗尿，输尿管有无外伤。常用诊断方法有静脉注射靛胭脂检查、静脉尿路造影（IVU）、逆行肾盂造影、超声检查、放射性核素扫描检查、CT尿路造影（CTU）检查。

（4）治疗：如有休克等严重合并症，应先抗休克，处理其他严重的合并损伤。输尿管外伤应尽早修复。尿外渗应彻底引流，避免继发感染。如全身情况差，可先行伤侧肾穿刺造瘘。

3. 膀胱损伤

（1）病理：①挫伤，仅伤及膀胱黏膜或浅肌层，膀胱壁未穿破，无尿外渗，可发生血尿。②膀胱破裂，可分为腹膜外型与腹膜内型2种类型，二者鉴别见表12-4。

表12-4　腹膜外型与腹膜内型膀胱损伤的鉴别

鉴别点	腹膜外膀胱破裂	腹膜内膀胱破裂
外伤部位	多见于膀胱前壁破裂	多见于膀胱后壁和顶部外伤
伴发伤	多伴骨盆骨折	时有自发性膀胱破裂
腹膜损伤	膀胱壁破裂，腹膜完整	膀胱壁破裂，腹膜破裂与腹腔相通
尿液外渗部位	膀胱周围组织、耻骨后间隙	腹腔内
主要临床表现	下腹痛、压痛、肌紧张。直肠指检可触及肿物，可有触痛	全腹压痛、反跳痛、肌紧张，移动性浊音
治疗	腹膜外切开膀胱，清除外渗尿液，修补穿孔，耻骨上膀胱造瘘	剖腹探查，修补腹膜和膀胱壁，腹膜外耻骨上膀胱造瘘

（2）临床表现：常有休克、腹痛、排尿困难和血尿、尿瘘等。

（3）诊断：根据病史和临床表现，结合以下辅助检查可确诊。①导尿试验，经导尿管注入生理盐水200～300ml，片刻后吸出，液体进出量相差很大。②X线检查，腹部平片可显示有无骨盆骨折情况。膀胱外伤时，经导尿管将造影剂注入膀胱造影，可发现造影剂漏于膀胱外或显示造影剂衬托的肠袢。

（4）治疗：处理原则如下。①闭合膀胱壁伤口。②保持通畅的尿液引流，或者完全的尿流改道。③充分引流膀胱周围及其他部位的尿外渗。具体根据外伤的类型和程度进

笔记

行相应处理。

4. 尿道损伤 男性尿道以尿生殖膈为界分为前尿道和后尿道2段，前尿道包括球部和阴茎部，后尿道包括前列腺部和膜部，其中球部和膜部的损伤最为多见。前尿道损伤和后尿道损伤的鉴别见表12-5。

（1）前尿道损伤：①损伤特点，多发生于球部。会阴部骑跨伤时将尿道挤向耻骨联合下方，引起尿道球部损伤。反复插导尿管、进行膀胱镜尿道检查也可引起前尿道损伤。②临床表现，尿道出血（最常见）、疼痛、局部血肿、排尿困难、尿外渗。尿外渗分布的区域：尿道球部外伤时，尿液渗入会阴浅筋膜包绕的会阴浅袋，使会阴、阴囊、阴茎肿胀。尿道阴茎部外伤时，如阴茎筋膜完整，血液及尿液渗入局限于阴茎筋膜内表现为阴茎肿胀；阴茎筋膜破裂，尿外渗范围与球部外伤相同。③诊断，根据会阴部骑跨伤史、典型临床表现、尿外渗分布的区域，可确定诊断。

（2）后尿道损伤：①损伤特点，膜部尿道穿过尿生殖膈，当骨盆骨折时，附着于耻骨下支的尿生殖膈突然移位，产生剪切样暴力，使薄弱的膜部尿道撕裂。耻骨前列腺韧带撕裂致前列腺向上后方移位。骨折及盆腔血管丛外伤可引起大量出血，在前列腺和膀胱周围形成大的血肿。当后尿道断裂后，尿液沿前列腺尖处可外渗到耻骨后间隙和膀胱周围。②临床表现，休克、下腹部疼痛、排尿困难和尿潴留、尿道出血（尿道外口常有或仅有少量血液流出）、尿外渗及会阴部血肿形成。③诊断，根据骨盆损伤病史，骨盆前后位X线片可显示骨盆骨折。骨盆挤压伤若出现尿潴留应考虑后尿道损伤。直肠指检可触及直肠前方血肿，压痛，前列腺尖端可浮动；若血染指套，提示合并直肠外伤。

表 12-5　前尿道损伤和后尿道损伤的鉴别

鉴别点	前尿道损伤	后尿道损伤
病因	骑跨伤	骨盆骨折
外伤部位	尿道球部、阴茎部（以球部多见）	尿道膜部、前列腺部（以膜部多见）
临床表现	疼痛、尿道溢血、排尿困难、尿外渗（至会阴、阴茎、阴囊）、局部血肿	疼痛、尿道出血（少见）、排尿困难、尿外渗（至耻骨后间隙、膀胱周围）、休克、血肿
诊断	诊断性导尿、逆行尿道造影	诊断性导尿、经膀胱尿道造影、直肠指检
治疗	①导尿管引流，导尿失败立即行尿道修补（经会阴）。②病情严重者行耻骨上膀胱造瘘。③术后定期尿道扩张	①耻骨上膀胱造瘘。②3个月后行尿道修补（经腹、会阴）。③术后定期尿道扩张

（三）尿路结石

1. **概述**　尿路结石又称尿石症，分为上尿路结石（指肾结石、输尿管结石）和下尿路结石（指膀胱结石、尿道结石）。

（1）危险因素：代谢异常，尿路梗阻、感染、异物和药物是结石形成的常见病因。①代谢异常，形成尿结石的物质排出增加，如尿液中钙（甲状旁腺功能亢进症）、草酸（内源性合成增加或肠道吸收增加）、尿酸（高尿酸血症）、胱氨酸（家族性胱氨酸尿症）排出量增加。此外，尿pH改变、尿中抑制晶体形成和聚集的物质减少及尿量减少也是常见病因。②局部病因，尿路梗阻、感染、异物均是诱发结石形成的局部因素。③药物相关因素，尿液浓度高而溶解度较低的药物，如氨苯蝶啶、茚地那韦、硅酸镁、磺胺类

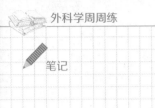

药物等；能够诱发结石形成的药物，如乙酰唑胺、维生素D、维生素C、皮质类固醇激素等药物。

（2）成分及特性：见表12-6。

表12-6　结石成分及特性

类别	草酸钙结石	磷酸钙、磷酸镁铵结石	尿酸结石	胱氨酸结石
发生情况	最常见	少见	少见	罕见
特点	不易碎，粗糙，呈桑葚样棕褐色	易碎，粗糙，呈鹿角形灰白色、黄色或棕色	质硬，光滑，呈颗粒状黄色或红棕色	质坚，光滑，呈蜡样淡黄色至黄棕色
X线平片	易显影	可见分层现象	不显影	不显影

（3）病理生理：尿路结石在肾和膀胱内形成，绝大多数输尿管结石和尿道结石是排出过程中停留于该处所致。结石常停留或嵌顿于输尿管的3个生理狭窄处，即肾盂输尿管连接处、输尿管跨过髂血管处及输尿管膀胱壁段，并以输尿管下1/3处最多见。结石可引起尿路直接损伤、梗阻、感染或恶性变。

　2. 上尿路结石

（1）临床表现：①疼痛，肾结石可引起肾区疼痛伴肋脊角叩击痛。肾盂内大结石及肾盏结石可无明显临床症状，或者活动后出现上腹或腰部钝痛。输尿管结石可引起肾绞痛或输尿管绞痛。②血尿，通常为镜下血尿，少数可见肉眼血尿。③恶心、呕吐，常见于输尿管结石引起尿路梗阻时。④膀胱刺激征，结石伴感染或输尿管膀胱壁段结石时，可有尿频、尿急、尿痛。

（2）诊断：①病史与体格检查，有与活动有关的疼痛和血尿，尤其是典型的肾绞痛；肾区叩击痛。②实验室检查，包括血液、尿液分析，结石成分分析。③影像学检查，包括B超（为首选）、尿路平片、IVU、CT、MRU、内镜等检查。

（3）治疗：①病因治疗，少数患者能找到病因，甲状旁腺瘤须切除腺瘤；尿路梗阻须解除梗阻。②药物治疗，结石直径＜0.6cm，表面光滑，结石以下尿路无梗阻时可采用药物排石治疗。肾绞痛的治疗以药物解痉、镇痛为主。③体外冲击波碎石（ESWL），适用于直径≤2cm的肾结石及输尿管上段结石。远端尿路梗阻不宜使用该法。碎石后，若碎石过多积聚于输尿管内，可引起"石街"。④经皮肾镜碎石取石术（PCNL），适用于所有须手术干预的肾结石，包括完全性和不完全性鹿角结石、直径≥2cm的肾结石、有症状的肾盏或憩室内结石、体外冲击波难以粉碎及治疗失败的结石，以及部分L_4以上较大的输尿管上段结石。⑤输尿管镜碎石取石术（URL），适用于中、下段输尿管结石，ESWL失败的输尿管上段结石，X线检查阴性的输尿管结石，停留时间长的嵌顿性结石，亦用于ESWL治疗所致"石街"。输尿管软镜主要用于肾结石（直径＜2cm）的治疗。⑥腹腔镜输尿管切开取石（LUL），适用于直径＞2cm的输尿管结石，经ESWL、URL治疗失败者，一般不作为首选治疗方案。⑦开放手术治疗，一般不作为首选。

双侧上尿路结石的手术治疗原则：①双侧输尿管结石，应尽可能同时解除梗阻。②一侧肾结石，另一侧输尿管结石时，先处理输尿管结石。③双侧肾结石，在尽可能保留肾的前提下，先处理容易取出且安全的一侧。④孤立肾上尿路结石或双侧上尿路结石引起急性完全性梗阻无尿，一旦诊断明确，只要患者全身情况许可，应及时施行手术。

所有这些措施的目的是引流尿液，改善肾功能。

（4）预防：大量饮水、调节饮食、去除病因及诱因。

3. 下尿路结石

（1）临床表现：①膀胱结石。排尿突然中断，疼痛放射至远端尿道及阴茎头部，伴排尿困难和膀胱刺激症状。小儿常用手搓拉阴茎，跑跳或改变排尿姿势后，能使疼痛缓解，继续排尿。②尿道结石。典型症状为排尿困难，点滴状排尿，伴尿痛，重者可发生急性尿潴留及会阴部剧痛。下尿路结石常伴发血尿和感染。

（2）诊断：根据典型表现和B超、X线、膀胱尿道镜检查结果可作出诊断。

（3）治疗：①膀胱结石采用手术治疗，同时治疗病因。结石直径＜2cm，可采用经尿道膀胱镜碎石；结石较大者，可采用耻骨上膀胱切开取石术。②前尿道结石可向尿道内注入无菌液体石蜡，然后将结石推挤出或应用血管钳将结石取出。③后尿道结石可推入膀胱，按照膀胱结石处理。

（四）良性前列腺增生

1. 病因 老龄和有功能的睾丸是前列腺增生发病的2个重要因素，二者缺一不可。

2. 病理 前列腺由移行带（占5%）、中央带（占25%）和外周带（占70%）组成。外周带是前列腺癌最常发生的部位。前列腺增生主要发生于前列腺尿道周围移行带，增生组织呈多发结节，并逐渐增大。前列腺内尤其是围绕膀胱颈部的平滑肌内含有丰富的α肾上腺素受体，这些受体的激活使该处平滑肌收缩，可明显增加前列腺尿道的阻力。

3. 临床表现

（1）尿频是最常见的早期症状，排尿困难是最重要的症状。

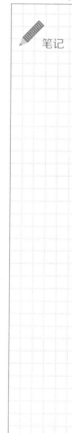

笔记

（2）常见并发症：①梗阻加重，残余尿增加，可发生慢性尿潴留及充溢性尿失禁。②前列腺增生的任何阶段，可因气候变化、劳累、饮酒、便秘、久坐等因素，导致急性尿潴留。③其他常见并发症有反复血尿、尿路感染、膀胱结石、肾积水、充盈性尿失禁、膀胱憩室、腹股沟疝等。

4. 诊断

（1）临床表现：50岁以上男性，出现排尿困难等典型临床表现。

（2）辅助检查：①直肠指检，是重要检查方法。多数患者可触及增大的前列腺，表面光滑、质韧、有弹性、边缘清楚，中间沟变浅或消失。②超声检查，可测定前列腺体积大小、膀胱残余尿量，有无膀胱结石、上尿路继发积水等。③尿流率检查，可以确定患者的梗阻程度。一般认为排尿量在150～400ml时，如最大尿流率<15ml/s表明排尿不畅；如最大尿流率<10ml/s表明梗阻严重，是手术指征之一。④血清前列腺特异性抗原（PSA）测定，有助于排除前列腺癌。⑤放射性核素肾图检查，有助于了解有无尿路梗阻及肾功能损害。

（3）鉴别诊断：须与前列腺癌、膀胱颈挛缩、尿道狭窄、神经源性膀胱功能障碍鉴别

5. 治疗

（1）观察等待：症状较轻，不影响生活与睡眠，可观察等待。

（2）药物治疗：①α肾上腺素受体阻断药，降低膀胱颈及前列腺的平滑肌张力，减少尿道阻力，改善排尿功能。②5α还原酶抑制药，在前列腺内阻止睾酮转变为有活性的双氢睾酮，进而使前列腺体积部分缩小，改善排尿症状。

（3）手术治疗：对症状严重、存在明显梗阻或有并发症者，应选择手术治疗。经尿道前列腺切除术（TURP）适用于大多数良性前列腺增生患者，是目前最常用的手术方式。还可选择开放手术及导管或膀胱造瘘等手术方式。

拓展练习及参考答案

拓展练习

【填空题】

1. 从肉眼血尿出现在排尿过程中的不同阶段可了解出血的原因，初始血尿提示（　）、（　）出血，终末血尿提示（　）、（　）或（　）出血，全程血尿提示（　）部位出血。

2. 闭合性肾损伤的病理分类为（　）、（　）、（　）、（　）。

3. 男性尿道以（　）为界分为前、后2段，前尿道包括（　）和（　），后尿道包括（　）和（　）。

4. 尿道结石最主要的2种临床表现为（　）和（　）。

5. 良性前列腺增生最常见的早期症状是（　），最重要的症状是（　）。

【判断题】

1. 脓尿是新鲜尿液离心后尿沉渣镜检白细胞＞3个/HP。

2. 肾外伤患者可以行逆行肾盂造影。

3. 肾部分裂伤时外伤仅限于部分肾实质，肾包膜及肾盂、肾盏黏膜完整。

4. 男性，30岁。突发左腰部绞痛伴镜下血尿，左腰部轻度压痛和叩击痛，无肌紧张。诊断应首先考虑肾输尿管结石。

5. 良性前列腺增生好发于前列腺外周带。

【名词解释】

1. LUTS

2. 膀胱刺激征

3. 导尿试验

【选择题】

A 型题

1. 下列关于血尿的描述，错误的是

A. 一般在 1L 尿中含 1ml 血液呈肉眼血尿

B. 一般在 1L 尿中含 10ml 血液呈肉眼血尿

C. 血尿程度与疾病严重性可能不成比例

D. 尿沉渣镜检红细胞 > 3 个 /HP 即有病理意义

E. 血尿是泌尿系统疾病重要的症状之一，往往是疾病的 1 个危险信号

2. 男性，70 岁。排尿困难 3 年，逐渐加重，近 2 周夜间尿液不自主流出。该患者最可能的诊断为

A. 真性尿失禁　　　　　　B. 压力性尿失禁　　　　　　C. 急迫性尿失禁

D. 充溢性尿失禁　　　　　　E. 混合性尿失禁

3. 男性，35 岁。左腰部受伤后出现腰痛。查体：血压 125/90mmHg，脉搏 80 次 / 分，左肾区叩击痛，无腹膜刺激征。尿沉渣镜检红细胞 5 ～ 10 个 /HP。该患者最可能的诊断是

A. 肾挫伤　　　　　　　　B. 肾部分裂伤　　　　　　　C. 肾全层裂伤

D. 肾蒂损伤　　　　　　　　E. 膀胱损伤

4. 男性，32 岁。右腰部外伤伴血尿 3 小时，经保守治疗后血尿消失，血压持续下降达 80/45mmHg，血红蛋白持续降低，右腰部出现肿块。下一步最重要的治疗措施是

A. 应用止血剂　　　　　　B. 解痉、镇痛治疗　　　　　　C. 加强抗感染治疗

笔记

D. 抗休克及手术治疗　　　　　E. 紧急输血

5. 男性，20岁。跨栏比赛时会阴部受伤。伤后会阴部疼痛、青紫，尿道出血，不能自行排尿。应考虑的诊断是

A. 尿道膜部外伤　　　　　B. 尿道球部外伤　　　　　C. 尿道前列腺部外伤

D. 膀胱外伤　　　　　E. 耻骨骨折

B型题

（6～8题共用选项）

A. 草酸钙结石　　　　　B. 尿酸结石　　　　　C. 磷酸盐结石

D. 碳酸盐结石　　　　　E. 混合结石

6. 腹部平片不显影的结石是

7. 感染性结石的性质是

8. 最常见的尿路结石是

X型题

9. 良性前列腺增生的并发症包括

A. 肾积水　　　　　B. 腹股沟疝　　　　　C. 尿路感染

D. 血尿　　　　　E. 前列腺癌

【问答题】

1. 试述闭合性肾损伤患者的保守治疗原则。

2. 试述双侧上尿路结石的手术治疗原则。

参考答案

【填空题】

1. 尿道；膀胱颈部；后尿道；膀胱颈部；膀胱三角区；膀胱或其以上

2. 肾挫伤；肾部分裂伤；肾全层裂伤；肾蒂血管外伤

3. 尿生殖膈；球部；阴茎部；前列腺部；膜部

4. 疼痛；血尿

5. 尿频；排尿困难

【判断题】

1. ×　脓尿是新鲜尿液离心后尿沉渣镜检白细胞＞5个/HP。

2. ×　肾外伤患者不宜行逆行肾盂造影，以免感染。

3. ×　肾部分裂伤时肾近包膜部位裂伤，伴肾包膜破裂，可致肾周血肿。

4. √

5. ×　良性前列腺增生好发于移行带。

【名词解释】

1. LUTS　即下尿路症状，是所有排尿障碍表现的总称，可分为储尿期症状和排尿期症状，前者以刺激症状为主，表现为尿急、尿频、尿失禁及遗尿；后者以梗阻症状为主，表现为排尿困难性症状。

2. 膀胱刺激征　指尿频、尿急、尿痛的症状同时出现，是膀胱受到各种炎症或理化因素刺激而发生痉挛，出现尿频、尿急、尿痛的症状。

3. 导尿试验　膀胱损伤时，插入导尿管，经导尿管注入灭菌生理盐水200～300ml，片刻后再引出。液体外漏时吸出量明显减少，腹腔液体回流时吸出量明显增多。若液体进出量差异很大，提示膀胱破裂。

【选择题】

A型题　1．B　2．D　3．A　4．D　5．B

B型题　6．B　7．C　8．A

X型题　9．ABCD

【问答题】

1．答案见知识点总结（二）1（5）。

2．答案见知识点总结（三）2（3）。

第13周　泌尿、男生殖系统感染及肿瘤

一、考研真题解析

1.（2017年A型题）膀胱结核的血尿特点是

A．无痛性全程肉眼血尿　　　　　B．终末血尿伴膀胱刺激征

C．初始血尿　　　　　　　　　　D．疼痛伴血尿

【答案与解析】　1．B。①血尿是肾结核的重要症状，常为终末血尿。②血尿是膀胱癌最常见和最早出现的症状，约85%的患者表现为间歇性肉眼血尿，尿频、尿急、尿痛为膀胱肿瘤的晚期常见表现。③初始血尿常见于前尿道损伤。④疼痛伴血尿与膀胱炎或尿路结石有关。

2.（2017年A型题）膀胱癌血尿的典型特点是

A．无痛性全程肉眼血尿　　　　　B．终末血尿伴膀胱刺激征

C．初始血尿　　　　　　　　　　D．疼痛伴血尿

【答案与解析】　2．A。参见考研真题解析第1题解析。

3.（2018年A型题）男性，65岁。3个月前有3次无痛性血尿，近来出现腰痛及尿频、尿痛、血尿和排尿困难，有时尿有血块。最可能的诊断是

A．前列腺癌　　　B．膀胱肿瘤　　　　C．膀胱结石　　　　D．肾癌

【答案与解析】 3．D。肾癌高发年龄为50～70岁，男女发病比例为2∶1，该题患者为65岁男性，属于高发人群。肉眼血尿、疼痛（多为腰痛）和肿块为肾癌三联征，但是临床中很少出现三者都有的患者，出现其中任何1项或2项症状的即可诊断肾癌，该题患者有肉眼血尿和腰痛。膀胱癌患者住在第一诱因是吸烟，膀胱癌最早出现的表现为血尿85%患者都可自行停止，并且膀胱癌患者出现尿频、尿痛、血尿一般都是膀胱癌晚期的患者。前列腺癌患者大多数无明显临床表现，有症状则以尿路梗阻为主，血尿很少见。膀胱结石主要表现为排尿中断。

4．（2019年A型题）男性，50岁。1个月来有过2次无痛性血尿，近日觉阴囊坠胀感，卧床坠胀无减轻，查体发现右侧阴囊内精索静脉曲张。最可能的诊断是

A．原发性精索静脉曲张　　　　　　B．肾癌

C．肾结石　　　　　　　　　　　　D．膀胱肿瘤

【答案与解析】 4．B。该患者为中老年男性，1个月来间歇性无痛肉眼血尿，考虑为肾癌，且提示肿瘤已侵入肾盏、肾盂。由于精索静脉汇入肾静脉，如发现同侧阴囊内精索静脉曲张，且平卧位不消失，提示肾静脉或下腔静脉内癌栓形成可能。

5．（2021、2022年A型题）下列检查中，不属于诊断前列腺癌的基本方法的是

A．直肠指检　　　　　　　　　　　B．血清前列腺特异性抗原（PSA）测定

C．穿刺活检　　　　　　　　　　　D．血清癌胚抗原测定

【答案与解析】 5．D。体格检查、实验室检查、影像学检查可用于筛选可疑前列腺癌患者，并前列腺穿刺病理活检可确诊前列腺癌。体格检查主要是直肠指检，可发

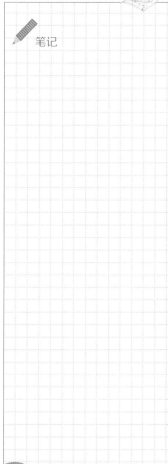

现前列腺癌结节，质地多较正常腺体坚硬。实验室检查主要为血清前列腺特异性抗原（PSA）测定，PSA是前列腺癌重要的血清标志物，正常参考值为＜4μg/L，发生前列腺癌时PSA常有升高。影像学检查包括经直肠超声、CT、磁共振成像（MRI）等检查。前列腺穿刺活检是确诊前列腺癌的方法，常在超声引导下进行。血清癌胚抗原测定不属于诊断前列腺癌的基本方法。

二、知识点总结

本周知识点考点频率统计见表13-1。

表13-1　泌尿、男生殖系统感染及肿瘤考点频率统计表（2012—2022年）

年份	泌尿、男生殖系统感染				泌尿、男生殖系统肿瘤		
	上尿路感染	下尿路感染	男生殖系统感染	泌尿、男生殖系统结核	肾癌	膀胱癌	前列腺癌
2022							√
2021							√
2020							
2019					√		
2018					√		
2017			√			√	
2016							

续　表

年份	泌尿、男生殖系统感染				泌尿、男生殖系统肿瘤		
	上尿路感染	下尿路感染	男生殖系统感染	泌尿、男生殖系统结核	肾癌	膀胱癌	前列腺癌
2015							
2014							
2013							
2012							

（一）泌尿、男生殖系统感染

1．概论

（1）致病因素及途径：①病原微生物，最常见的为大肠埃希菌，还有金黄色葡萄球菌、结核分枝杆菌等其他病原微生物。②发病机制，发病与正常菌群的防御功能、尿液的防御作用、细菌的数量和毒力等有关。③诱发感染的因素，包括机体抗病能力减弱、梗阻因素、医源性因素、女性尿道的解剖生理特征等。④感染途径，包括上行感染、血行感染、淋巴感染、直接感染，前两者的鉴别见表13-2。

表13-2　上行感染与血行感染的鉴别

鉴别点	上行感染	血行感染
发病情况	最常见	少见
感染途径	致病菌经尿道进入膀胱，沿输尿管腔内播散至肾	感染病灶内细菌由血行传播至泌尿生殖系统
常见部位	肾实质感染	肾皮质感染
常见致病菌	大肠埃希菌	金黄色葡萄球菌
好发人群	女性新婚期、妊娠期，婴幼儿，尿路梗阻患者	机体免疫功能低下的患者
临床表现	主要为膀胱刺激征	发病急剧，有寒战、高热等全身症状
治疗方案	尿液浓度高的抗菌药物和解痉药物	血药浓度高的抗菌药物，常静脉给药

（2）诊断：①典型的临床表现。②尿液镜检，如尿沉渣镜检白细胞（WBC）＞5个/HP则为脓尿，提示尿路感染。无菌尿的脓尿要警惕肾结核。③尿细菌培养和菌落计数，是诊断尿路感染的主要依据。如菌落计数多于10^5/ml应认为有感染；菌落计数少于10^4/ml可能为污染，应重复培养；菌落计数在$10^4 \sim 10^5$/ml为可疑感染。慢性病例和已用过药物者须与临床症状结合分析。④影像学检查，包括超声、X线、CT等检查。

（3）治疗原则：①明确感染的性质，根据尿细菌培养和药物敏感试验结果，有针对性地用药。②明确是上尿路感染，还是下尿路感染，前者症状重、预后差、易复发；后者症状轻、预后佳、少复发。③明确是血行感染，还是上行感染。④有无尿路梗阻因素。⑤尿路感染的诱发因素。⑥测定尿液pH，若为酸性，宜选用碱性药物，使尿液碱性化以抑制病菌生长，并给予适合于碱性环境的抗菌药物。反之，则宜选用酸性药物，给予适合于酸性环境的抗菌药物。⑦正确使用抗菌药物，治疗时尿液中要有足够浓度的抗菌药物。抗菌药物的使用原则上应持续到症状消失，尿细菌培养转阴后2周。若有感染史、尿路梗阻等诱因，必须延长用药时间，同时适时消除诱因。

2. 上尿路感染 包括急性肾盂肾炎、肾积脓、肾皮质多发性脓肿、肾周围炎，下文主要介绍急性肾盂肾炎。

（1）致病特点：急性肾盂肾炎是肾盂、肾实质急性细菌性炎症。致病菌主要为大肠埃希菌、其他肠杆菌及革兰阳性菌。多由尿道进入膀胱，上行感染经输尿管进入肾，或者血行感染播散到肾。

（2）临床表现：发热、腰痛、膀胱刺激症状（尿频、尿急、尿痛）。

（3）诊断：有典型的临床表现，尿常规检查有白细胞、红细胞、蛋白、管型和细菌，尿细菌培养每毫升尿有菌落10^5以上，血常规检查可能出现以中性粒细胞增多为主的白细胞升高，老年人症状常不典型。临床上急性肾盂肾炎常伴膀胱炎。

（4）治疗：全身治疗、抗菌药物治疗、对症治疗。

3. 下尿路感染

（1）急性细菌性膀胱炎：女性多见，多为大肠埃希菌感染，常由上行感染所致，诱因包括性交、导尿、个人卫生不洁及个体对细菌抵抗力降低。

临床表现：①发病突然，有尿痛、尿频、尿急及尿不尽感。②排尿时尿道常有烧灼感。③常见终末血尿。④全身症状不明显。

诊断：根据典型临床表现结合体格检查（耻骨上膀胱区可有压痛，无腰部压痛）及尿液检查结果可确诊。另外，还需要检查有无诱因（炎症或结构异常），并应与尿道炎、急性肾盂肾炎等疾病相鉴别。急性肾盂肾炎与本病的鉴别见表13-3。

表13-3　急性肾盂肾炎与急性细菌性膀胱炎的鉴别

鉴别点	急性肾盂肾炎	急性细菌性膀胱炎
感染途径	上行感染（常见）、血行感染	上行感染（常见）、血行感染、淋巴感染、邻近器官感染
常见部位	肾实质感染	肾皮质感染
常见致病菌	大肠埃希菌	大肠埃希菌
好发人群	儿童，新婚期、妊娠期、老年女性	机体免疫功能低下或存在某些促发因素的人群
临床表现	①寒战、高热常见。②腰痛。③膀胱刺激症状。④肾区压痛，肋脊角叩击痛	①发病急剧，突发膀胱刺激症状。②排尿时尿道烧灼感。③终末血尿。④膀胱区压痛
治疗方案	抗生素7～14日	3日疗法或7日疗法

治疗：①多饮水，口服碳酸氢钠碱化尿液及解痉药物。②应用抗菌药物，首选3日疗法，症状持续时间大于1周或可能具有复杂的诱发感染因素者用7日疗法。③绝经期女性可采用雌激素代替疗法。

（2）尿道炎：主要指通过性接触传播途径，由淋病奈瑟菌或非淋病奈瑟菌的病原微生物所致急、慢性尿道炎（表13-4），属性传播疾病。临床表现有尿道刺痒，尿频、尿急、尿痛，尿道脓性分泌物。根据典型的临床表现、不洁性交史、尿道分泌物涂片在多核白细胞内找到革兰阴性双球菌或衣原体、支原体包涵体，即可诊断。尿道炎主要采取抗菌药物治疗，注意配偶应同时治疗。

表13-4　淋菌性尿道炎与非淋菌性尿道炎的鉴别

鉴别点	淋菌性尿道炎	非淋菌性尿道炎
病原体	淋病奈瑟菌（又称淋球菌）	沙眼衣原体、支原体、滴虫、单纯疱疹病毒
感染途径	性接触直接传播、间接传播、垂直传播	性接触直接传播
病史	不洁性交史	不洁性交史
潜伏期	2～5日	1～5周
临床表现	尿道黏膜红肿，尿频、尿急、尿痛，尿道排出多量脓性分泌物；有时可见血尿	尿道刺痒、尿痛和分泌少量白色稀薄液体；男性可引起急性附睾炎，可致男性不育
分泌物涂片	多核白细胞内找到成对排列的革兰阴性双球菌	多核白细胞内找到衣原体或支原体的包涵体
治疗药物	以青霉素类药物为主	米诺环素、红霉素

4．男生殖系统感染

（1）急性细菌性前列腺炎：急性细菌性前列腺炎大多由尿道上行感染所致，也可通过血行感染与邻近器官感染。致病菌多为革兰阴性杆菌或假单胞菌，最常见的为大肠埃希菌。

临床表现：①典型症状为尿频、尿急、尿痛，会阴部及耻骨上疼痛伴外生殖器不适、疼痛。②梗阻症状为排尿犹豫、尿线间断，甚至尿潴留。③全身症状有寒战、高热、恶心、呕吐，甚至败血症，常伴膀胱炎。

诊断：根据急性感染史、临床表现及辅助检查结果可确诊。直肠指检前列腺肿胀、压痛、局部温度升高，表面光滑，形成脓肿时有波动感。感染蔓延可引起精囊炎、附睾炎、菌血症，故严禁做前列腺按摩或穿刺。尿沉渣检查有白细胞增多，血液和/或尿细菌培养可阳性。

治疗：①一般治疗。②耻骨上穿刺造瘘，如有急性尿潴留，应避免经尿道导尿。③抗感染治疗。④并发症治疗，并发前列腺脓肿者，可经会阴切开引流。

（2）慢性前列腺炎：可分为细菌性及非细菌性，大多数慢性前列腺炎属后者，二者的鉴别见表13-5。

表13-5　慢性细菌性与非细菌性前列腺炎的鉴别

鉴别点	慢性细菌性前列腺炎	慢性非细菌性前列腺炎
病因诱因	大肠埃希菌、变形杆菌、克雷伯菌属、葡萄球菌、链球菌等，也可由淋病奈瑟菌引起	如沙眼衣原体、支原体、滴虫、真菌、病毒等
发病机制	①经尿道逆行感染。②射精时后尿道细菌挤向前列腺周围层。③感染的尿液经前列腺管逆流至前列腺组织	目前尚不完全明确
临床表现	①排尿改变及尿道分泌物。②会阴部、下腹不适或疼痛，腰痛，睾丸放射痛。③性功能减退。④精神神经症状。⑤相关并发症	与细菌性慢性前列腺炎类似，区别是没有反复尿路感染发作。体检与临床表现不一定相符
诊断	反复的尿路感染发作，前列腺按摩液中持续有致病菌存在	有慢性前列腺炎症状，没有反复尿路感染发作

笔记

续　表

鉴别点	慢性细菌性前列腺炎	慢性非细菌性前列腺炎
辅助检查	①直肠指检：前列腺饱满、增大、质软、轻度压痛。病程长者前列腺缩小，变硬，有硬结。②前列腺液检查：前列腺液白细胞＞10个/HP，卵磷脂小体减少。③B超检查：前列腺组织结构界限不清、混乱。	①直肠指检：前列腺稍饱满，质较软，有轻度压痛。②前列腺液检查：临床上具有慢性前列腺炎的症状，而前列腺液检查正常，培养无细菌生长称为前列腺痛
治疗	治疗效果不理想，可采用抗菌药物治疗、综合治疗	合理选择抗菌药物、综合治疗

（3）急性附睾炎：病因包括细菌经射精管逆行蔓延到附睾，血行感染少见；无菌尿液经射精管流至附睾会导致化学性附睾炎；偶见输尿管异位开口引起。

临床表现：①全身症状明显，如畏寒、高热。②阴囊疼痛、肿胀，沿精索、下腹部及会阴部放射痛。③附睾睾丸及精索增大或增粗。

诊断：典型临床表现＋查体易发现局限性附睾触痛。本病需要与附睾结核、睾丸扭转鉴别。

治疗：①卧床休息，阴囊托起。②消炎、镇痛。③脓肿形成则切开引流。

5. 泌尿、男生殖系统结核　是全身结核病的一部分，其中最主要的是肾结核。

（1）病理：①肾结核绝大多数起源于肺结核。结核分枝杆菌自原发灶经血行播散引起肾结核，随尿流下行播散到输尿管、膀胱、尿道，通过前列腺导管射精管引起男生殖系统结核。②结核分枝杆菌主要在双侧肾皮质的肾小球周围毛细血管丛内形成多发性微小结核病灶，病变可以自行愈合，临床上常不出现症状和影像学改变，称为病理肾结核。如果患者免疫力低下，肾皮质内的病灶逐渐扩大，易发展为肾髓质结核，继续发展发生结核性肾盂肾炎，出现临床症状及影像学改变，称为临床肾结核。③少数患者全肾广泛钙化时，其内混有干酪样物质，肾功能完全丧失，输尿管常完全闭塞，含有结核分枝杆菌的尿液不能流入膀胱，膀胱继发性结核病变逐渐好转和愈合称为"肾自截"。结核病变愈合致使膀胱壁广泛纤维化和瘢痕收缩，使膀胱壁失去伸张能力，膀胱容量显著减少，称为挛缩膀胱。膀胱结核病变常可致健侧输尿管口狭窄或"闭合不全"，导致尿液梗阻或膀胱尿液反流，引起对侧肾积水。

（2）临床表现：肾结核常发生于20～40岁的青壮年，男性较女性多见。①膀胱刺激症状（尿频、尿急、尿痛）是肾结核的典型症状之一，尿频往往最早出现。②血尿常在膀胱刺激症状存在一段时间后才出现，以终末血尿多见。③脓尿。④腰痛和肿块。⑤男性肾结核患者中有50%～70%合并生殖系统结核。病变主要从前列腺、精囊开始，但临床上表现最明显的是附睾结核。

（3）诊断：无明显原因的慢性膀胱炎，症状持续存在并逐渐加重，伴有终末血尿；尤其青壮年男性有慢性膀胱炎症状，尿培养无细菌生长，经抗菌药物治疗无明显疗效；附睾有硬结或伴阴囊慢性窦道者，应考虑有肾结核的可能。辅助检查：①尿液检查。②影像学检查。IVU早期表现为肾盏边缘不光滑如虫蚀状，随着病变进展，肾盏失去杯形，不规则扩大或模糊变形，若肾盏颈狭窄或完全闭塞，可见空洞充盈不全或完全不显影。肾结核广泛破坏肾功能丧失时，患肾表现为"无功能"。③膀胱镜检查。膀胱挛缩或有急性膀胱炎不宜做该检查。

（4）治疗：①抗结核药物治疗，适用于早期肾结核。②手术治疗，凡药物治疗6～9个月无效，肾结核破坏严重者，应在药物治疗的配合下行手术治疗。肾切除术前抗结核治疗不应少于2周。肾切除术适应证：肾结核破坏严重，而对侧肾正常，应切除患肾；双侧肾结核一侧广泛破坏呈"无功能"状态，另一侧病变较轻，在抗结核药物治疗一段时间后，择期切除严重的一侧患肾；肾结核对侧肾积水，如积水肾功能代偿不良，应先引流肾积水，保护肾功能，再切除患肾。

（二）泌尿、男生殖系统肿瘤

1. 肾细胞癌

（1）病理：肾细胞癌又称肾腺癌，简称肾癌，占肾恶性肿瘤的85%。肾癌常为单发，病理类型多样，其中常见的病理类型是透明细胞癌。

（2）临床表现：肾癌好发于50～70岁男性。早期常无明显临床症状。①典型症状为肉眼血尿、腰痛和腹部肿块，称为肾癌"三联征"。血尿多为间歇性无痛性肉眼血尿，表明肿瘤已侵入肾盂、肾盏。疼痛常为腰部钝痛或隐痛，多由肿瘤生长牵张肾包膜或侵犯腰大肌、邻近器官所致。肿瘤较大时，在腹部或腰部可触及肿块。②副肿瘤综合征。表现为发热、高血压、红细胞沉降率增快、高钙血症、高血糖、红细胞增多症、肝功能异常等。③转移性肿瘤症状。男性患者如发现同侧阴囊内精索静脉曲张，且平卧位不消失，提示肾静脉或下腔静脉内癌栓形成。

（3）诊断：出现任意1种典型症状应考虑肾癌可能。在体检时由影像学检查偶然发现的肾癌，称为偶发肾癌或无症状肾癌。①超声检查，可作为肾癌的常规筛查手段。②CT检查，对肾癌确诊率高，是目前诊断肾癌的影像学方法。此外可采用尿路平片、

IVU、肾动脉造影、MRI等检查。

（4）治疗：①外科手术，包括根治性肾切除术、保留肾单位手术。②辅助治疗，肾癌对放射治疗及化学治疗均不敏感。肾癌也可使用免疫治疗、分子靶向治疗。

2. 肾母细胞瘤　又称肾胚胎瘤或维尔姆斯（Wilms）瘤，是儿童最常见的肾脏恶性肿瘤，80%以上在5岁以前发病。腹部肿块是最常见且最重要的体征。发现儿童上腹部光滑肿块，即应考虑肾母细胞瘤的可能。

3. 肾血管平滑肌脂肪瘤　又称肾错构瘤，是一种由血管、平滑肌和脂肪组织组成的肾脏良性肿瘤。肾血管平滑肌脂肪瘤缺乏特异性临床表现。富含脂肪组织的肾血管平滑肌脂肪瘤具备较为特征性的影像学改变，可以通过超声、CT、MRI等检查明确诊断。

4. 膀胱癌　绝大多数来自上皮组织，其中90%以上为尿路上皮癌。

（1）病因：①吸烟是最常见的致癌因素，约1/3膀胱癌与吸烟有关。②长期接触工业化学产品。③膀胱慢性感染与异物长期刺激。④其他。

（2）病理：主要涉及膀胱尿路上皮肿瘤的组织学分级、生长方式和浸润深度，其中组织学分级和浸润深度对预后的影响最大。①组织学分级（世界卫生组织2004分级法），乳头状瘤、低度恶性潜能的乳头状尿路上皮肿瘤、低级别乳头状尿路上皮癌、高级别乳头状尿路上皮癌。②生长方式分为原位癌（CIS）、乳头状癌及浸润性癌。③浸润深度，TNM分期是判断预后的最有价值的指标之一。临床上将T_{is}、T_0和T_1期肿瘤称为非肌层浸润性膀胱癌（NMIBC），T_2及以上则称为肌层浸润性膀胱癌（MIBC）。④复发、进展及转移，膀胱癌易复发，NMIBC复发率达50%～70%，少数患者复发后可进展为MIBC。淋巴转移是最主要的转移途径，其他转移途径包括直接浸润、血行转移、种植转移。

（3）临床表现：膀胱癌好发于50～70岁男性。血尿是膀胱癌最常见的症状，约85%患者表现为间歇性无痛全程肉眼血尿，可自行减轻或停止。尿频、尿急、尿痛多为膀胱癌的晚期表现。膀胱三角区及膀胱颈部肿瘤可造成膀胱出口梗阻，引起排尿困难和尿潴留。肿瘤侵犯、浸润及转移可致肾积水、肾功能不全、腰骶部疼痛、下肢水肿、贫血、体重下降、骨痛等症状。

（4）诊断：中老年出现无痛性肉眼血尿，首先考虑膀胱尿路上皮肿瘤可能。下列检查方法有助于确诊：①尿液检查。尿常规检查，反复尿沉渣镜检示红细胞＞5个/HP应警惕膀胱癌可能。尿细胞学检查，在新鲜尿液中易发现脱落的肿瘤细胞，是诊断和术后随访的主要方法。尿液膀胱肿瘤抗原（BTA）、核基质蛋白22（NMP22）等有助于膀胱癌的早期诊断。②影像学检查。包括B超检查（可用作最初筛选）、IVU检查、CT检查和MRI检查。③膀胱镜检查。膀胱镜下取可疑病变活检是确诊膀胱癌的主要方法。④膀胱双合诊。可了解肿瘤大小、浸润的范围、深度以及与盆壁的关系。

（5）治疗：①非肌层浸润性膀胱癌可采用保留膀胱的手术，如经尿道膀胱肿瘤电切术（TURBT），术后辅助腔内灌注化学治疗或免疫治疗。②肌层浸润性膀胱癌及膀胱非尿路上皮癌（如鳞癌和腺癌）采用根治性膀胱切除术，必要时辅助术后化学治疗或放射治疗。术后应密切随诊。

5. 肾盂、输尿管癌

（1）病理：90%以上为尿路上皮癌。

（2）临床表现：间歇无痛性肉眼血尿或镜下血尿，偶可出现条状血块。

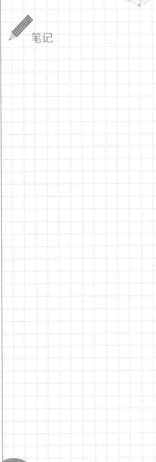

笔记

（3）诊断：首要诊断手段为CT增强＋三维重建检查，主要表现为肾盏、肾盂及输尿管充盈缺损、增厚或梗阻致肾积水等。膀胱镜检查可见输尿管口喷血。输尿管镜＋活检可明确诊断。

（4）治疗：主要手术方法是切除患肾及全长输尿管，包括输尿管开口部位的膀胱壁。

6. 前列腺癌

（1）病理：①分型以腺癌为主（占95%）。前列腺癌好发于前列腺外周带。②组织学分级是根据腺体分化程度和肿瘤的生长形态来评估其恶性程度的工具，以格利森（Gleason）分级系统应用最为普遍并与肿瘤治疗预后的相关性最佳。③临床分期多采用TNM分期系统。

（2）临床表现：①早期多数无明显临床症状，常因体检、前列腺增生手术标本的病理学检查而发现。②中期可表现为尿频、尿急、尿流缓慢、排尿费力，甚至尿潴留或尿失禁等。③晚期可有浸润、转移症状。常见的转移部位是淋巴结和骨骼。

（3）诊断：通过体格检查、实验室检查、影像学检查筛选，并通过活组织病理学检查确诊。①体格检查，直肠指检可发现前列腺癌结节。②实验室检查，血清PSA是前列腺癌重要的血清标志物，正常参考值为＜4mg/L 当发生前列腺癌时，PSA常有升高。③影像学检查，可采用经直肠超声、CT、MRI等检查。④活组织病理学检查，前列腺穿刺活检是前列腺癌确诊方法，常在超声引导下进行。

（4）治疗：①手术治疗，根治性前列腺切除术是治疗前列腺癌最有效的方法，根据患者危险分层和淋巴结转移情况决定是否行淋巴结清扫。②放射治疗，前列腺癌的放射治疗分为根治性放射治疗和姑息性放射治疗。前者适用于器官局限性肿瘤。后者适用于前列腺癌骨转移病灶的治疗，以缓解疼痛症状。③雄激素去除治疗（ADT），通过去除体内雄激素对前列腺癌的"营养作用"而达到治疗的目的。去势治疗是主要的ADT方法，包括外科去势（切除双侧睾丸）和药物去势（应用药物抑制睾酮分泌）。抗雄激素药物可阻断体内雄激素与受体结合，也是ADT的方法之一，可与去势治疗共同构成"最大雄激素阻断"。④其他治疗，包括冷冻治疗、高聚能超声、化学治疗、免疫治疗、靶向治疗等。

上述4种常见泌尿、男生殖系统肿瘤的鉴别见表13-6。

表13-6 4种常见泌尿、男生殖系统肿瘤的鉴别

鉴别点	肾细胞癌	膀胱癌	肾盂、输尿管癌	前列腺癌
流行病学	占肾恶性肿瘤的85%	最常见的泌尿系统肿瘤	发病率较低	老年男性常见
病因	吸烟、*VHL*基因突变等	吸烟（最重要）等	吸烟、药物等	未明确
病理	透明细胞癌为主	尿路上皮癌为主	尿路上皮癌为主	腺泡腺癌为主
好发人群	50～70岁，男∶女＝3∶2	50～70岁，男∶女＝4∶1	70～90岁，男∶女＝3∶1	老年男性
复发和转移	骨转移、血行转移	易复发，淋巴转移为主	易复发，早期淋巴转移	淋巴转移、骨转移
临床表现	血尿、疼痛、肿块，副肿瘤综合征，转移性肿瘤症状	血尿（最常见）、膀胱刺激征、梗阻症状、转移症状	血尿（偶可见条状血块）、腰部钝痛、晚期转移症状	早期无明显症状，晚期可表现为梗阻、转移症状

续　表

鉴别点	肾细胞癌	膀胱癌	肾盂、输尿管癌	前列腺癌
辅助检查	B超、CT（确诊率高）、X线、MRI	尿常规、B超、膀胱镜＋活检	CT增强＋三维重建（首要）、输尿管镜＋活检	直肠指检、PSA、超声、穿刺活检
治疗	外科根治性肾切除、保留肾单位手术；对放射治疗和化学治疗不敏感	经尿道膀胱肿瘤电切术＋术后辅助治疗；根治性膀胱切除术	根治性肾、输尿管切除术，保留肾脏手术，综合治疗	根治性前列腺切除术，放射治疗，雄激素去除治疗

拓展练习及参考答案

拓展练习

【填空题】

1. 泌尿、男生殖系统感染最常见的致病菌为（　　）。

2. 泌尿、男生殖系统感染途径包括（　　）、（　　）、（　　）、（　　）。

3. 绝经后女性反复发生尿路感染时可采用（　　）。

4. 膀胱癌最常见的临床表现是（　　）。

5. 前列腺癌的确诊方法是（　　）。

【判断题】

1. 急性前列腺炎不宜采用前列腺按摩。

2. 肾结核最具有特征性的临床表现是发热伴盗汗。

3. 中老年出现无痛性肉眼血尿，首先考虑膀胱尿路上皮肿瘤可能。

笔记

4. 肾细胞癌最常见的组织类型是移行细胞癌。

5. 肾血管平滑肌脂肪瘤与肾癌的鉴别要点应为肿瘤密度是否均匀。

【名词解释】

1. 肾自截

2. 肾癌三联征

【选择题】

A型题

1. 下列关于上行感染的叙述，错误的是

A. 临床上比较常见 　　　　　　　　　　B. 常为肾实质感染

C. 大肠埃希菌是最常见的致病菌 　　　　D. 下尿路症状不明显

E. 尿液检查常可发现致病菌

2. 慢性膀胱刺激症状患者，静脉尿路造影见右肾上盏有破坏，可能的诊断是

A. 右肾肿瘤 　　　　　　B. 右肾盂肾炎 　　　　　　C. 右肾盂肾炎

D. 右肾结核 　　　　　　E. 右肾乳头炎

3. 肾癌患者出现血尿时表明肿瘤已

A. 累及肾包膜 　　　　　B. 肿瘤破溃 　　　　　　　C. 侵及肾盂、肾盏

D. 发生血行转移 　　　　E. 转移至膀胱

4. 男童，4岁。查体发现右上腹包块，表面光滑，质硬，随呼吸上下移动。CT检查证实右肾占位病变，大小5cm×6cm，边界清楚，左肾未见异常。最可能的诊断是

A. 脾大 　　　　　　　　B. 肾母细胞瘤 　　　　　　C. 肾癌

D. 巨大肾积水 　　　　　E. 肾囊肿

5. 判断膀胱肿瘤恶性程度的依据是

A. 血尿程度　　　　B. 肿瘤大小　　　　C. 浸润深度　　　　D. 肿瘤数目　　　　E. 组织学分型

B 型题

（6～9 题共用备选答案）

A. 常在膀胱刺激症状后出现，以终末血尿多见

B. 全程无痛性肉眼血尿

C. 主要在急性阶段出现，常与膀胱刺激症状同时发生

D. 常伴随肾绞痛

6. 非特异性膀胱炎的血尿特点是

7. 肾结核血尿的特点是

8. 肾、输尿管结石引起的血尿特点是

9. 泌尿系统肿瘤引起的血尿特点是

X 型题

10. 下列关于膀胱癌的说法，正确的是

A. 血尿是膀胱癌最常见和最早出现的症状

B. 非上皮性肿瘤血尿较重

C. 出血量与肿瘤大小、数目及恶性程度成比例

D. 膀胱刺激症状多为晚期表现

E. 膀胱肿瘤可能导致肾积水与肾功能不全

11. 下列有关前列腺癌的说法，正确的是

A. 前列腺癌常伴血清 PSA 升高

B. 前列腺癌好发于前列腺移行带

C. 雄激素去除治疗是治疗前列腺癌最有效的方法

D．MRI检查可早期发现骨转移病灶

E．前列腺癌的确诊依靠经直肠针吸细胞学或B超引导下前列腺穿刺活组织检查

【问答题】

1．试述肾癌的临床表现。

2．试述前列腺癌的治疗。

参考答案

【填空题】

1．大肠埃希菌

2．上行感染；血行感染；淋巴感染；直接感染

3．雌激素替代疗法

4．血尿

5．前列腺穿刺活检

【判断题】

1．√

2．×　肾结核最具有特征性的临床表现是慢性膀胱刺激症状。

3．√

4．×　肾细胞癌最常见的组织类型是透明细胞癌。

5．×　肾血管平滑肌脂肪瘤与肾癌的鉴别要点应为瘤体内有无脂肪。

【名词解释】

1．肾自截　少数患者全肾广泛钙化时，其内混有干酪样物质，肾功能完全丧失，输尿管常完全闭塞，含有结核杆菌的尿液不能流入膀胱，膀胱继发性结核病变逐渐好转和愈合，膀胱刺激症状也逐渐

缓解甚至消失，尿液检查趋于正常，这种情况称之为"肾自截"。

2. **肾癌三联征** 肉眼血尿、腰痛和腹部肿块被称为肾癌三联征。目前早期肾癌检出率明显提高，典型的"三联征"现在已经少见。间歇无痛肉眼血尿表明肿瘤已侵入肾盏、肾盂；疼痛常为腰部钝痛或隐痛，多由肿瘤生长牵张肾包膜或侵犯腰大肌、邻近器官所致；出血形成的血块通过输尿管引起梗阻可发生肾绞痛。肿瘤较大时，在腹部或腰部可被触及。

【选择题】

A型题　1. D　2. D　3. C　4. B　5. C

B型题　6. C　7. A　8. D　9. B

X型题　10. ADE　11. ADE

【问答题】

1. 答案见知识点总结（二）1（2）。

2. 答案见知识点总结（二）7（4）。

第14周　骨折总论、上肢骨折、下肢骨折、

关节脱位及损伤

一、考研真题解析

1．（2012年A型题）患儿，2岁。其母在牵患儿双手做游戏时，患儿突然大哭，诉上肢疼痛，其左上肢屈曲，不肯用该手取物。患儿最有可能的诊断是

A．肩关节脱位　　　B．肘关节脱位　　　　C．桡骨小头半脱位　D．腕关节脱位

【答案与解析】　1．C。桡骨小头半脱位多发生在5岁以下的儿童，一般为桡骨头向桡侧的半脱位。患儿的腕、手有被向上的牵拉受伤史；患儿感肘部疼痛，活动受限，前臂处于半屈位及旋前位；检查肘部外侧有压痛，即应诊断为桡骨小头半脱位。桡骨小头半脱位X线摄片常阴性。肩、肘、腕关节脱位均须较大的间接暴力，很少由牵拉双手引起，且肩、腕关节脱位与该患儿的发病部位不相符。

2．（2012年A型题）某篮球运动员，在起跳抢球时与对方球员相撞，即感左髋部疼痛，下肢活动受限。X线片显示右髂前上棘撕脱骨折。其骨折成因为

A．直接暴力　　　B．间接暴力　　　　C．疲劳性骨折　　　D．病理性骨折

【答案与解析】　2．B。骨折可由创伤和骨骼疾病所致，后者如骨髓炎、骨肿瘤所

致骨质破坏，受轻微外力即发生的骨折，称为病理性骨折。而前者包括：①直接暴力，暴力直接作用于受伤部位导致骨折，常伴有不同程度的软组织损伤。②间接暴力，暴力通过传导、杠杆、旋转和肌收缩使肢体远处发生骨折。③积累性劳损，长期、反复、轻微的直接或间接损伤可致肢体某特定部位骨折，如远距离行军易致第2、3跖骨及腓骨下1/3骨干骨折，称为疲劳性骨折。而缝匠肌起于髂前上棘，止于胫骨上端内侧面，主要作用是屈髋、屈膝。故当运动员起跳抢球时，屈髋屈膝，缝匠肌猛烈收缩，可导致髂前上棘撕脱骨折，此为间接暴力所致。

3.（2012年X型题）用于确诊半月板损伤的检查方法有

A．关节造影检查 　　　　　　　　B．CT检查

C．磁共振成像（MRI）检查 　　　 D．关节镜检查

【答案与解析】 3. ACD。半月板损伤的辅助检查方法包括：①膝关节造影检查，是过去诊断半月板损伤的辅助检查方法，现已少用。②MRI检查，可清晰显示半月板有无变性、破裂，还可观察有无关节积液与韧带损伤。③关节镜检查，为目前确诊半月板损伤最准确的方法，不仅可以发现影像学检查难以发现的半月板损伤，还可以同时发现有无交叉韧带、关节软骨和滑膜病变。④CT检查，不能完全显示半月板、软骨等情况，不能确诊半月板损伤。

4.（2013年A型题）儿童肘部外伤后，鉴别肱骨髁上骨折和肘关节脱位最可靠的体征是

A．肿胀明显 　　　　　　　　　　B．活动明显受限

C. 畸形　　　　　　　　　　　　D. 肘后三角关系改变

【答案与解析】 4. D。肱骨髁上骨折和肘关节脱位均是常见的肘部损伤，外伤后两者都可出现局部肿痛、活动受限、畸形等临床表现，但不都出现肘后三角关系改变。肘后三角关系是指肱骨内、外上髁与尺骨鹰嘴的解剖关系，正常人伸直肘关节时，三点在一直线上；肘关节在任何角度屈曲时，三点呈一底边向上的等腰三角形。肱骨髁上骨折时，骨折线在髁上，三者关系未受影响，肘后三角关系未改变；肘关节脱位时，尺骨鹰嘴、桡骨头与肱骨下端位置关系改变，肘后三角关系改变。

（5、6题共用选项）（2013年B型题）

A. 缺血性骨坏死　　B. 骨化性肌炎　　　C. 创伤性关节炎　　　D. 关节僵硬

5. 肘关节骨折后易发生的并发症是

6. 腕舟状骨骨折后易发生的并发症是

【答案与解析】 5、6. B、A。骨化性肌炎又称损伤性骨化，是指关节扭伤、脱位或关节附近骨折后，骨膜剥离形成骨膜下血肿，血肿机化并在关节附近软组织内广泛骨化，可造成严重的关节活动障碍，多见于肘关节，如肱骨髁上骨折。缺血性骨坏死是骨折时某一骨折段的血液供应被破坏，而发生该骨折段的缺血性坏死，常见的有股骨颈头下型缺血性坏死、腕舟状骨骨折后近侧骨折段的缺血性坏死。关节内骨折，关节面被破坏，又未能准确解剖复位，骨愈合后，关节面不平整，长期磨损可引发创伤性关节炎。关节僵硬是骨折后最常见的并发症，指患肢长时间固定，静脉和淋巴回流不畅，关节周围组织中浆液纤维性渗出和纤维蛋白沉积，发生纤维粘连，并伴有关节囊和周围肌肉挛缩，致使关节活动障碍。

7.（2014年A型题）男性，34岁。1年前打篮球受伤后膝关节经常隐痛。检查发现右膝前内侧关节间隙处压痛，半月板旋转挤压试验阳性。最可能的诊断是

A．内侧副韧带损伤　　　　　　　B．内侧半月板损伤

C．前十字韧带损伤　　　　　　　D．创伤性关节炎

【答案与解析】 7．B。该患者于打篮球受伤后出现膝关节经常性隐痛，检查示右膝前内侧关节间隙处压痛，提示半月板损伤可能性大。而半月板旋转挤压试验是指患者仰卧，患侧髋与膝完全屈曲，检查者一手放在关节外间隙处做触诊，另一手握住足跟后做小腿大幅度环转运动。内旋环转试验外侧半月板，外旋环转试验内侧半月板。因该患者右膝前内侧有压痛，应做外旋环转试验，结果阳性，故最可能的诊断是内侧半月板损伤。

（8、9题共用选项）（2014年B型题）

A．科利斯（Colles）骨折　　　　　　B．史密斯（Smith）骨折

C．巴顿（Barton）骨折　　　　　　　D．盖氏（Galeazzi）骨折

8. 屈曲型桡骨远端骨折，骨折近端向背侧移位，远端向掌侧、桡侧移位，称为

9. 桡骨干下1/3骨折合并尺骨小头脱位，称为

【答案与解析】 8、9．B、D。屈曲型桡骨远端骨折（又称Smith骨折）常由跌倒时，腕关节屈曲、手背着地受伤引起，X线可见近折端向背侧移位，远折端向掌侧、桡侧移位。桡骨干下1/3骨折合并尺骨小头脱位，称为Galeazzi骨折；尺骨上1/3骨干骨折合并桡骨小头脱位，称为孟氏（Monteggia）骨折。桡骨远端伸直型骨折（又称Colles骨折）多为腕关节处于背伸位、手掌着地、前臂旋前时受伤，X线可见骨折远端向桡、背侧移

位，近端向掌侧移位。桡骨远端关节面骨折伴腕关节脱位（又称Barton骨折）是桡骨远端骨折的一种特殊类型，临床上表现为与Colles骨折相似的"银叉"畸形。

10.（2016年A型题）运动员骤然跨步，由于肌肉突然猛烈收缩，最不可能发生的损伤是

A．髂前上棘撕脱骨折　　　　　　　　B．髌骨骨折

C．跟腱撕裂　　　　　　　　　　　　D．胫骨干骨折

【答案与解析】　10．D。骨折的成因包括直接暴力、间接暴力和疲劳性骨折。肌肉突然猛烈收缩引起间接暴力，而胫骨干骨折由直接暴力引起。

（11、12题共用选项）（2016年B型题）

A．≥140°　　　　　B．＜140°　　　　　C．＞110°　　　　　D．≤110°

11．髋内翻的颈干角范围是

12．髋外翻的颈干角范围是

【答案与解析】　11、12．D、A。股骨颈的长轴与股骨干纵轴之间形成的角度称为颈干角，又称内倾角。颈干角正常值为110°～140°，颈干角≥140°为髋外翻、≤110°为髋内翻。

13.（2016年X型题）髌骨骨折的治疗原则有

A．解剖复位，保持关节面平整　　　　B．尽可能保留髌骨

C．稳定固定情况下早期活动　　　　　D．屈曲位膝关节固定

【答案与解析】　13．ABC。髌骨骨折的治疗原则：解剖复位，保持关节面平整；尽

可能保留髌骨；稳定固定情况下早期活动；伸直位膝关节固定。其具体治疗措施如下：
①无位移的髌骨骨折采取非手术方法治疗。保持膝关节伸直位，用石膏托或下肢支具固定4～6周，即可开始肱四头肌等长收缩训练。6周后开始做膝关节主动屈伸活动训练。②有位移的横行骨折，如果位移不超过0.5cm，可采用非手术方法治疗。如果移位超过0.5cm，应手术治疗，采用切开复位，克氏针钢丝张力带固定或钢丝捆扎固定，术后可早期进行膝关节活动。③对严重粉碎性骨折，无法恢复髌骨软骨面完整性时，可摘除髌骨，修补韧带，术后3～4周开始功能锻炼。

14.（2017年X型题）骨折的特有体征有

A．局部压痛　　　　B．成角畸形　　　　C．骨擦音　　　　D．局部肿胀

【答案与解析】　14．BC。骨折的一般表现为局部疼痛、肿胀和功能障碍。骨折的特有体征为畸形、异常活动、骨擦音或骨擦感。

15.（2018年A型题）下列膝关节检查结果与疾病的关系，错误的是

A．浮髌试验（＋）：膝关节积液

B．前抽屉试验（＋）：后交叉韧带断裂

C．研磨试验（＋）：半月板损伤

D．半月板旋转挤压试验（＋）：半月板损伤

【答案与解析】　15．B。膝关节韧带检查：①侧方应力试验，检查内、外侧副韧带。②抽屉试验，检查前、后交叉韧带，前移增加表示前交叉韧带断裂，前抽屉试验（＋）；后移增加表示后交叉韧带断裂，后抽屉试验（＋）。③（拉赫曼）Lachman试验，阳性率高于抽屉试验。④轴移试验，检查前交叉韧带。半月板损伤特殊检查：①研磨实验，

检查内侧半月板和内侧副韧带损伤。②蹲走试验，检查半月板后角损伤。③其他，过伸试验、过屈试验、半月板旋转挤压试验。

16.（2018年X型题）关于肱骨外科颈骨折，下列说法正确的有

A. 多见于中老年人　　　　　　　　　　B. 可合并血管神经损伤

C. 可合并肱骨头碎裂骨折　　　　　　　D. 有侧方和成角移位者须手术治疗

【答案与解析】 16. ABC。肱骨外科颈在肱骨大、小结节与肱骨干交界处，是松、密质骨移行处，解剖颈下2～3cm，内侧有神经血管束经过，骨折可合并血管神经损伤。肱骨外科颈骨折可发生于任何年龄，以中、老年人多见，多因间接暴力引起。如创伤力较大，可合并肱骨头碎裂骨折。多数有移位的肱骨近端骨折的特点是2个以上解剖部位的骨折，应及时行切开复位钢板内固定，大部分患者功能恢复良好。有侧方和成角移位者，根据移位情况和患者状况决定是否手术。

17.（2019年A型题）判断大转子上移的测量参数是

A. Cobb角　　　　B. Bryant三角　　　　C. Codman三角　　　　D. Pauwels角

【答案与解析】 17. B。在平卧位，由髂前上棘向水平画垂线，再由大转子与髂前上棘的垂线画水平线，构成Bryant三角，股骨颈骨折时，此三角底边较健侧缩短。在侧卧并半曲髋，由髂前上棘与坐骨结和节之间画线，为Nélaton线。正常情况下，大转子在Nélaton线上；若大转子超过此线，表明大转子有向上移位。Cobb角用于度量脊柱侧弯程度。Codman三角见于骨肉瘤。Pauwels三角为股骨颈远端骨折线与两侧髂嵴连线的夹角，可用于判断股骨颈骨折的稳定性。

18．（2019年A型题）肱骨干轴线和肱骨髁轴线之间的前倾角，正常的角度是

A．小于10°　　　　B．10°～20°　　　　C．30°～50°　　　　D．大于50°

【答案与解析】　18．C。肱骨髁上骨折是指肱骨干与肱骨髁的交界处发生的骨折。肱骨干轴线和肱骨踝轴线之间有30°～50°的前倾角，这是容易发生肱骨髁上骨折的解剖因素。

19．（2020年A型题）骨折的临床诊断中，错误的是

A．骨折的特有体征包括畸形、反常活动、骨擦音或骨擦感

B．具有骨折特有体征之一者，即可诊断为骨折

C．检查可疑骨折患者时，应诱发骨擦音或骨擦感，以明确诊断

D．临床未见骨折特有体征，不能排除骨折

【答案与解析】　19．C。骨折的特有体征包括畸形，异常活动，骨擦音或骨擦感。具有以上3个骨折特有体征之一者，即可诊断为骨折。但有些骨折如裂缝骨折、嵌插骨折、脊柱骨折及骨盆骨折，没有上述3个典型的骨折特有体征，应常规进行X线检查，必要时行CT或MRI检查，以便确诊；不可诱发骨擦感或骨擦音，以防加重损害。

（20～22题共用题干）（2020年A型题）

男性，50岁。因车轮碾压致左前臂外伤5小时。查体：神志清楚，左前臂明显肿胀、疼痛，皮肤瘀斑、出血，成角畸形。

20．应首先考虑的诊断是

A．桡骨头脱位　　　B．尺骨骨折　　　　C．桡骨骨折　　　　D．尺、桡骨骨折

21. 该患者治疗方案选择手法复位外固定的依据是

A. 受伤时间较短的开放性骨折　　　　B. 稳定性骨折

C. 神经血管损伤　　　　　　　　　　D. 合并肌腱损伤

22. 患者经手法复位、小夹板固定4小时后，感觉患肢剧痛，手指麻木、肿胀，活动时疼痛加重，可能的原因是

A. 神经损伤　　　B. 骨筋膜室综合征　　C. 急性骨髓炎　　D. 缺血性骨坏死

【答案与解析】 20. D。患者为老年男性，车轮碾压致左前臂外伤，左前臂明显肿胀、疼痛，皮肤瘀斑、出血，成角畸形，考虑为尺、桡骨骨折。尺骨或桡骨单独骨折一般不会出现成角畸形。桡骨头脱位多见于5岁以下儿童，由牵拉上肢引起。21. B。稳定性骨折是该患者治疗方案行手法复位外固定的依据。切开复位内固定的手术指征：①手法复位失败。②受伤时间短（8～12小时内）、伤口污染不严重的开放性骨折。③合并神经、血管、肌腱损伤。④同侧肢体有多发性损伤。⑤陈旧性骨折畸形愈合。22. B。骨筋膜室综合征好发于前臂掌侧和小腿，多由创伤骨折后血肿和组织水肿引起骨筋膜室内内容物体积增加或外包扎过紧，局部压迫使骨筋膜室容积减小而导致骨筋膜室内压力增高所致。可根据以下4个体征确定诊断：①病肢感觉异常。②被动牵拉受累肌肉出现疼痛（肌肉被动牵拉试验阳性）。③肌肉在主动屈曲时出现疼痛。④筋膜室即肌腹处有压痛。

23.（2020年X型题）造成半月板损伤的因素有

A. 膝的半屈　　　B. 膝的挤压　　　　　C. 膝的内收或外展　　D. 膝的旋转

【答案与解析】 23．ABCD。产生半月板损伤必须有4个因素：膝半屈、内收或外展、重力挤压和旋转力量。

（24～26题共用题干）（2021年A型题）

男性，75岁。下楼时摔伤右髋部致局部疼痛。2天后加重，无法下地行走。查体右下肢短缩畸形，外旋50°，右髋部肿胀不明显，有叩击痛。

24．最可能的诊断是

A．右股骨转子间骨折　　　　　　　B．右股骨颈骨折

C．髋关节后脱位　　　　　　　　　D．髋关节前脱位

25．首选检查是

A．X线　　　　　　B．CT　　　　　　C．MRI　　　　　　D．骨扫描

26．最有可能的并发症是

A．脂肪栓塞　　　　B．创伤性骨化　　　　C．坐骨神经损伤　　　D．股骨头坏死

【答案与解析】 24．B。该患者为老年人，有跌倒受伤史，伤后感髋部疼痛，下肢活动受限，不能站立和行走，考虑股骨颈骨折，检查时可发现患肢出现外旋畸形，一般在45°～60°。若外旋畸形达到90°，应怀疑有转子间骨折。25．A。股骨颈骨折首选且常规进行X线检查。即使临床上已表现明显骨折者，X线检查也很有必要，可以帮助了解骨折的类型和骨折端移位情况，对于骨折的治疗具有重要指导意义。26．D。老年人股骨颈骨折最可能引起股骨头坏死。

27.（2022年A型题）女性，56岁。车祸伤，右髋痛，右下肢变短，活动明显受限2小时来诊。检查见右髋关节屈曲、内收、内旋，最可能的诊断是

A．股骨颈骨折　　　B．股骨转子骨折　　　C．髋关节后脱位　　　D．髋关节前脱位

【答案与解析】 27．C。髋关节后脱位临床表现主要为髋关节明显疼痛，不能主动活动；患肢缩短，髋关节屈曲、内收、内旋畸形；臀部触及股骨头，大转子上移。髋关节后脱位可合并坐骨神经损伤。

28.（2022年X型题）骨折早期的并发症包括

A．脂肪栓塞　　　B．坠积性肺炎　　　C．神经损伤　　　D．急性骨萎缩

【答案与解析】 28．AC。骨折并发症：①早期并发症。休克、脂肪栓塞综合征、重要脏器损伤、周围重要组织结构损伤、骨筋膜室综合征。②晚期并发症。坠积性肺炎、压疮、下肢深静脉血栓形成、感染、损伤性骨化、创伤性关节炎、关节僵硬、急性骨萎缩、缺血性骨坏死、缺血性肌挛缩。

二、知识点总结

本周知识点考点频率统计见表14-1。

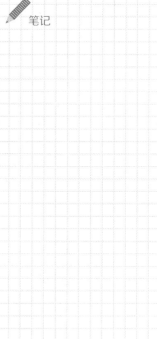

表14-1　骨折总论、上肢骨折、下肢骨折、关节脱位及损伤考点频率统计表（2012—2022）年

年份	总论	上肢骨折			下肢骨折				关节脱位及损伤				
		锁骨	肱骨	尺、桡骨	股骨	胫、腓骨	髌骨	踝、足	肩	肘	髋	膝	踝
2022	✓										✓		
2021					✓								
2020	✓			✓								✓	
2019			✓		✓								
2018			✓									✓	
2017	✓												
2016	✓				✓	✓	✓						
2015													
2014				✓								✓	
2013	✓		✓							✓			
2012	✓									✓		✓	

（一）骨折总论

1. 定义、成因、分类及移位

（1）骨折定义：骨的完整性和连续性中断。

（2）骨折成因：见表14-2。

笔记

表14-2　骨折成因

成因	定义	举例
病理性骨折	骨骼疾病如骨髓炎、骨肿瘤所致骨质破坏，受轻微外力即发生的骨折	骨髓炎、骨肿瘤导致的骨折
直接暴力	暴力直接作用导致受伤部位发生的骨折	小腿受撞击导致的胫腓骨骨干骨折
间接暴力	暴力通过传导、杠杆、旋转和肌肉收缩使机体受力部位的远处发生骨折	跌倒时手部着地，暴力向上传导引发的桡骨远端骨折
疲劳性骨折	长期、反复、轻微的直接或间接外力使身体某特定部位骨折	远距离行军所致腓骨下1/3骨干骨折

（3）骨折分类：见表14-3。

表14-3　骨折分类

分类依据	分类	定义	举例
骨折处皮肤、筋膜或骨膜完整性	闭合性骨折	骨折处皮肤、筋膜、骨膜完整，断端与外界不相通	不伴皮肤破损的肱骨干骨折
	开放性骨折	骨折处皮肤、筋膜、骨膜完整，断端与外界相通	伴直肠破裂的尾骨骨折
骨折程度、形态	不完全骨折	骨的完整性与连续性部分中断	裂缝骨折、青枝骨折
	完全骨折	骨的完整性与连续性全部中断	横形骨折、斜形骨折、螺旋骨折、粉碎性骨折、嵌插骨折、压缩性骨折、骨骺损伤

续　表

分类依据	分类	定义	举例
骨折端稳定性	稳定性骨折	生理外力下，骨折端不易发生移位的骨折	裂缝骨折、青枝骨折、压缩性骨折
	不稳定性骨折	生理外力下，骨折端易发生移位的骨折	斜形骨折、螺旋骨折、粉碎性骨折

（4）骨折端移位：①成角移位，两骨折端纵轴线交叉成角。②侧方移位，以近侧骨折端为准，远端骨折端向侧方移位。③缩短移位，两骨折端相互重叠或嵌插，致其缩短。④分离移位，两骨折端在纵轴上相互分离，形成间隙。⑤旋转移位，远端骨折端围绕骨的纵轴旋转。

2. 临床表现

（1）全身表现：①休克。②发热，出血量大的骨折可有低热，开放性骨折伴高热应考虑感染。

（2）局部表现：①局部疼痛、肿胀、功能障碍。②特有体征，畸形、异常活动、骨擦音或骨擦感，有其中一种即可诊断骨折。部分骨折如盆骨骨折、椎体压缩性骨折等没有上述特征，须借助影像学检查才能诊断。

3. 并发症

（1）早期并发症：①休克。②脂肪栓塞综合征。③重要脏器损伤。④周围重要组织结构损伤。⑤骨筋膜室综合征。

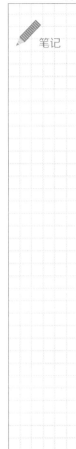

笔记

（2）晚期并发症：①坠积性肺炎。②压疮。③下肢深静脉血栓形成。④感染。⑤损伤性骨化。⑥创伤性关节炎。⑦关节僵硬。⑧急性骨萎缩。⑨缺血性骨坏死。⑩缺血性肌挛缩。

4. 骨折愈合

（1）骨折愈合过程：①血肿炎症机化期（2周内），血肿形成，无菌性炎症反应，肉芽组织形成；纤维连接。②原始骨痂形成期（3～6个月），内、外骨痂形成，临床愈合。③骨痂改造塑性期（1～2年），成骨细胞、破骨细胞相互作用，恢复正常骨结构。

（2）骨折临床愈合标准：局部无压痛及纵向叩击痛；局部无异常活动；X线片显示连续骨痂形成、骨折线模糊。

（3）骨折非正常愈合的处理：①骨折延迟愈合，处理后愈合时间超过一般愈合时间（一般为4～8个月），骨折断端仍未出现骨折连接。对因处理仍可愈合。②骨折不愈合，治疗后愈合时间超过一般愈合时间（9个月），且再度延长治疗时间（3个月）仍达不到骨性愈合。分肥大型与萎缩型，后者存在假关节活动。治疗以骨膜和骨移植为主。③畸形愈合，骨折愈合未达到功能复位，存在成角、旋转或重叠畸形。轻者可以不予处理，影响功能时需要矫正。

5. 治疗

（1）骨折的急救：①抢救休克。②包扎伤口。③妥善固定，是骨折急救的重要措施。④迅速转运。

（2）骨折治疗原则：①复位，是首要步骤，固定、康复基础，愈合的必要条件。复位标准可分为解剖复位、功能复位。复位方法包括手法复位和切开复位。②固定，是骨折愈合的关键，可分为外固定与内固定。③康复治疗，应动静结合、主被动结合、循环渐进，有助于防止并发症，及早恢复功能。

（3）开放性骨折的处理：及时正确地处理创口，尽可能地防止感染，力争将开放性骨折转化为闭合性骨折。①清创，是将污染的创口，经过清洗、消毒，然后切除创缘、清除异物，切除坏死和失去活力的组织，使之变成清洁的创口。②骨折固定及组织修复，包括骨折固定、重要软组织修复、创口引流。③闭合创口，第一、二度开放性骨折，在清创后，大多数创口能一期闭合。第三度开放性骨折，在清创后保持开放数天，重复清创，通过植皮或皮瓣移植延期闭合创口。

（二）上肢骨折

1. 锁骨骨折

（1）病因和分类：多发于青少年及青壮年。①病因，间接暴力（多见，斜形骨折）、直接暴力（胸前上方撞击，粉碎性骨折）。②分类，分为Ⅰ型（中1/3，最常见）、Ⅱ型（外1/3）、Ⅲ型（内1/3）。

（2）临床表现：局部肿胀、瘀斑，肩关节活动使疼痛加重。患者托肘，头部偏向患侧。查体可触及骨折端，有局限性压痛、骨擦感。

（3）治疗：①三角巾悬吊3～6周，适用于儿童的青枝骨折、成人的无移位骨折。②手法复位＋"8"字绷带外固定，适用于锁骨中段骨折。③切开复位内固定。

2. 肱骨近端骨折

（1）病因：可发生于任何年龄，但以中、老年人多见。骨折多由间接暴力引起，由于暴力作用的大小、方向、肢体的位置及患者的骨质量不同，可发生不同类型的骨折。

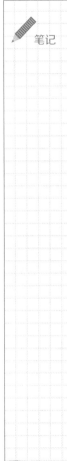
笔记

（2）分型：Neer分型，根据大结节、小结节、肱骨干、外科颈相互之间移位＞1cm或成角畸形＞45°为移位标准进行分型。①一部分骨折，未达到上述移位标准。②两部分骨折，1个部位发生骨折并且移位。③三部分骨折，2个部位骨折并且移位。④四部分骨折，4个解剖部位都发生骨折移位，分离成4个骨块，极易发生缺血坏死。

（3）临床表现和诊断：外伤后肩部疼痛、肿胀、瘀斑，上肢活动障碍。X线检查可明确诊断。

（4）治疗：①保守治疗，Neer一部分骨折及轻度移位的两部分骨折功能要求不高者，可用三角巾悬吊3～4周，复查X线片示有骨愈合迹象后，行肩部功能锻炼。②手术治疗，移位的两部分骨折及三部分、四部分骨折，应行切开复位钢板内固定治疗。

3. 肱骨干骨折

（1）移位情况：骨折端的移位取决于外力作用的大小、方向，骨折部位，肌肉牵拉方向等。①骨折在三角肌止点以上：近折端向内、向前移位；远折端向外、向近端移位。②骨折在三角肌止点以下：近折端向前、外移位；远折端向近端移位。

（2）临床表现和诊断：①症状，上臂出现疼痛、肿胀、畸形、皮下瘀斑、上肢活动障碍。②查体，可有假关节活动、骨擦感、骨传导音减弱或消失。③桡神经损伤，若合并桡神经损伤，可出现垂腕，不能伸指伸腕，前臂旋后障碍，手背桡侧皮肤感觉障碍。④X线检查，可确定骨折的类型、移位方向。

（3）治疗：①非手术治疗。肱骨干横形、短斜形骨折可采用手法复位＋外固定治疗。②切开复位内固定。手术指征为手法复位失败，骨折端对位对线不良，估计愈合后影响功能；骨折有分离移位或骨折端有软组织嵌入；合并神经血管损伤；陈旧骨折不愈合；影响功能的畸形愈合；同一肢体有多发性骨折；8～12小时以内污染不重的开放性骨折。③康复治疗。早期进行康复治疗。

4. 肱骨髁上骨折

（1）分型和临床表现：好发于10岁以下的儿童，分伸直型和屈曲型2种类型（表14-4）。

笔记

表14-4　肱骨髁上骨折不同类型比较

鉴别点	伸直型	屈曲型
发生率	97%	3%
受伤机制	间接暴力，跌倒时手掌着地	间接暴力，跌倒时肘关节后方着地
移位情况	近端向前下、远端向上，可能存在桡、尺侧移位	远端向前、近端向下，可能存在桡、尺侧移位
并发症	易造成血管神经损伤	不易造成血管神经损伤
症状	肘部疼痛、肿胀、皮下瘀斑，向后突出并处于半屈位	肘部疼痛、肿胀、皮下瘀斑，肘后凸起
体征	局部压痛，有骨擦音、假关节活动，肘前方可触及骨折断端	肘上方压痛，肘后方可触及骨折端。可能形成开放性骨折

（2）治疗：2种类型的治疗原则相同，手法复位方向相反，本节以伸直型为例。①手法复位＋外固定：受伤时间短，局部肿胀较轻，没有血液循环障碍者，可行手法复位＋外固定。②手术指征：手法复位失败；小的开放性伤口，污染不重；有神经、血管

损伤。③康复治疗：抬高患肢，早期进行手指及腕关节屈伸活动。4～6周后可进行肘关节屈伸活动（切开内固定术后2周即可开始肘关节活动）。

（3）并发症及其处理：骨筋膜室综合征，出现前臂高张力肿胀，手指主动活动障碍、被动活动剧烈疼痛，桡动脉搏动难以触及，手指皮温降低、感觉异常，即可确诊。应紧急手术，切开减压，给予脱水剂、血管扩张药，防止前臂缺血性肌挛缩。如果已出现5P征（无痛、脉搏消失、皮肤苍白、感觉异常、肌麻痹），将会发生缺血性肌挛缩。

5. 前臂双骨折

（1）病因：①直接暴力，引起横形或粉碎性骨折。②间接暴力，引起桡骨骨折伴低位尺骨斜形骨折。③扭转暴力，引起不同平面的尺桡骨螺旋骨折或斜形骨折。

（2）临床表现和诊断：前臂疼痛、肿胀、畸形及功能障碍。查体可见骨擦音及假关节活动。骨传导音减弱或消失。X线检查可确诊骨折，以及明确是否合并桡骨头脱位或尺骨小头脱位。①孟氏（Montegia）骨折，是指尺骨上1/3骨干骨折合并桡骨头脱位。②盖氏（Galeazzi）骨折，是指桡骨干下1/3骨折合并尺骨头脱位。

（3）治疗：①手法复位＋外固定，良好对位、防止畸形与旋转。先复位稳定性骨折，再复位不稳定性骨折；均为不稳定性骨折，发生在上1/3及中段的骨折先复位尺骨，发生在下1/3的骨折先复位桡骨；斜形骨折的斜面呈背向靠拢，先纠正旋转移位，再进行骨折端的复位。②切开复位内固定，其指征为手法复位失败；受伤时间较短、伤口污染不重的开放性骨折；合并神经、血管、肌腱损伤；同侧肢体有多发性损伤；陈旧骨折畸形愈合。③康复治疗，应警惕骨筋膜室综合征。2周后开始手指、腕关节运动；4周后开始肩、肘关节运动；8～10周后，证实骨折愈合后开始前臂旋转运动。

笔记

6. 桡骨远端骨折

（1）病因和分类：多由间接暴力引起。桡骨远端骨折分伸直型、屈曲型、关节面骨折伴腕关节脱位。

（2）临床表现和诊断：见表14-5。

表14-5　桡骨远端骨折不同类型比较

鉴别点	伸直型（Colles骨折）	屈曲型（Smith骨折、反Colles骨折）
发生率	多见	少见
受伤机制	间接暴力，腕关节背伸，手掌着地，前臂旋前	间接暴力，腕关节屈曲，手背着地
移位情况	近端向掌侧、远端向桡背侧移位	近端向背侧、远端向桡掌侧移位
临床表现	局部疼痛、肿胀，出现典型畸形（侧面"银叉"、正面"枪刺样"畸形）	腕部下垂、活动受限，局部肿胀、皮下瘀斑

（3）桡骨远端关节面骨折伴腕关节脱位（Barton骨折）：桡骨远端骨折的一种特殊类型。在腕背伸、前臂旋前位跌倒，手掌着地，桡骨关节背侧发生骨折，腕关节向背侧移位，临床表现为与Colles骨折相似的"银叉"畸形及相应的体征。腕关节屈曲、手背着地受伤，可发生与上述相反的桡骨远端掌侧关节面骨折及腕骨向掌侧移位。

（4）治疗：①伸直型桡骨远端骨折，以手法复位＋外固定为主，部分需要手术治疗。手术指征：严重粉碎骨折移位明显，桡骨下端关节面破坏；手法复位失败，或者复位成功但外固定不能维持复位。早期进行手指屈伸运动，4～6周后开始腕关节活动。

②屈曲型桡骨远端骨折，主要采用手法复位＋夹板或石膏固定。复位后若极不稳定，外固定不能维持复位者，行切开复位，钢板或钢针内固定。③Barton骨折，采用手法复位＋小夹板或石膏外固定治疗。复位后很不稳定者，可切开复位、钢针内固定。

（三）下肢骨折

1. 股骨颈骨折

（1）解剖概要：股骨头、颈与髋臼共同构成髋关节，是躯干与下肢的重要连接装置及承重结构。颈干角正常为110°～140°，平均为127°，颈干角变大为髋外翻、变小为髋内翻。股骨颈有向前的角，称为前倾角。

（2）分类：①按骨折线部位不同分为3种类型，见表14-6。②按骨折线方向不同分为2种类型，见表14-7。Pauwels角是指远端骨折线与两侧髂嵴连线的夹角，与股骨颈骨折的稳定性成反比。③按移位程度分类，常用Garden分型，其根据X线片上骨折移位程度分为4种类型，见表14-8。

表14-6　股骨颈骨折分类（骨折线部位）比较

鉴别点	股骨头下骨折	经股骨颈骨折	股骨颈基底骨折
骨折线	位于股骨头下	股骨颈中部，常呈斜型	股骨颈与大、小转子间连线处
损伤血管	旋股内、外侧动脉发出的营养支	股骨干滋养动脉的升支	旋股内、外侧动脉分支合成的动脉环供血
并发症	最易致股骨头缺血坏死	易致股骨头缺血坏死、骨折不愈合	骨折易愈合，并发症少

表14-7　股骨颈骨折分类（骨折线方向）比较

鉴别点	内收型	外展型
Pauwels角	＞50°	＜30°
临床特点	由于骨折面接触较少，容易再移位	由于骨折面接触多，不容易再移位
稳定性	属于不稳定性骨折	属于稳定性骨折

表14-8　股骨颈骨折Garden分型

分型	临床特点	比例
Ⅰ	不完全骨折，骨的完整性部分中断	0
Ⅱ	完全骨折，但不移位或嵌插移位	21.8%
Ⅲ	完全骨折，部分移位，且股骨头与股骨颈有接触	62.8%
Ⅳ	完全移位的骨折	15.4%

（3）临床表现：①患肢外旋畸形，一般为45°～60°。②股骨颈骨折伤后很少出现髋部肿胀和瘀斑，可出现局部压痛及轴向叩击痛。③可有患肢短缩。股骨颈骨折时，Bryant三角底边较健侧缩短。若大转子超过Nélaton线之上，表明大转子有向上移位。

（4）治疗：①非手术治疗，适用于年龄过大，全身情况差，合并严重心、肺、肝、肾等功能障碍不能耐受手术者。全身情况允许后应尽早、尽快手术治疗，24小时内可手术者穿防旋鞋，24小时内不可手术者以体重的1/11～1/7给予皮牵引或胫骨结节牵引。

②手术治疗，适用于有移位的股骨颈骨折、65岁以上老人的股骨头下骨折。常用手术方法有闭合复位内固定、切开复位内固定、人工关节置换术。

2. 股骨转子间骨折

（1）分类：参照Tronzo-Evans的分类方法，可将转子间骨折分为5种类型，见表14-9。

表14-9　股骨转子间骨折Tronzo-Evans分类

分型	临床特点	稳定性	比例
Ⅰ型	顺转子间骨折，骨折无移位	稳定性骨折	11.1%
Ⅱ型	小转子骨折轻微，可获得稳定的复位	稳定性骨折	17.4%
Ⅲ型	小转子粉碎性骨折，不能获得稳定的复位	不稳定性骨折	45.1%
Ⅳ型	Ⅲ型骨折＋大转子骨折	不稳定性骨折	20.1%
Ⅴ型	逆转子间骨折	不稳定性骨折	6.3%

（2）临床表现及诊断：出现转子区疼痛、肿胀、瘀斑和下肢不能活动。外旋明显，可达90°；有转子间压痛；有轴向叩击痛。下肢短缩。X线检查可明确骨折类型及移位情况。

（3）治疗：①非手术治疗，对有手术禁忌证者，可采用胫骨结节或股骨髁上外展位骨牵引。②手术治疗，不稳定性骨折、手法复位失败者，应行切开复位内固定。

3. 股骨干骨折

（1）病因：①直接暴力，易引起横形或粉碎性骨折。②间接暴力，易引起股骨干斜形或螺旋形骨折，周围软组织损伤较轻。

（2）分类和发生机制：股骨干骨折分为以下3种类型。①上1/3骨折，近折端向前、外及外旋方向移位，远折端向内、后方、近端移位。②中1/3骨折，向外成角。③下1/3骨折，远近端向后方移位，近折端向前移位，断端重叠，形成短缩畸形。

（3）临床表现和诊断：根据骨折特有体征，即可作出临床诊断。正、侧位X线检查，可明确骨折的准确部位、类型和移位情况。股骨干下1/3骨折有可能损伤腘动脉、腘静脉、胫神经和腓总神经。

（4）治疗：①非手术治疗，3岁以下儿童采用垂直悬吊皮肤牵引，存在手术禁忌证的成人和3岁以上儿童，可行持续牵引8～10周。②手术治疗，适用于无手术禁忌证的成人和3岁以上儿童。成人多采用钢板、带锁髓内钉固定，儿童多采用弹性钉内固定。严重的开放性骨折可采用外固定架治疗。

4. 股骨远端骨折

（1）分类和损伤机制：股骨远端骨折分为以下3种类型。①股骨髁上骨折，远端骨折块向后移位，有可能损伤血管和神经。②股骨髁骨折，可损伤关节面或改变下肢负重力线，多须手术切开复位内固定。③股骨髁间骨折，累及股骨远端关节面，常称为T型或Y型骨折。

（2）临床表现和诊断：①临床表现，膝关节和股骨远端部位有肿胀、畸形、压痛，骨折端有异常活动、骨擦感。若大腿张力较高，应警惕筋膜室综合征。②超声检查，足

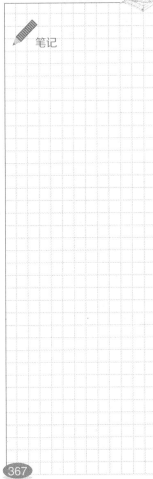

笔记

背动脉搏动弱时行多普勒超声检查，以明确有无腘动脉损伤。③X线检查，应常规拍摄股骨远端正侧位X线片，以明确诊断。

（3）治疗：①非手术治疗，包括闭合复位、骨牵引、管形石膏固定。②手术治疗，绝大多数股骨远端骨折均应采用手术治疗。

5. 髌骨骨折

（1）临床表现：受伤后膝前肿胀，有时可触及骨折分离出现的凹陷。

（2）诊断：①膝关节正、侧位X线检查，可明确骨折部位、类型及移位程度，选择治疗方法。②MRI和关节镜检查，可发现髌骨骨折常合并交叉韧带、侧副韧带、半月板损伤。

（3）治疗：应尽可能恢复其完整性。①无移位的髌骨骨折，采用非手术治疗。保持膝关节伸直位，外固定4～6周。②移位在0.5cm以内的横形骨折，采用非手术治疗，并注意观察骨折端移位情况。③移位超过0.5cm的梭形骨折，应手术治疗，采用切开复位、克氏针钢丝张力带固定或钢丝捆扎固定。④髌骨上极或下极骨折，若骨折块较大，可采用上述方法治疗。若骨折块太小，可予以切除，用钢丝缝合重建髌韧带，术后膝关节伸直位固定4～6周。⑤髌骨粉碎骨折，若关节面不平整，应手术治疗，恢复关节面的平滑；若为严重粉碎骨折，可摘除髌骨，修补韧带。

6. 胫骨平台骨折

（1）临床表现和诊断：①膝部疼痛、肿胀，下肢不能负重等症状。主动、被动活动受限，局部触痛。②应注意检查骨折部位软组织覆盖情况和神经、血管情况。③仔细检查患肢是否出现静息痛、被动牵拉相关肌肉诱发剧痛、小腿骨筋膜室紧张及足部感觉减退等体征。④正、侧位X线检查可明确诊断。⑤CT检查可了解骨折块移位、关节面塌陷的形态。⑥MRI检查可清楚显示损伤的半月板、韧带、关节软骨、关节周围软组织等改变，判断病变严重程度。⑦对怀疑血管损伤或存在不能解释的骨筋膜室综合征的患者，应行血管造影检查。

（2）治疗：以恢复关节面的平整、韧带的完整性及膝关节活动范围为目的。①无移位的胫骨平台骨折，可采用下肢石膏托固定4～6周，即可进行功能锻炼。②有移位的胫骨平台骨折，坚持解剖复位、坚强固定。

7. 胫腓骨干骨折

（1）病因：①直接暴力，可引起胫腓骨同一平面的横形、短斜形、粉碎性骨折。②间接暴力，足着地时身体发生扭转，可引起胫腓骨螺旋形、斜形骨折。

（2）分类：①胫腓骨干双骨折。②单纯胫骨干骨折。③单纯腓骨干骨折。临床上以胫腓骨干双骨折最多见，骨和软组织损伤重，并发症多。

（3）治疗：矫正成角、旋转畸形，恢复胫骨上、下关节面的平行关系，恢复肢体长度。①无移位的胫腓骨干骨折：采用石膏固定。②有移位的横形或短斜形胫腓骨骨折：采用手法复位＋石膏固定。③不稳定的胫腓骨干双骨折：采用微创或切开复位，可选择钢板螺钉或髓内针固定。④单纯胫骨干骨折：有完整腓骨的支撑，多无明显移位，可用石膏固定10～12周。⑤单纯腓骨干骨折：无须特殊治疗。

（四）关节脱位及损伤

1. 肩关节脱位

（1）分类：根据肱骨头脱位的方向，可将肩关节脱位分为前脱位、后脱位、上脱位、下脱位4种类型，以前脱位最多见，占所有肩关节脱位的95%以上。肩关节前脱位时，肱骨头可能位于锁骨下、喙突下、肩前方、关节盂下。

（2）临床表现和诊断：①外伤史，上肢外展、外旋或后伸着地受伤史。②症状，肩部疼痛、肿胀，肩关节活动障碍。③特殊姿势，患者以健手托住患侧前臂、头向患侧倾斜。④体格检查，方肩畸形，肩胛盂处有空虚感，上肢弹性固定，杜加斯（Dugas）征阳性。⑤X线检查，可明确肩关节脱位的类型、移位方向及有无撕脱骨折。⑥CT检查，目前临床常规行此检查。

（3）治疗：①手法复位，肩关节前脱位首选手法复位加外固定。以希波克拉底（Hippocrates）法（足蹬法）最常用。②切开复位，肩关节后脱位往往不能顺利手法复位，可行切开复位＋外固定治疗。③固定方法，单纯性肩关节脱位用三角巾悬吊法固定3周，合并大结节骨折者应延长1～2周；关节囊破损明显或肩带肌肌力不足，应搭肩位胸肱绷带固定，以纠正肩关节半脱位。④康复治疗，固定期间须活动腕部与手指，解除固定后进行肩关节主动锻炼。

2. 肘关节脱位

（1）病因和分类：外伤是导致肘关节脱位的主要原因。①后脱位，多见。前方关节囊撕裂，使尺、桡骨向肱骨后方脱出，肘关节后脱位。②侧方脱位，当肘关节处于内翻或外翻位时遭受暴力，尺侧或桡侧侧方脱位。③前脱位，当肘关节处于屈曲位时，肘后方遭受暴力可使尺、桡骨向肱骨前方移位，发生肘关节前脱位。

（2）临床表现和诊断：肘部疼痛、肿胀；活动障碍。检查发现肘后突畸形。前臂处于半屈位，并有弹性固定，肘后出现空虚感；肘后三角关系发生改变。X线检查可明确诊断。

（3）治疗：①保守治疗，多采用手法复位＋长臂石膏托外固定或支具固定肘关节于屈曲90°，再用三角巾悬吊胸前2～3周后进行肘关节屈伸锻炼。复位成功的标志为肘关节恢复正常活动，肘后三角关系恢复正常。②手术治疗，肘关节在功能锻炼时，若屈曲位超过30°有明显肘关节不稳，应手术重建肘关节韧带。

3. 桡骨头半脱位

（1）病因和分类：桡骨头半脱位好发于儿童。当腕、手被向上提拉、旋转时，薄弱的环状韧带或部分关节囊嵌入肱骨小头与桡骨头之间，桡骨头不能回到正常解剖位置，而是向桡侧移位，形成桡骨头半脱位。绝大多数情况下，桡骨头发生向桡侧的半脱位，很少发生完全脱位，向前方脱位更为少见。

（2）临床表现和诊断：①外伤史，多有儿童腕、手被向上。②症状，患儿肘部疼痛，前臂处于半屈位及旋前位。③体格检查，肘部外侧有压痛。④X线检查，常不能发现（唯一X线检查阴性的关节脱位）。

（3）治疗：手法复位，复位后不必固定。

4. 髋关节脱位

（1）分类：根据股骨头脱位方向分为前、后、中心脱位3种类型，以后脱位常见。后脱位按Epstein分类法分为5种类型：Ⅰ型为单纯脱位或伴有髋臼后壁小骨折片，Ⅱ型为股骨头脱位合并髋臼后壁大块骨折，Ⅲ型为股骨头脱位合并髋臼后壁粉碎骨折，Ⅳ型为股骨头脱位合并髋臼后壁、顶部骨折，Ⅴ型为股骨头脱位合并股骨头骨折。

（2）不同类型髋关节脱位比较：见表14-10。

表14-10　不同类型髋关节脱位比较

鉴别点	后脱位	前脱位	中心脱位
占比	85%～90%	较少见	少见
发生机制	屈膝、髋关节屈曲内收，股骨轻度内旋，股骨头从髋关节囊后下部薄弱区脱出	髋关节处于外展、外旋位时受到轴向直接暴力	来自侧方的暴力直接撞击，使股骨头水平向内移动，穿过髋臼内侧壁而进入骨盆腔
病史	外伤史	外伤史	外伤史
临床表现	明显疼痛，髋关节不能主动活动；患肢缩短，髋关节屈曲、内收、内旋畸形；臀部触及股骨头，大转子上移；可合并坐骨神经损伤	患肢缩短；髋关节屈曲、外展、外旋畸形；腹股沟处肿胀，可触及股骨头	患肢缩短程度取决于股骨头内陷程度；髋部肿胀、疼痛、活动障碍；大腿上段外侧方常有大血肿；可合并腹部脏器损伤及腹膜后隙出血。
影像学检查	X线检查可了解脱位情况、有无骨折，CT检查可了解骨折移位情况	X线检查可了解脱位方向	X线检查可明确伤情，CT三维成像检查可再现骨折情况
治疗	Ⅰ型采取Allis法复位＋固定＋功能锻炼，Ⅱ～Ⅴ型采取早期切开复位＋内固定	手法复位＋固定＋功能锻炼	早期切开复位＋内固定

5. 膝关节韧带损伤

（1）主要韧带特点：见表14-11。

表14-11　膝关节主要韧带特点

鉴别点	内侧副韧带	外侧副韧带	前交叉韧带	后交叉韧带
起点	股骨内上髁	股骨外上髁	股骨髁间窝的外侧	股骨髁间窝的内侧
止点	胫骨内侧髁	腓骨小头	胫骨髁间嵴的前方	胫骨髁间嵴的后方
作用	关节伸直时韧带拉紧	膝关节伸直时韧带拉紧	膝关节屈曲时防止胫骨向前移动	膝关节屈曲时防止胫骨向后移位
暴力	膝外翻暴力	膝内翻暴力	膝伸直位内翻暴力、膝屈曲位外翻暴力	来自前方的暴力
发生率	多见	少见	多见	少见
合并损伤	可单独损伤	可合并髂胫束与腓总神经损伤	常合并内、外侧副韧带和半月板损伤	常合并前交叉韧带损伤
检查	侧方应力实验	侧方应力实验	抽屉实验	抽屉实验

（2）临床表现：①外伤史，患者以青少年多见，男性多于女性，以运动员最多见。②局部症状，膝关节肿胀、压痛、积血，膝部肌痉挛，膝关节处于强迫体位。③侧方应力试验，局部麻醉下进行此试验，阳性提示有侧副韧带扭伤或断裂。④抽屉试验，急性期应在局部麻醉下进行此试验，前移增加表示前交叉韧带断裂，后移增加表示后交叉韧带断裂。单独前交叉韧带断裂时，前移幅度仅略大于正常。若前移明显增加，说明可能还合并内侧副韧带损伤。⑤Lachman试验，比抽屉试验阳性率高。⑥轴移试验，用来检查前交叉韧带断裂后出现的膝关节不稳定。阳性提示前外侧旋转不稳定。

笔记

（3）诊断：根据病史、临床表现、体格检查及辅助检查可明确诊断。①X线检查，普通X线检查只能显示撕脱的骨折块。应力位X线检查可比较内、外侧间隙张开情况，一般认为两侧间隙相差＜4mm为轻度扭伤；4～12mm为部分断裂；＞12mm为完全断裂，可能还合并前交叉韧带损伤。②MRI检查，可清晰显示前、后交叉韧带的情况，还可以发现意料不到的韧带结构损伤与隐匿的骨折线。③关节镜检查，对诊断交叉韧带损伤十分重要。

（4）治疗：①内侧副韧带损伤，扭伤或部分断裂者可行石膏固定4～6周，完全断裂者应及早修补。②外侧副韧带损伤，应立即手术修补。③前交叉韧带损伤，完全断裂者应在关节镜下做韧带重建。若伴有髁间嵴骨折，骨折片抬高移位＞2mm，应行螺钉固定。④后交叉韧带损伤，完全断裂者应在关节镜下早期重建修补。

6. 膝关节半月板损伤

（1）内、外侧半月板特点：①半月板功能为保持关节稳定，吸收震荡，润滑关节，协助关节屈伸旋转。②损伤机制（4个因素）为膝半屈、重力挤压、内收或外展、旋转力量。内、外侧半月板比较见表14-12。

表14-12　内、外侧半月板比较

鉴别点	内侧半月板	外侧半月板
外形	大，呈"C"字形	较小，呈"O"字形
前角	附着于前交叉韧带附着点胫骨髁间嵴的前方	附着于前交叉韧带止点的外侧方，髁间嵴的前方
后角	附着于后交叉韧带止点的前方，髁间嵴的后方	附着于后交叉韧带止点的前方，髁间嵴的后方

续　表

鉴别点	内侧半月板	外侧半月板
中部	外缘与内侧副韧带的深层纤维相连，内侧半月板只有前半部稍松弛，有活动余地	外缘与肌腱相连，不与外侧副韧带相连，外侧半月板的活动度比内侧半月板大
损伤	损伤发生率低	损伤发生率高

（2）临床表现：①发病特点，部分急性损伤有明确病史；好发于运动员与体力劳动者。②急性期，关节剧痛，不能伸直，迅速出现肿胀，有时有关节内积血。③急性期转入慢性期，膝关节疼痛，活动时有弹响，可有关节交锁现象。④慢性期，关节间隙压痛，屈伸膝关节可见"膝眼"处弹跳，膝关节屈曲挛缩，股内侧萎缩。

（3）特殊检查：①过伸试验，膝关节完全伸直并轻度过伸时，半月板破裂处受牵拉而产生剧痛。②过屈试验，将膝关节极度屈曲，破裂的半月板后角被卡住而产生剧痛。③半月板旋转挤压试验，膝关节完全屈曲，外旋，外翻膝关节出现疼痛，提示外侧半月板撕裂；内旋内翻膝关节出现疼痛提示内侧半月板撕裂。④研磨试验，患者俯卧，膝关节屈曲90°，下压小腿并做内旋和外旋动作，若外旋产生疼痛，提示内侧半月板损伤。上提小腿并做内旋和外旋动作，如外旋引起疼痛，提示内侧副韧带损伤。⑤蹲走试验，主要用于检查半月板后角有无损伤。

（4）影像学检查与关节镜检查：①X线检查，排除膝关节其他病变与损伤。②关节空气造影等检查，曾是有效的辅助诊断方法，目前已被MRI检查代替。③MRI检查，可显示半月板有无变性、撕裂、关节积液及韧带损伤，准确性不如关节镜检查。④关镜检查，可直视发现半月板损伤及交叉韧带、关节软骨和滑膜病变，可同时进行治疗。

（5）治疗：①急性期，急性半月板损伤可用长腿石膏托固定4周。局部麻醉下抽尽积血加压包扎。②半月板撕裂，现不主张将半月板完全切除，而主张行关节镜下缝合、局部切除；只有对破碎不堪的半月板才在镜下全部摘除。

拓展练习及参考答案

拓展练习

【填空题】

1. 骨折愈合过程包括（　）、（　）、（　）。

2. 根据肱骨头脱位方向，可以将肩关节脱位分为（　）、（　）、（　）、（　）4种类型，其中最常见的是（　）。

3. 半月板损伤4个因素分别为（　）、（　）、（　）、（　）。

4. 肱骨干骨折合并桡神经损伤，可以出现（　）、（　）、（　）、（　）等症状。

5. 常见的稳定性骨折有（　）、（　）、（　）、（　）和青枝骨折。

【判断题】

1. 骨折的复位必须达到解剖复位。

2. "银叉"样畸形常见于Smith骨折。

3. X线检查可以发现桡骨头脱位。

4. 肘关节脱位时，肘后三角关系不会发生改变。

5. 最常见的髋关节脱位是髋关节前脱位。

笔记

【名词解释】

1. 骨筋膜室综合征

2. 关节脱位

3. Pauwels角

【选择题】

A型题

1. 开放性骨折的处理关键是

A. 创面闭合 　　　　　　B. 骨折复位、固定 　　　　　　C. 彻底清创

D. 软组织损伤修复 　　　　E. 血管、神经修复

2. 桡骨干下1/3骨折合并尺骨小头脱位，称为

A. 孟氏骨折 　　　　　　　B. 盖氏骨折 　　　　　　　C. Colles骨折

D. Smith骨折 　　　　　　E. Barton骨折

3. 男童，7岁。跑动时向前摔倒，手掌着地，感肘部疼痛、肿胀、畸形并活动受限。X线片示肱骨干与肱骨髁交界处骨折，骨折近折端向前下移位，远折端向后上移位。最可能的诊断为

A. 内收型肱骨髁上骨折 　　B. 伸直型肱骨干下1/3骨折 　　C. 伸直型肱骨髁上骨折

D. 内收型肱骨干下1/3骨折 　E. 屈曲型肱骨髁上骨折

4. 股骨干上1/3骨折，骨折近折端典型移位是

A. 屈曲、内收、内旋 　　　B. 屈曲、内收、外旋 　　　　C. 屈曲、外展、内旋

D. 屈曲、外展、外旋 　　　E. 伸直、外展、外旋

5. 女性，60岁。外伤1天，左下肢短缩，足外旋50°，左髋部压痛、无肿胀。最可能的诊断为

A. 左髋臼骨折 　　　　　　B. 左股骨头骨折 　　　　　　C. 左股骨颈骨折

D. 左股骨转子间骨折 　　　E. 左股骨干骨折

B型题

（6～8题共用选项）

A. 骨擦音或骨擦感   B. 反常活动

C. 二者皆无   D. 二者皆有

6. 青枝骨折有

7. 裂纹骨折有

8. 嵌插骨折有

X型题

9. 下列属于创伤性关节炎的发生原因的有

A. 创伤损坏关节面   B. 关节囊及周围肌腱挛缩   C. 关节内骨折未解剖复位

D. 骨折畸形愈合   E. 关节面不平整导致的关节软骨剥脱

10. 属于肱骨近端骨折分类的有

A. 无移位骨折   B. 重叠型骨折   C. 外展型骨折

D. 内收型骨折   E. 粉碎性骨折

【问答题】

1. 简述骨折的主要临床表现。

2. 请简述膝关节主要韧带的起止及其功能。

参考答案

【填空题】

1. 血肿炎症机化期；原始骨痂形成期；骨痂改造塑性期

2. 前脱位；后脱位；上脱位；下脱位；前脱位

3. 膝半屈；重力挤压；内收或外展；旋转力量

4. 垂腕；不能伸指伸腕；前臂旋后障碍；手背桡侧皮肤感觉障碍

5. 裂缝骨折；横形骨折；压缩性骨折；嵌插骨折

【判断题】

1. × 复位的目的是将骨折段恢复正常或近乎正常的解剖关系，恢复其功能。

2. × "银叉"样畸形常见于伸直型桡骨远端骨折，即Colles骨折。

3. × 桡骨头脱位是唯一X线检查阴性的关节脱位，X线检查常不能发现。

4. × 肘关节脱位时，由于尺骨与肱骨位置关系发生改变，肘后三角关系发生变化。

5. × 髋关节后下方关节囊相对薄弱，股骨头易脱出，故髋关节以后脱位常见。

【名词解释】

1. 骨筋膜室综合征　是由骨、骨间膜、肌间隔和深筋膜形成的骨筋膜室内的肌肉和神经缺血而产生的一系列早期症状和体征。

2. 关节脱位　关节稳定结构受到损伤，使关节面失去正常的对合关系。

3. Pauwels角　是指股骨颈骨折的骨折线与水平面夹角。Pauwels角＜30°，为外展骨折，稳定性最好；Pauwels角在30°～50°，稳定性次之，Pauwels角＞50°，为内收骨折，稳定性最差。

【选择题】

A型题　1. C　2. B　3. C　4. D　5. C

B型题　6. D　7. D　8. D

X型题　9. ACDE　10. ACDE

【问答题】

1. 答案见知识点总结（一）2。

2. 答案见表14-11。

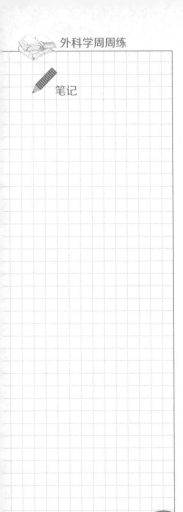

第15周　骨与关节的炎症及肿瘤

一、考研真题解析

（1～3题共用题干）（2012年A型题）

男性，18岁。近1年反复腰部疼痛、活动受限。近2月来，又出现双髋疼痛，轻度屈曲畸形，须拄拐行走。X线检查显示双侧骶髂关节面模糊，双侧股骨头表面毛糙，髋关节间隙变窄。

1. 该患者最有可能的诊断是

A. 类风湿关节炎　　　　　　　　　　B. 骨关节结核

C. 强直性脊柱炎　　　　　　　　　　D. 双侧股骨头缺血性坏死

2. 下列检查项目中，对该患者明确诊断帮助最大的是

A. 红细胞沉降率（ESR）、类风湿因子（RF）、骶髂关节CT

B. ESR、人类白细胞抗原B27（HLA-B27）、骶髂关节CT

C. ESR、RF、双髋关节磁共振成像（MRI）

D. ESR、HLA-B27、双髋关节MRI

3. 此病较少累及的部位是

A. 脊柱　　　　　　B. 髋关节　　　　　　C. 膝关节　　　　　　D. 手关节

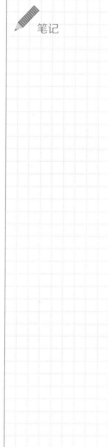

【答案与解析】 1．C。强直性脊柱炎好发于16～30岁青壮年，男性多见，有家族史，病变常从骶髂关节开始逐渐向上蔓延至脊柱，形成"竹节样"脊柱。X线检查示关节间隙初期假性增宽，关节边缘锯齿状改变，软骨下骨质硬化；后关节面模糊间隙变窄；最终双侧骶髂关节完全融合。该患者早期表现为下腰部疼痛、活动受限，后出现双髋疼痛、屈曲畸形，X线检查示双侧骶髂关节面模糊，髋关节间隙变窄，均符合强直性脊柱炎的诊断。类风湿关节炎主要累及手指、掌指关节等小关节；骨关节结核一般有低热、盗汗等结核中毒症状，好发于脊柱；股骨头缺血性坏死好发于老年人，多有股骨头下骨折病史，不会累及骶髂关节。2．B。强直性脊柱炎患者RF一般为阴性，活动期ESR增快，HLA-B27阳性率高达88%～96%，有一定特异性。骶髂关节CT可进一步了解骨质损害情况。而MRI对于了解神经受累情况为首选，不作为强直性脊柱炎的首选检查。3．D。强直性脊柱炎病变常从骶髂关节开始，可向上蔓延累及脊柱，病变可同时向下蔓延波及双髋关节，少数可累及膝关节，极少累及手关节。

（4、5题共用选项）（2012年B型题）

A．"肥皂泡"样改变　　　　　　B．"日光射线"形态

C．"葱皮状"现象　　　　　　　D．"溶冰征"

4．尤因肉瘤的常见X线表现是

5．骨巨细胞瘤的常见X线表现是

【答案与解析】 4、5．C、A。尤因肉瘤常见X线特征是长骨骨干或扁骨发生较广泛的浸润性骨破坏，表现为虫蛀样溶骨改变，界限不清；外有骨膜反应，呈"板层状"或"葱皮状"现象。

骨巨细胞瘤典型X线特征为骨端偏心位、溶骨性囊性破坏而无骨膜反应，病灶膨胀生长、骨皮质变薄，呈"肥皂泡"样改变。

骨肉瘤X线表现为成骨性、溶骨性和混合性骨质破坏，骨膜反应明显，呈Codman三角或"日光射线"形态。

恶性淋巴瘤X线表现为广泛不规则溶骨，骨膜反应少见，呈"溶冰征"。

6.（2013年A型题）最常见的原发性恶性骨肿瘤是

A．骨纤维肉瘤　　　B．尤因肉瘤　　　　　C．软骨肉瘤　　　　　D．骨肉瘤

【答案与解析】　6．D。在原发性骨肿瘤中，良性比恶性多见，前者以骨软骨瘤和软骨瘤多见，后者以骨肉瘤和软骨肉瘤多见（其中最多见的是骨肉瘤）。

7.（2014年X型题）下列关于骨关节结核的临床表现，描述正确的有

A．发病多隐潜、缓慢，常为多发病灶

B．浅表关节早期常有轻度肿胀、疼痛与压痛

C．深部关节或脊柱肿胀不明显

D．脓肿常局限于病灶附近，一般无红、热

【答案与解析】　7．BCD。骨关节结核的临床特点主要表现在以下几方面：①起病缓慢，症状隐匿，伴有低热、乏力、盗汗、消瘦，一般多见于儿童患者。②病变大多为单发性，少数为多发性，但对称性十分罕见。③病变部位有疼痛，活动后加剧，儿童患者常有"夜啼"。髋关节与膝关节的神经支配有重叠现象，儿童患髋关节结核可主诉膝关节疼痛。④浅表关节可以查出有肿胀、积液，并有压痛，而深部关节或脊柱肿胀不明

显。⑤结核进一步发展的结果是在病灶部位积聚了大量脓液、结核性肉芽组织、死骨和干酪样坏死物质。因为缺乏红、热等急性炎症反应，故称之为"寒性脓肿"。脓肿常局限于病灶附近。"寒性脓肿"破溃后产生混合性感染，出现局部急性炎症反应。

8.（2014年X型题）引起继发性骨关节炎的常见原因有

A．先天性关节结构异常　　　　　B．后天性关节面不平整

C．超重者下肢关节过于承重劳损　　D．关节不稳定

【答案与解析】　8．ABD。继发性骨关节炎是指在关节局部原有病变基础上发生的骨关节炎，可继发于以下原因：先天性畸形，如发育性髋关节脱位；创伤，如关节内骨折；关节面后天性不平整，如骨缺血性坏死；关节不稳定，如关节囊或韧带松弛等；关节畸形引起的关节面对合不良，如膝内翻、膝外翻等。超重者下肢关节过于承重劳损可表现为疲劳性骨折。

9.（2015年A型题）慢性骨髓炎的治疗，不适当的处理是

A．清除病灶、消灭无效腔、伤口闭合

B．可将不重要部位的病骨整段切除

C．病程经久不愈，可考虑施行截肢术

D．急性发作时，抗生素治疗、清除病灶

【答案与解析】　9．D。慢性骨髓炎以手术治疗为主，原则是清除死骨、炎性肉芽组织和消灭无效腔。手术指征：有死骨形成，有无效腔及窦道流脓者。手术禁忌证：①慢性骨髓炎急性发作时不宜做病灶清除术，应以抗生素治疗为主，积脓时宜切开引

流。②大块死骨形成而包壳尚未充分生成者，过早取掉大块死骨会造成长段骨缺损，不宜手术取出死骨，须待包壳生成后再手术。

（10、11题共用选项）（2015年B型题）

A. 脊柱结核 　　　　　　　　　　 B. 脊柱恶性肿瘤

C. 强直性脊柱炎 　　　　　　　　 D. 退行性脊柱骨关节病

10. X线表现为骨破坏和椎间隙狭窄，常见于

11. X线表现为"竹节样"改变，常见于

【答案与解析】　10、11. A、C。脊柱结核发病率居骨与关节结核的首位，约占50%，绝大多数发生于椎体。X线检查表现以骨质破坏和椎间隙狭窄为主。强直性脊柱炎好发于16～30岁青壮年，男性占90%，有明显家族遗传史。X线检查早期表现为关节间隙不规则增宽、关节边缘呈虫蛀状改变，软骨下骨有硬化致密改变，随病变发展，椎间盘的纤维环和脊柱前、后纵韧带发生骨化，形成典型的"竹节样"脊柱。脊柱恶性肿瘤好发于老年人，X线检查可见病变先侵犯椎弓根，后累及椎体，因而椎间隙正常一般无椎旁软组织影。退行性脊柱骨关节病为老年性疾病，椎间隙变窄，邻近的上下关节突增生硬化，没有骨质破坏与全身症状。

（12～14题共用题干）（2016年A型题）

女性，16岁。6个月来左小腿上段肿胀疼痛，近1个月来肿胀明显，以夜间痛为著。查体：左小腿上段肿胀，浅静脉怒张，压痛明显，触及一直径约6cm左右肿块，质硬，固定，边界不清。X线检查示左胫骨上端呈虫蚀状溶骨性破坏，骨膜反应明显，可见

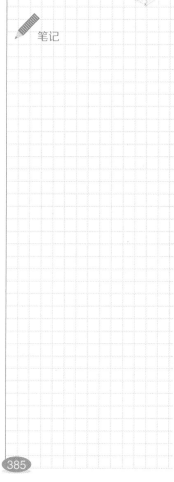

Codman 三角。

12. 最可能的诊断是

A. 左胫骨慢性骨髓炎   B. 左胫骨软骨肉瘤

C. 左胫骨骨肉瘤   D. 左胫骨骨巨细胞瘤恶变

13. 在手术治疗前，必须进行的检查是

A. 腹股沟淋巴结活检   B. 头颅CT检查

C. 肿块穿刺物细菌培养   D. 胸部X线检查

14. 目前最适合的治疗方案是

A. 单纯化学治疗（简称化疗）   B. 抗生素治疗

C. 病灶切除，术前后化疗   D. 肿瘤刮除、骨水泥充填术

【答案与解析】 12. C。该患者为青少年女性，左小腿上段肿胀、疼痛，以夜间痛为著。左胫骨上端溶骨性破坏，骨膜反应明显，可见Codman三角，支持骨肉瘤的诊断。
13. D。骨肉瘤肺转移的发生率极高，故手术前须进行胸部X线检查，观察是否累及肺组织。14. D。骨肉瘤的治疗主要采取术前化疗、手术和术后化疗的综合治疗。

15.（2017年A型题）急性血源性骨髓炎的好发部位是

A. 尺骨、桡骨   B. 肱骨、肩胛骨   C. 脊柱、骨盆   D. 胫骨、股骨

【答案与解析】 15. D。急性血源性骨髓炎多见于儿童，其发病部位以胫骨上段和股骨下段最多见。

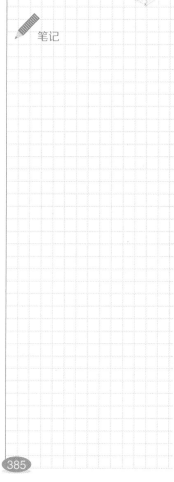

（16～18题共用题干）（2017年A型题）

女性，28岁。右髋部疼痛伴肿物3个月，低热、咳嗽1个月。查体：右髋关节呈屈曲畸形，可触及一直径约5cm肿物，屈伸活动受限，托马斯（Thomas）征（＋）。红细胞沉降率58mm/h。X线检查示右髋关节间隙变窄，关节面有虫蚀样骨质破坏，右髋臼有2cm左右空洞。

16．最可能的诊断是

A．肺癌骨转移

B．髋关节骨关节炎

C．假关节化脓性关节炎

D．全髋关节结核

17．下列检查中，对确诊最有价值的是

A．胸部X线

B．骨扫描

C．髋部B超

D．髋部MRI

18．住院治疗4周后，患者精神状况和食欲改善，复查红细胞沉降率20mm/h，但肿物没有消失，进一步治疗方案是

A．肿物切除术
B．髋人形石膏固定
C．人工关节置换术
D．病灶清除术

【答案与解析】 16．D。患者为青年女性，低热，右髋关节呈屈曲畸形，Thomas征（＋），红细胞沉降率增快，X线检查示右髋关节间隙变窄，关节面有虫蚀样骨质破坏，空洞形成可判断为髋关节结核。17．D。骨结核早期能帮助确诊的只有CT或MRI，胸部X线观察的是原发病灶，对确诊髋关节结核毫无帮助，骨扫描为转移性骨肿瘤诊断方式，B超无法帮助诊断。18．D。患者住院4周，病情有好转，仍有肿物。对于早期髋关节结核，为了挽救关节，如无手术禁忌证，应及时进行病灶清除术。

（19、20题共用题干）（2017年A型题）

男孩，10岁。左大腿下端疼痛伴高热40℃1天，怀疑为急性化脓性骨髓炎。

19．体格检查有力的证据是

A．左股骨下端皮温升高　　　　　B．左股骨下端肿胀

C．左股骨下端（干骺端）深压痛　　D．左膝关节伸屈受限

20．最有价值的辅助检查是

A．局部脓肿分层穿刺　　　　　　B．血培养

C．X线检查　　　　　　　　　　D．血常规

【答案与解析】　19、20．C、A。凡有下列表现均应想到有急性骨髓炎的可能：全身中毒症状，高热、寒战，局部持续性胀痛，长骨干骺端疼痛剧烈而不愿活动肢体，局部深压痛；白细胞计数升高，中性粒细胞占比增高，血培养阳性；局部脓肿分层穿刺见脓液和炎症分泌物；X线检查在起病14天左右方有变化；MRI检查具有早期诊断价值。

急性血源性骨髓炎早期诊断方式可选用MRI或者局部脓肿分层穿刺。局部脓肿分层穿刺选用有内芯的穿刺针，在压痛最明显的干骺端刺入，边吸边深入，不要一次穿入骨内，以免将单纯软组织脓肿的细菌带入骨内，抽出混浊液体或血性液可做涂片检查与细菌培养，涂片中发现多是脓细胞或细菌即可明确诊断。血培养和血常规特异性差，故不选。患者刚刚发病1天，X线检查在起病后的14天内往往无异常表现。

21．（2018年A型题）下列关于化脓性关节炎的叙述，正确的是

A．关节液外观可为透明、混浊或黄白色

B．关节液培养最常见白色葡萄球菌

C．关节液镜检见多量革兰阴性细菌

D．多见于老年女性，可早期关节腔注射抗生素

【答案与解析】 21．A。化脓性关节炎多见于儿童，好发于髋关节、膝关节。最常见致病菌为金黄色葡萄球菌，其次为白色葡萄球菌、淋病奈瑟菌、肺炎链球菌和肠杆菌等。关节液外观可为浆液性（清亮的）、纤维蛋白性（混浊的）或脓性（黄白色）。早期可每天做1次关节穿刺抽出关节液后，注入抗生素。

（22、23题共用题干）（2018年A型题）

女性，30岁。腰背痛伴低热、盗汗1个月。既往有肺结核病史。体格检查发现胸11～12棘突明显压痛。

22．最可能的诊断是

A．脊柱肿瘤　　　B．强直性脊柱炎　　　C．脊柱结核　　　D．化脓性脊柱炎

23．最具有诊断价值的检查是

A．MRI检查　　　B．X线检查　　　C．CT检查　　　D．结核菌素试验

【答案与解析】 22．C。该患者为青年女性，既往结核病史，全身结核中毒表现，体检发现胸11～12棘突明显压痛，诊断为脊柱结核。脊柱肿瘤好发于老年人，全身中毒症状不明显。强直性脊柱炎为非化脓性关节炎，好发于青壮年男性，病变一般起自骶髂关节，自下而上，最终导致脊柱畸形，"竹节样脊柱"。化脓性脊柱炎起病急骤，有高热，全身中毒症状明显。23．A。MRI检查可在结核炎症浸润阶段即显示异常信号，比

其他检查方法更为灵敏。CT检查可清晰确定病灶位置、死骨情况、软组织病变程度，但对脊髓显影效果差。X线检查对于骨结核早期没有诊断价值，一般结核6～8周以后才有阳性表现，所以诊断率不高。结核菌素试验存在假阴性，对成年人诊断意义不大。

24．（2018年X型题）下列关于骨巨细胞瘤，叙述正确的有

A．是一种生物学行为不确定的肿瘤

B．好发年龄为20～40岁

C．X线显示骨端偏心性溶骨性破坏

D．治疗以化疗和放射治疗（简称放疗）为主

【答案与解析】 24．ABC。骨巨细胞瘤为交界性或行为不确定的肿瘤。分为巨细胞瘤和恶性巨细胞瘤。巨细胞瘤是一种良性的、局部的、侵袭性的肿瘤，由成片的卵圆形单核瘤性细胞均匀分布于大的巨细胞样成骨细胞之间。而恶性巨细胞瘤表现为原发性骨巨细胞瘤的恶性肉瘤，或者表现为原有骨巨细胞瘤的部位发生恶变。骨巨细胞瘤好发于20～40岁，女性略多，好发部位为长骨干骺端和椎体，特别是股骨远端和胫骨近端。典型X线特征为骨端偏心位、溶骨性囊性破坏而无骨膜反应，病灶膨胀生长、骨皮质变薄，呈"肥皂泡"样改变。治疗取决于GTM分期，属 $G_0T_0M_{0～1}$ 者，手术治疗为主；属 $G_{1～2}T_{1～2}M_0$ 者，采用广泛或根治切除，化疗无效。

25．（2019年A型题）女性，49岁。右肩痛，右上肢上举、外展受限8个月，无肩周红、肿、热等表现，疼痛可向右侧颈、耳、前臂及手放射。X线检查示右肩关节间隙变窄，软骨下骨囊性变，关节边缘骨质增生。最可能的诊断是

A．肩关节骨关节炎　　　　　　　　B．肩袖损伤

C．类风湿关节炎　　　　　　　　　D．粘连性肩关节囊炎

【答案与解析】 25．A。原发性骨关节炎好发于中老年，多见于承重关节，出现关节疼痛、关节无力、活动障碍等。X线检查可见非对称性关节间隙变窄，软骨下骨硬化和囊性变，关节边缘增生和骨赘形成，或伴有不同程度的关节积液。粘连性肩关节囊炎可有肩关节活动受限，但肩关节X线检查一般无明显结构异常。类风湿性关节炎较少累及肩关节，早期X线检查表现为周围软组织增大，关节间隙变宽，关节周围骨质疏松晚期关节边缘模糊不清，关节间隙逐渐变窄。肩袖损伤X线检查无明显阳性表现，可伴肩关节外展无力。

26．（2019年X型题）成人脊柱结核区别于脊柱肿瘤的X线特点有

A．椎体骨质破坏　　　　　　　　　B．椎间隙狭窄或消失

C．脊柱侧凸或后凸畸形　　　　　　D．椎旁软组织阴影增宽

【答案与解析】 26．BD。脊柱结核的X线片表现以骨质破坏和椎间隙狭窄为主。椎旁软组织影（腰大肌）增宽。脊柱肿瘤多见于老年人，疼痛逐日加重，X线片可见椎体骨破坏，可累及椎弓根。椎间隙高度正常，一般无椎旁软组织影。两者均可见脊柱侧凸或后凸畸形。

27．（2020年A型题）转移性骨肿瘤中，最常见的原发癌是

A．甲状腺癌　　B．乳腺癌　　　　C．前列腺癌　　　　D．肾癌

【答案与解析】 27．B。转移性骨肿瘤又称骨转移瘤，是骨外器官或组织的恶性肿

瘤，转移至骨骼继续生长，好发部位为躯干骨。常发生骨转移的肿瘤依次为乳腺癌、前列腺癌、肺癌和肾癌等。甲状腺癌一般无骨转移。

28．（2020年A型题）男性，20岁。胫骨中上段慢性骨髓炎，一般情况好，体温正常，局部有流脓窦道，X线片有3cm×1cm死骨，周围包壳完整。下列选项中，不考虑的治疗方式是

　　A．手术摘除死骨，肌瓣填塞消灭无效腔

　　B．手术摘除死骨，庆大霉素－骨水泥珠链填塞和二期植骨

　　C．病灶清除术，伤口一期缝合，负压吸引

　　D．患肢管型石膏固定，开窗换药，全身大量应用抗生素

【答案与解析】　28．D。该患者为青年男性，患慢性骨髓炎，应以手术治疗为主。原则是清除死骨、炎性肉芽组织和消灭无效腔，手术方法：①碟形手术。②肌瓣填塞。③闭式灌洗。④病骨整段切除或截肢，将病骨整段切除并一期缝合伤口。⑤缺损骨修复。伤口的闭合：伤口应该一期缝合，并留置负压吸引管。该患者无须全身广泛应用抗生素。

（29、30题共用题干）（2020年A型题）

男童，14岁。无意中发现右膝内下一圆形肿物，质硬，固定，局部无红、肿、热、痛，X线片显示右胫骨上端有一骨性突起，皮质和松质骨以宽广的蒂与正常骨相连。

29．最可能的诊断是

　　A．骨样骨瘤　　　　B．骨肉瘤　　　　C．骨软骨瘤　　　　D．骨巨细胞瘤

30．目前应该采取的处理是

A．根治性瘤段切除，假体植入　　　　B．放化疗加免疫治疗

C．肿瘤切除术　　　　　　　　　　　D．不需要治疗，观察

【答案与解析】　29．C。该患儿为青少年男性，根据症状和X线表现考虑为骨软骨瘤。骨软骨瘤好发于干骺端，可见从皮质突向软组织的骨性突起，其皮质和松质骨以窄小或宽广的蒂与正常骨相连，彼此髓腔相通，皮质相连续，突起表面为软骨帽，不显影，厚薄不一。有时可呈不规则钙化影。骨样骨瘤表现为持续数月的钝痛，夜间加重，服用非甾体抗炎药可缓解，影像学表现为骨干皮质内呈现小的圆形或椭圆形的放射性透明巢，多有致密的硬骨包绕。骨巨细胞瘤表现为疼痛、肿胀，关节活动受限常见，可有病理性骨折。突发剧痛可为首发症状。影像学表现通常呈偏心、膨胀的溶骨性破坏。呈"肥皂泡"样改变。30．D。骨软骨瘤一般不需要治疗，若肿瘤生长过快，有疼痛或影响关节活动功能；影响邻骨或发生关节畸形；压迫神经、血管以及肿瘤自身发生骨折；肿瘤表面滑囊反复感染；病变活跃有恶变可能者，应行切除术。切除应从肿瘤基底四周部分正常骨组织开始，包括纤维膜或滑囊、软骨帽等，以免复发。

（31、32题共用题干）（2021年A型题）

女性，50岁，右手中指晨起僵硬伴疼痛半年，近2周出现中指关节轻度肿胀及活动受限，活动患指可出现弹响伴明显疼痛。

31．最可能的诊断是

A．类风湿关节炎　　B．关节内游离体　　　C．骨关节炎　　　　D．狭窄性腱鞘炎

32．患者目前最佳治疗方法是

A．腱鞘切开减压　B．限制中指活动．　C．口服糖皮质激素　D．反复按摩中指

【答案与解析】 31．D。该患者为老年女性，右手中指逐渐出现弹响伴明显疼痛，考虑为狭窄性腱鞘炎。该病早期晨起患指发僵、疼痛，缓慢活动后即消失。随病程延长逐渐出现弹响伴明显疼痛，严重者患指屈曲，不敢活动。各手指发病的频度以中指、环指较多，示指、拇指次之，小指最少。患者主诉疼痛常在近侧指间关节，而不在掌指关节。32．B。狭窄性腱鞘炎通常在初始治疗中使用非手术治疗，对于非手术治疗后症状未能改善的患者，可行局部糖皮质激素注射。非手术治疗无效或腱鞘已有狭窄时可考虑行切开减压术，该患者最佳治疗方法考虑腱鞘切开减压。

（33、34题共用题干）（2022年A型题）

女性，45岁。2个月来无诱因出现双上肢关节疼痛伴晨僵，每于早晨起床后双手手指关节僵硬，持续约1小时后逐渐缓解，未诊治，3天来加重来诊，诊后饮食好，大小便正常，既往体健。查体：双侧前臂伸面对称部位各触及2个皮下结节，直径约5mm，活动，质硬，无压痛，心、肺、腹未见异常，双上肢近端指间关节、掌指关节和腕关节肿胀，有压痛，下肢不肿。

33．该患者最可能的诊断是

A．类风湿关节炎

B．风湿热

C．强直性脊柱炎

D．系统性红斑狼疮

34．最有价值的实验室检查是

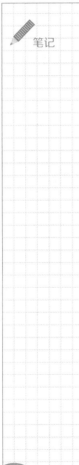
笔记

A．血清抗Sm抗体   B．红细胞沉降率

C．HLA-B27   D．血清抗CCP抗体

【答案与解析】 33．A。类风湿关节炎多发生在20～45岁，女性多见，早期出现乏力、低热、手足麻木等全身症状以及反复发作的对称性、多发性小关节炎，表现为受累关节对称性、持续性肿胀和压痛，晨僵常持续1个小时以上，可见皮下结节（即类风湿结节）。风湿热是一种与A组乙型溶血性链球菌感染有关的全身结缔组织的非化脓性疾病，临床表现为心脏炎、环形红斑、关节炎、舞蹈病和皮下结节。强直性脊柱炎主要累及骶髂关节及脊柱关节，多见于青壮年男性，可有家族史。系统性红斑狼疮部分患者以指关节肿痛为首发症状，易被误诊为类风湿关节炎，但系统性红斑狼疮的关节病变一般为非侵蚀性，且有蝶形红斑、皮疹等表现。该患者为中年女性，有对称性、多发性小关节疼痛，有晨僵表现；查体见皮下结节，考虑诊断为类风湿关节炎。34．D。抗环瓜氨酸肽（CCP）抗体对诊断类风湿关节炎的敏感性和特异性分别为75%、93%～98%，对于类风湿关节炎具有诊断意义。强直性脊柱炎HLA-B27阳性率高达88%～96%，有一定特异性。红细胞沉降率不具备特异性。抗Sm抗体是诊断系统性红斑狼疮的特异性抗体，且其与系统性红斑狼疮是否处于活动期无关，具有辅助诊断系统性红斑狼疮的意义。

（35～37题共用题干）（2022年A型题）

男童，8岁。1天前突发"感冒"，伴寒战，体温39.5℃，同时右大腿下端疼痛、红肿、皮温增高、压痛，行走困难，怀疑急性化脓性骨髓炎。

35．对诊断最有价值的体征是

A．右大腿下端局限性深压痛　　　　B．右大腿下端皮温升高

C．右大腿下端软组织肿胀　　　　D．右大腿下端皮肤发红

36．目前对该患儿最具有早期诊断价值的辅助检查是

A．X线检查　　　　　　　　B．MRI检查

C．CT检查　　　　　　　　D．局部脓肿分层穿刺

37．该患儿经过足量抗生素治疗2天后，全身症状好转，但右大腿下端疼痛、肿胀加重，下一步应考虑的治疗方法是

A．更换抗生素　　　　　　　B．应用原抗生素＋镇痛药

C．应用原抗生素＋石膏托固定　　　D．应用原抗生素＋钻孔引流

【答案与解析】35．A。急性化脓性骨髓炎典型的全身症状为起病急，寒战，高热，呕吐，明显脓毒症症状。局部症状为早期患区红、肿、热、痛，局限性压痛。36．B。局部脓肿分层穿刺是诊断急性化脓性骨髓炎的金标准。X线检查可发现软组织肿胀、骨质破坏、死骨、骨膜增生；CT查可较早发现骨膜下脓肿；MRI查可早期发现局限性病灶，具有早期诊断价值。37．D。早期足量抗生素治疗后，患者全身症状好转，但右大腿下端疼痛、肿胀加重，提示抗生素不能消灭骨脓肿，需要手术引流。

二、知识点总结

本周知识点考点频率统计见表15-1。

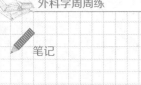

表 15-1　骨与关节的炎症及肿瘤考点频率统计表（2012—2022 年）

年份	骨与关节化脓性感染			骨与关节结核				非化脓性关节炎			骨肿瘤			
	急性骨髓炎	慢性骨髓炎	化脓性关节炎	概论	脊柱结核	髋关节结核	膝关节结核	骨关节炎	强直性脊柱炎	类风湿关节炎	良性骨肿瘤	骨巨细胞瘤	恶性骨肿瘤	转移性骨肿瘤
2022	√									√				
2021										√				
2020		√									√			√
2019					√			√						
2018					√								√	
2017	√		√			√								
2016													√	
2015		√			√				√					
2014				√					√					
2013													√	
2012										√		√	√	

（一）骨与关节化脓性感染

1. 急性血源性骨髓炎

（1）病因：①致病菌，溶血性金葡菌（占 75%），乙型溶血性链球菌（约占 10%），大肠埃希菌、流感嗜血杆菌、产气荚膜杆菌、肺炎链球菌、白色葡萄球菌等少见。②好发部位，儿童及青少年长骨干骺端。③发病机制，致病菌经血液循环播散至骨滋养动脉

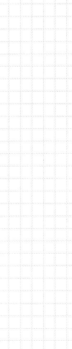

笔记

毛细血管内。

（2）病理：基本病理变化为骨质破坏与死骨形成，后期有新生骨，成为骨性包壳。①脓肿形成，大量菌栓停滞在长骨的干骺端，渗出物和碎屑成为小型脓肿。②脓肿向长骨两端蔓延，形成骨膜下脓肿。③脓液突破干骺端的皮质骨，形成窦道、死骨、骨性包壳。④化脓性关节炎，小儿、成人可引起髋关节化脓性关节炎。

（3）临床表现：病程 3～4 周。①典型的全身症状，起病急，寒战，高热，呕吐，明显脓毒症症状。②局部症状，早期患区红、肿、热、痛，局限性压痛。

（4）诊断依据：①全身中毒症状，高热、寒战，局部持续性剧痛，长骨干骺端剧痛而不愿活动肢体，局部深压痛。②白细胞计数增高，中性粒细胞占比增高，红细胞沉降率增快；血C反应蛋白升高，血培养阳性。③局部脓肿分层穿刺可抽出混浊液体或血性液体，涂片见脓细胞或细菌即可明确诊断。④X线片征象在2周左右方有变化，不能用于早期诊断，可发现软组织肿胀、骨质破坏、死骨、骨膜增生。⑤CT检查可较早发现骨膜下脓肿。⑥MRI检查可以早期发现局限性病灶，具有早期诊断价值。

（5）鉴别诊断：需要与蜂窝织炎、深部脓肿、风湿病、化脓性关节炎、骨肉瘤、尤因肉瘤鉴别。

（6）治疗：①抗生素治疗，早期、足量联合，检出致病菌后进行调整。②手术治疗，引流脓液，减少脓毒症症状，转为慢性骨髓炎；手术宜早期进行，包括钻孔引流术和开窗减压；行全身辅助治疗增加患者抵抗力，行局部辅助治疗防止关节畸形及病理性骨折。

2. 慢性血源性骨髓炎

（1）病因：慢性骨髓炎是因急性化脓性骨髓炎未能彻底控制，反复发作演变的结局。

（2）病理：①死骨，坏死的骨密质形成死骨、脱落浸泡在脓液中吸收缓慢。②骨壳，外周骨膜不断形成新骨而成为骨壳。③窦道，如形成窦道，常经久不愈。如引流不畅，可引起全身症状。④瘢痕，周围软组织毁损形成瘢痕。

（3）临床表现：①全身症状，一般不明显，急性发作时可有全身中毒症状。②局部症状，局部肿胀，骨质增厚，表面粗糙，肢体增粗及变形。窦道伤口长期不愈，偶有小块死骨排出。可有肌肉萎缩、肢体短缩或成角畸形、关节挛缩或僵硬。③影像学检查，X线片可显示虫蛀状骨破坏与骨质稀疏，并逐渐出现硬化区，完全孤立的死骨及大量较致密的新骨形成，骨膜反应为层状，部分呈三角状，状如骨肿瘤；CT可显示脓腔与小型死骨；部分经窦道插管注入碘水造影剂可以显示脓腔部位、大小及延伸方向。

（4）诊断：根据病史及临床表现，诊断不难，特别是经窦道排出过死骨者，诊断更易。

（5）治疗：清除死骨及炎性肉芽组织、消灭无效腔，切除窦道，根治感染源。①手术指征：有死骨形成、无效腔及窦道流脓者。②手术禁忌证：慢性骨髓炎急性发作期；大块死骨形成而包壳未充分生成者。③手术方法：术前2天应用抗生素，手术方式有蝶形手术、肌瓣填塞、闭式灌洗、病骨整段切除或截肢、缺损骨修复、伤口一期缝合。

3. 化脓性关节炎

（1）病因：①血源性传播，其他部位的化脓性病灶内细菌通过血液循环播散至关节内。②直接蔓延，邻近关节附近的化脓性病灶直接蔓延至关节腔内。③开放性关节损伤发生感染。④医源性传播，关节手术后感染、关节内注射药物后发生感染。病原菌以金黄色葡萄球菌最多见（85%），其次是白色葡萄球菌、淋病奈瑟菌、肺炎链球菌、肠道杆菌。

（2）病理：病变过程分为3个阶段，见表15-2。

表15-2　慢性骨髓炎病理过程及特点

特点	浆液性渗出期	浆液纤维素性渗出期	脓性渗出期
渗出物	含多量白细胞	变为混浊，量多，白细胞多	转为明显的脓性渗出物
滑膜	明显充血、水肿，有白细胞浸润和浆液性渗出物	滑膜炎，滑液中酶类物质增多，血管通透性显增	已被破坏
关节软骨	没有破坏	纤维蛋白沉积，出现崩溃、断裂、塌陷，软骨基质破坏	已被破坏
修复结局	渗出物可完全吸收，不遗留关节功能障碍	关节粘连与功能障碍，出现不同程度的关节软骨毁损	关节重度粘连，甚至纤维性或骨性强直
病理改变	可逆	部分不可逆	不可逆

（3）临床表现：①全身症状，起病急骤，有寒战、高热等症状，甚至出现谵妄、昏迷，小儿多见。②局部症状，病变关节疼痛与功能障碍。浅表关节红、肿、热、痛明显，半屈曲位。深部关节处于屈曲、外旋、外展位。③浮髌试验，关节腔内积液明显，浮髌试验阳性。

（4）辅助检查：①实验室检查，白细胞计数增多，中性粒细胞占比增高，红细胞沉降率增快。②关节穿刺和关节液检查，关键的检查，有早期诊断价值。镜检可见多量脓细胞，涂片可见大量革兰阳性球菌，抽出液做细菌培养＋药物敏感试验。③血液细菌培养，寒战期间抽血培养可检出病原菌。④X线检查，早期可见关节周围软组织肿胀的阴影，关节间隙增宽。骨质疏松；关节软骨破坏，关节间隙进行性变窄，并有虫蚀状骨质破坏。

（5）诊断：根据全身和局部症状，诊断不难。

（6）治疗：早期、足量联合全身性使用抗生素；关节腔内注射抗生素；经关节镜治疗；关节腔持续性灌洗；关节切开引流；被动活动。

（二）骨与关节结核

1. 概论

（1）发病特点：①发病情况，最常见的肺外继发性结核，以脊柱结核最多见，其次为膝关节结核和髋关节结核。②高危人群，包括既往感染过结核者、高发区移民、糖尿病或慢性肾功能不全者、营养不良者、长期使用免疫抑制药者。③原发病灶，主要为肺和胸膜（80%），其余在消化道和淋巴结。④感染途径，血源性播散为主，少数是由邻近病灶蔓延。

（2）病理过程：最初是单纯性滑膜结核或单纯性骨结核；进一步侵及关节腔，破坏关节软骨面，称为全关节结核；若控制不良，产生瘘管或窦道，引起继发感染，则会完全毁损关节，导致关节功能障碍。

（3）临床表现：①患者常有肺结核病史或家庭结核病史。②结核中毒症状，起病较缓慢，症状隐匿，可有午后低热、乏力、盗汗、消瘦、食欲缺乏、贫血等。儿童少数起病急骤，可有高热。③病变多为单发性，少数为多发性，对称性罕见。可有局部外伤史。儿童常有"夜啼"。④体格检查，浅表关节可见关节肿胀、积液、压痛，处于半屈曲状态。⑤晚期表现，晚期可出现寒性脓肿，破溃产生混合性感染，局部急性炎症反应。可有关节功能障碍、关节屈曲挛缩畸形、脊柱后凸畸形等后遗症。

（4）辅助检查：见表15-3。

表15-3 骨与关节结核的辅助检查

检查项目		结果或优势
实验室检查	血常规	白细胞计数一般正常，混合感染时升高
	红细胞沉降率	红细胞沉降率增快（检测病变有无复发、是否活动的重要指标）
	CRP	高低与炎症反应程度密切相关
	细菌学	抽出液镜检发现抗酸杆菌或杆菌培养阳性可明确诊断
	免疫学	具有快速、简单、准确性较好的优点，常见有PDD、T细胞斑点试验
病理检查		病变部位穿刺活检及术后病理组织学和微生物检查是确诊重要方法
影像学检查	X线	骨质疏松、骨质破坏、周围软组织肿胀，囊性变、硬化反应、骨膜反应、死骨、病理性骨折
	CT	确定病灶位置、寒性脓肿、死骨情况，引导穿刺抽脓和活检
	MRI	早期诊断，显示炎症浸润阶段的异常信号
	B超	探查寒性脓肿的位置和大小，定位穿刺抽脓涂片和细菌培养
	关节镜	关节镜检查及滑膜活检对诊断滑膜结核很有价值

笔记

（5）治疗：见表15-4。

表15-4　骨与关节结核的治疗方法

治疗方法		具体描述
全身治疗	支持治疗	注意休息，避免劳累，加强营养，有贫血者应纠正贫血
	抗结核治疗	早期、联合、适量、规律、全程；一线抗结核药物有异烟肼、利福平、吡嗪酰胺、链霉素、乙胺丁醇
局部治疗	局部制动	有石膏固定、支具固定、牵引等
	局部注射	适用于单纯性滑膜结核（异烟肼100～200mg/次，1～2次/周）。寒性脓肿多次操作会导致混合性感染、窦道形成
手术	切开排脓	适用于寒性脓肿有混合感染，中毒症状重，不能耐受病灶清除术的患者
	病灶清除术	①经保守治疗效果不佳，病变仍有发展。②有明显死骨及较大脓肿形成。③窦道经久不愈。④脊柱结核有脊柱不稳定、脊髓马尾受压或严重后凸畸形者
	其他手术	关节融合术用于关节不稳定者；截骨术可矫正畸形；关节置换术可改善关节功能

2. 脊柱结核　占骨与关节结核首位，以腰椎为主，其次为胸、颈椎，主要病变位于椎体。

（1）病理：①病理分型，可分为中心型和边缘型，具体特点见表15-5。②寒性脓肿，椎体破坏后形成寒性脓肿有2种表现，脓肿汇集在椎体旁形成椎旁脓肿，沿肌肉筋膜间隙向下形成流注脓肿，常见的有腰大肌脓肿、髂窝脓肿、腰三角脓肿。

表15-5　脊椎结核分型及特点

分型	特点
中心型	多见于10岁以下的儿童，好发于胸椎，一般只侵犯一个椎体；椎间隙正常
边缘型	多见于成人，好发于腰椎，常累及椎间盘及相邻椎体，椎间盘破坏；椎间隙狭窄

（2）临床表现：①结核全身中毒症状，起病缓慢，午后低热、疲倦、消瘦、盗汗、食欲缺乏、贫血。②局部症状，主要有疼痛、肌肉痉挛、脊柱活动受限、神经功能障碍。颈椎结核，有颈部疼痛、上肢麻木等，在颈侧摸到寒性脓肿肿块。胸椎结核，有背痛、腰骶部疼痛；脊柱后凸畸形常见，可能为就诊首发症状。腰椎结核，站立和行走时重心后移，拾物试验阳性；晚期患者有腰大肌脓肿。

（3）影像学检查：①X线检查，表现为骨质破坏、椎间隙狭窄（典型表现），脊柱侧凸或后凸畸形，椎旁软组织阴影增宽。中心型表现为侧位片上椎体被压缩成楔形，早期椎间隙正常。边缘型表现为进行性椎间隙狭窄，累及邻近2个椎体。②CT检查，可清晰显示病灶部位、骨质破坏的程度、有无空洞和死骨形成。③MRI检查，可显示脊柱结核椎体骨炎、椎间盘破坏、椎旁脓肿及脊髓神经有无受压和变性。对脊柱结核具有早期诊断价值，为必不可少的检查方法。

（4）诊断与鉴别诊断：根据病史、临床表现、影像学检查，典型病例不难诊断，但须与强直性脊柱炎、化脓性脊椎炎、腰椎间盘突出症、脊柱肿瘤、嗜酸性肉芽肿等疾病鉴别。

（5）治疗：彻底清除病灶，解除神经压迫，重建脊柱稳定性，矫正脊柱畸形。①支持治疗与抗结核药物治疗。②矫形治疗。躯干支具、石膏背心、石膏床等，限制活动，减轻疼痛，矫正畸形。③脓肿穿刺或引流。适用于脓肿较大者，可局部注入抗结核药物加强局部治疗。④窦道换药。脊柱结核的窦道可长期不愈合。⑤手术治疗。适应证为保守治疗效果不佳，病变进展；有较大的死骨及寒性脓肿；窦道经久不愈；骨质破坏严重，脊柱不稳定；出现神经、脊髓受压症状或截瘫；严重脊柱后凸畸形。原则为术前规范化抗结核化疗，控制混合感染；彻底清除病灶，解除神经及脊髓压迫，重建脊柱稳定性；术后完成规范全程化疗。

3. 髋关节结核

（1）病理：早期为单纯性滑膜结核或单纯性骨结核，以单纯性滑膜结核多见。骨质破坏，出现空洞或死骨，晚期会产生寒性脓肿与病理性脱位，引发臀部脓肿及盆腔内脓肿。

（2）临床表现：①起病缓慢，有低热、乏力、倦怠、食欲缺乏、消瘦、贫血等全身症状。②局部症状，多为单发性。早期疼痛不剧烈，跛行。晚期出现腹股沟内侧、臀部寒性脓肿。破溃后成为慢性窦道。③体格检查，病理性后脱位。早期患肢屈曲、外展、外旋。随着病情发展表现为屈曲、内收、内旋畸形，髋关节强直，下肢不等长。"4"字试验、髋关节过伸试验、Thomas征阳性。

（3）影像学检查：①X线检查，对诊断髋关节结核十分重要，可见局限性骨质疏松，后期破坏性关节炎伴反应性硬化表现，出现空洞和死骨。严重者股骨头几乎消失，病理性脱位。②CT检查，可显示髋关节内积液量，微小骨破坏病灶，有助于早期诊断。

③MRI检查，更能早期显示骨内的炎症浸润，有助于早期诊断。

（4）诊断与鉴别诊断：根据病史、临床表现、影像学检查，典型病例不难诊断，但须与一过性髋关节滑膜炎、儿童股骨头骨软骨病、类风湿关节炎、化脓性关节炎、强直性脊柱炎等疾病鉴别。

（5）治疗：①全身支持治疗与抗结核治疗。②牵引，髋部剧痛、肌肉痉挛或屈曲畸形者应做牵引，以缓解疼痛、矫正畸形。③手术治疗，非手术治疗无效者，根据病变阶段选择手术治疗。

4. 膝关节结核

（1）病理：早期以单纯性滑膜结核多见。经滑膜附着处侵袭至骨，形成关节结核。晚期会产生寒性脓肿与病理性脱位。

（2）临床表现：①起病缓慢，有低热、乏力、倦怠、食欲缺乏、消瘦、贫血等全身症状。②膝关节肿胀、积液，浮髌试验阳性；膝关节屈曲挛缩，寒性脓肿形成；膝关节纤维性强直，活动障碍。

（3）影像学检查：①X线检查，早期见髌上囊肿胀，局限性骨质疏松；中期见关节间隙、边缘性骨腐蚀；后期见骨质破坏关节间隙消失、骨硬化。②CT、MRI检查，较X线检查有优势，MRI检查有早期诊断价值。③关节镜检查对滑膜结核有早期诊断的独特价值。

（4）治疗：①全身支持治疗与抗结核治疗。②非手术治疗，关节腔穿刺注药、关节制动、窦道换药。③手术治疗，局部药物治疗无效者，可考虑滑膜切除术。全关节结核，15岁以下者行病灶切除术；15岁以上且关节破坏严重、畸形者，同时行膝关节加压

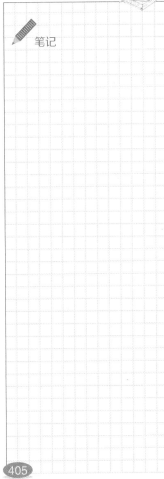

笔记

融合术。

（三）非化脓性关节炎

1. 骨关节炎

（1）病因：①年龄为主要高危因素。②其他包括外伤、肥胖、遗传、炎症、代谢等。③女性发病率较高，可能与关节软骨中雌激素受体有关。

（2）分类：①原发性，发病原因不明，与遗传和体质因素有关，多见于中老年人。②继发性，多见于青壮年，可继发于创伤、炎症、关节不稳定、慢性反复的积累性劳损、先天性疾病等。

（3）病理：最早、最主要的病理变化发生在关节软骨。关节软骨退变、变性、磨损、消失，软骨下骨裸露、硬化、象牙质变；软骨下骨囊腔变，关节边缘骨赘形成，伴滑膜增生，关节囊、周围韧带退变、纤维化、萎缩；最终关节面完全破坏、畸形。

（4）临床表现与辅助检查：①症状与体征，关节疼痛与压痛；关节僵硬（晨僵）；关节肿大；骨擦感（音）；关节无力，活动障碍。②实验室检查，伴有滑膜炎的患者可出现CRP和红细胞沉降率轻度升高。③X线检查，关节间隙变窄，软骨下骨硬化、囊性变，关节边缘增生和骨赘形成。

（5）治疗：①非药物治疗，包括患者教育、物理治疗、行动支持、改变负重力线等。②药物治疗，包括局部应用非甾体抗炎药，应用全身镇痛药，进行关节腔药物注射（常用药物为透明质酸、糖皮质激素）。③手术治疗，目的为消除疼痛、矫正畸形、改善关节功能，包括游离体摘除术、通过关节镜行关节清理术、截骨术、关节融合和关节成形术等。

2. 强直性脊柱炎

（1）病因：强直性脊柱炎属于血清阴性反应的结缔组织病，病因不清，但与HLA-B27相关，HLA-B27阳性率达88%～96%。

（2）病理：基本病理为原发性慢性血管翳破坏性炎症，韧带骨化属于继发的修复过程。病变自骶髂关节沿脊柱向上伸延，累及椎间小关节的滑膜和关节囊，以及脊柱周围的软组织，晚期可使整个脊柱周围的软组织钙化、骨化，导致严重的驼背。

（3）临床表现：好发于16～30岁青壮年男性，具有家族遗传性；早期表现为下腰痛，骶髂部不适、疼痛或发僵，活动后减轻。晚期脊柱僵硬强直，呈驼背畸形，胸椎后凸，颈部活动受限。

（4）辅助检查：①实验室检查，血小板计数升高、红细胞沉降率增快、CRP升高、贫血与病情活动有关。类风湿因子一般为阴性。HLA-B27对诊断本病起一定辅助作用。②X线检查，早期见骶髂关节骨质疏松，关节边缘呈虫蚀状改变，关节间隙不规则增宽，软骨下骨硬化。中期见关节面渐趋模糊，关节间隙逐渐变窄，直至双侧骶髂关节完全融合。晚期见"竹节样脊柱"、髋关节骨性强直。

（5）诊断：多采用1984年修订的纽约标准，或参考欧洲脊柱关节病初步诊断标准。须与类风湿关节炎、髂骨致密性骨炎鉴别。

纽约标准（1984）：①下腰背痛至少持续3个月，疼痛随活动改善，但休息不减轻；②腰椎在前后和侧屈方向活动受限；③胸廓扩展范围小于同年龄和性别的正常值；④双侧骶髂关节炎Ⅱ～Ⅳ级，或者单侧骶髂关节炎Ⅲ～Ⅳ级。如果患者具备④并分别附加①～③条中的任何1条，即可确诊为强直性脊柱炎。

欧洲标准：炎性脊柱痛或非对称性以下肢关节为主的滑膜炎，并附加以下项目中的任何1项。①阳性家族史；②银屑病；③炎性肠病；④关节炎前1个月内的尿道炎、宫颈炎或急性腹泻；⑤双侧臀部交替疼痛；⑥肌腱末端病；⑦骶髂关节炎。

（6）治疗：目的为解除疼痛，防止畸形，改善功能。早期疼痛可给予非甾体抗炎药；鼓励功能锻炼；严重驼背可行腰椎截骨矫形；髋关节强直者可行髋关节置换术。

3. 类风湿关节炎

（1）病因：①自身免疫反应，人类白细胞抗原DR4（HLA-DR4）与本病有不同程度的相关性。②感染，甲型溶血性链球菌感染为本病的诱因。③遗传因素，本病有明显的遗传特点。

（2）病理：基本病理变化是关节滑膜的慢性炎症。早期滑膜炎症，肉芽组织血管翳形成，逐渐形成纤维性关节僵直，最终形成骨性强直。

（3）临床表现：关节疼痛、肿胀，二者程度平行；晨僵；关节摩擦音；对称性、小关节多关节受累，晚期关节畸形。

（4）辅助检查：①实验室检查。血红蛋白减少，白细胞计数正常或降低，淋巴细胞占比增加，红细胞沉降率增快，CRP升高，类风湿因子阳性（70%～80%），IgG、IgA、IgM升高。关节液混浊，黏稠度降低，黏蛋白凝固力差，糖含量降低，细菌培养阴性。②X线检查。早期关节周围软组织肿胀及骨质疏松，间隙增宽；中期关节面边缘模糊不清，间隙变窄；晚期关节间隙消失，最终出现骨性强直。

（5）诊断：①晨起关节僵硬至少1小时（≥6周）。②3个或3个以上关节肿胀（≥6周）。③腕、掌指关节或近侧指间关节肿胀（≥6周）。④对称性关节肿胀（≥6

周）。⑤皮下结节。⑥手、腕关节X线片有明确的骨质疏松或骨侵蚀。⑦RF阳性（效价＞1：32）。确诊本病须具备4条或4条以上标准。RF阳性只能作为参考。

（6）治疗：①药物治疗。一线药物为非甾体抗炎药，二线药物为抗疟药，三线药物为糖皮质激素。②手术治疗。早期行关节滑膜切除术，以减少关节液渗出，防止血管翳形成，保护软骨和软骨下骨组织，改善关节功能；也可在关节镜下行关节清理、滑膜切除术。晚期根据病情行人工关节置换术。

（四）骨肿瘤

1. 总论

（1）分类：①良性骨肿瘤，骨样骨瘤、骨软骨瘤、软骨瘤。②交界性骨肿瘤，骨巨细胞瘤。③恶性骨肿瘤，骨肉瘤、软骨肉瘤、尤因肉瘤。

（2）发病情况：良性原发性骨肿瘤比恶性多见。前者以骨软骨瘤和软骨瘤多见。后者以骨肉瘤和软骨肉瘤多见。骨肉瘤多发生于青少年，骨巨细胞瘤主要发生于成人。骨肿瘤多见于长骨生长活跃的部位，即干骺端，如股骨远端、胫骨近端、肱骨近端，而骨骺则很少受累。

（3）临床表现：①疼痛与压痛，疼痛是肿瘤生长迅速最显著的症状。②局部肿块和肿胀，良性骨肿瘤肿块常无痛、质硬、生长缓慢；恶性骨肿瘤发展迅速。③功能障碍与压迫症状。④病理性骨折，是某些良性骨肿瘤的首发症状。⑤全身症状，晚期恶性肿瘤可以出现贫血、消瘦、食欲缺乏、体重减轻、发热等。

（4）诊断：骨肿瘤的诊断必须结合临床表现、影像学和病理学检查，生化测定起辅助诊断作用。①X线检查。能反映骨与软骨组织的基本病变。恶性骨肿瘤的病灶多不规则，呈虫蚀样或筛孔样，密度不均，可见Codman三角、"葱皮状"现象或"日光射线"现象。②CT和MRI检查。可清楚地显示肿瘤范围，识别肿瘤的侵袭程度，协助制订手术方案，评估治疗效果。③发射型计算机断层成像（ECT）检查。早期显示骨转移瘤的发生，但特异性不高，不能单独作为诊断依据。④数字减影血管造影（DSA）检查。可显示肿瘤的供血情况，以利于做选择性血管栓塞和注入化疗药物。⑤病理学检查，是骨肿瘤确诊的唯一可靠标准。⑥生化测定。大多数骨肿瘤患者生化测定结果是正常的。

（5）外科分期：外科分期是将外科分级（G）、肿瘤解剖定位（T）和区域性或远处转移（M）结合起来，综合评价。①外科分级（表15-6）。取决于临床表现、影像学特点、组织学形态、生化检查。②肿瘤解剖定位。肿瘤侵袭范围：T_0为囊内，T_1为间室内，T_2为间室外。③转移。肿瘤区域或远处发现转移病灶：M_0为无转移，M_1为有转移。

表15-6　外科分级（G分级）

特点	G_0（良性）	G_1（低度恶性）	G_2（高度恶性）
组织学	细胞分化良好	细胞分化中等	核分裂象多见，分化极差
X线	肿瘤边界清楚、局限在囊内或外生隆起突向软组织	肿瘤穿越瘤囊，骨皮质破坏，可向囊外生长	边缘模糊，肿瘤扩散波及软组织
临床表现	包囊完整，无卫星病灶，极少远隔转移	生长缓慢，无跳跃转移，偶有远隔转移	肿块生长迅速，症状明显，可跳跃转移，常发生局部及远隔转移

（6）治疗：应以外科分期为指导，手术治疗应按外科分期来选择手术界限和方法，

尽量达到既切除肿瘤，又可保全肢体。①良性骨肿瘤的外科治疗。刮除植骨术、外生性骨肿瘤切除。②恶性骨肿瘤的外科治疗。包括保肢手术和截肢手术。保肢手术应在正常组织中完整切除肿瘤，截骨平面在肿瘤以外3～5cm，软组织切除范围为反应区外1～5cm。③化疗。提高了恶性骨肿瘤患者的生存率、保肢率。④放疗。尤因肉瘤对放疗敏感、骨肉瘤对放疗不敏感。⑤其他治疗。血管栓塞治疗。

2. 几种常见的良性骨肿瘤　见表15-7。

表15-7　常见良性骨肿瘤比较

鉴别点	骨样骨瘤	骨软骨瘤	软骨瘤
好发人群	儿童、少年	青少年	—
好发部位	下肢长骨	长骨干骺端	手足管状骨
病理表现	瘤巢被反应骨包围，肿瘤直径小于1cm	软骨源性骨性突起物，恶变倾向	松骨质、透明软骨构成，软骨源性，恶变倾向
临床表现	有疼痛、夜间痛，进行性加重，阿司匹林可镇痛	长期无症状，可见骨性包块，可引起压迫症状	以无痛性肿胀和畸形为主，病理性骨折
影像学	CT检查有助于发现瘤巢	X线可见干骺端骨性突起，经蒂与正常骨相连，髓腔相通，表面软骨帽不显影，可有不规则钙化影	内生软骨瘤X线可见髓腔内溶骨性破坏，内有钙化影；骨膜下软骨瘤X线可见一侧皮质凹形缺损，可有钙化影
治疗方式	彻底清除瘤巢及周围骨组织	一般不需要治疗，有手术指征者手术切除	以手术为主，行刮除或病段切除植骨术，预后好

3. 骨巨细胞瘤

（1）疾病特点：好发于20～40岁，女性略多，好发于长骨干骺端。

（2）病理表现：交界性或行为不确定，以单核基质细胞及多核巨细胞为主要结构，可分为3级，其中Ⅰ级为良性，Ⅱ级为中间性，Ⅲ级为恶性。

（3）临床表现：疼痛、肿胀，局部包块有乒乓球样感觉及压痛，病变关节活动受限。

（4）影像学表现：X线见骨端偏心性、溶骨性、囊性破坏，呈肥皂泡样改变。

（5）治疗：$G_0T_0M_{0～1}$，采用切除术加灭活处理，回植骨或骨水泥，易复发；$G_{1～2}T_{1～2}M_0$，采用广泛或根治切除，化疗无效。

4. 几种常见的恶性骨肿瘤　见表15-8。

表15-8　常见恶性骨肿瘤比较

鉴别点	骨肉瘤	软骨肉瘤	尤因肉瘤
好发人群	青少年	成人和老年人	儿童
好发部位	长骨干骺端	骨盆最多，肱骨及胫骨近端、肋骨次之	长骨骨干、骨盆、肩胛骨
病理表现	骨样基质；梭形瘤体，病灶切面呈鱼肉状、棕色或灰白色	软骨性；肿瘤细胞产生软骨、透明软骨的分化	神经外胚层分化、含糖原的小圆细胞肉瘤
临床表现	持续加重的局部疼痛，局部肿块	疼痛，开始为隐痛，后逐渐加重；肿胀，可有压迫症状	疼痛、肿胀，进行性加重，伴炎症反应

续 表

鉴别点	骨肉瘤	软骨肉瘤	尤因肉瘤
影像学	X线可见成骨性、溶骨性和混合性骨质破坏，Codman三角、"日光射线"现象；MRI可明确边界及侵袭范围	X线可见密度减低的溶骨性破坏，边界不清，散在钙化斑点、絮化骨化影，典型云雾状改变	X线可见较为广泛的浸润性骨破坏，虫蚀样溶骨改变，界限不清，"葱皮样"现象
治疗方式	$G_2T_{1\sim2}M_0$：综合治疗，新辅助化疗＋手术＋术后化疗。$G_2T_{1\sim2}M_1$：上述基础＋转移灶切除	以手术治疗为主，同骨肉瘤	对放疗敏感，化疗有效，现采用放疗＋化疗＋手术治疗

5. 转移性骨肿瘤

（1）疾病特点：常见于中老年患者，40～60岁偏多。好发部位为躯干骨。常见原发肿瘤为乳腺癌、前列腺癌、肺癌、肾癌，儿童多来自神经细胞肿瘤。

（2）临床表现：疼痛（常见）、肿胀、病理性骨折和脊髓压迫。

（3）影像学表现：X线可见溶骨性（常见）、成骨性及混合性骨质破坏，病理性骨折常见。ECT是检测转移性骨肿瘤最敏感的方法。

（4）实验室检查：溶骨性骨转移时，血钙升高。成骨性骨转移时，血清碱性磷酸酶升高。前列腺癌骨转移时，血清酸性磷酸酶升高。

（5）治疗：转移性骨肿瘤的治疗通常采用姑息疗法。治疗目的为延长寿命、缓解症状、改善生活质量。治疗时须针对原发肿瘤和转移瘤进行治疗。

笔记

拓展练习及参考答案

✍ 拓展练习

【填空题】

1. 急性化脓性骨髓炎的感染途径主要为（　）、（　）、（　）。

2. 常发生骨转移的肿瘤有（　）、（　）、（　）、（　）。

3. 化脓性关节炎的病理变化的3个阶段为（　）、（　）、（　）。

4. 抗结核治疗的用药原则为（　）、（　）、（　）、（　）、（　）。

【判断题】

1. 15岁以下全膝关节结核患者可行膝关节加压融合术。

2. Codman三角常见于转移性骨肿瘤。

3. 骨肉瘤的治疗以综合治疗为主，常为新辅助化疗＋手术＋术后化疗。

4. MRI检查具有早期诊断价值，是脊柱结核必不可少的检查方法。

5. HLA-DR4与强直性脊柱炎有不同程度的相关性。

【名词解释】

1. 竹节样脊柱

2. 寒性脓肿

【选择题】

A型题

1. 关于骨巨细胞瘤，下列叙述错误的是

A. 多见于青壮年

B. 病灶多在长骨干骺端，偏心性

C. 膨胀性生长，骨皮质破坏，侵入软组织

D. 常用手术方法是局部刮除，术后辅以放疗以减少复发

E. 部分病例可以发生局部恶变或肺转移

2. 尤因肉瘤最有效的治疗措施是

A. 化疗 　　　　　　　　B. 放疗 　　　　　　　　C. 截肢＋化疗

D. 截肢 　　　　　　　　E. 病段切除，灭活再植

3. 强直性脊柱炎患者出现双髋活动受限并加重，患者对活动度要求较高，应采取的进一步治疗方法为

A. 坚持康复治疗 　　　　B. 长期抗生素口服 　　　C. 应用激素

D. 人工关节置换 　　　　E. 关节镜松解

4. X线片上成人的脊柱结核和脊柱肿瘤的主要鉴别点是

A. 脊柱的破坏程度 　　　B. 是否有死骨形成 　　　C. 椎旁软组织阴影

D. 关节间隙是否狭窄或消失 　　E. 椎体骨质疏松的程度

5. 男童，8岁。左髋部肿痛，跛行，低热、盗汗。髋关节X线检查显示关节间隙略窄，边缘性骨破坏。应该首先考虑的诊断为

A. 股骨头坏死 　　　　　B. 髋关节结核 　　　　　C. 急性骨髓炎

D. 骨关节炎 　　　　　　E. 急性化脓性关节炎

B型题

（6～8题共用选项）

A. 急性化脓性骨髓炎 　　B. 类风湿关节炎 　　　　C. 化脓性关节炎

D. 股骨头缺血性坏死 　　E. 急性脓肿

6. 女性，17岁。左膝关节肿痛半个月，伴高热，局部皮肤温度高，拒动。浮髌试验阳性。其诊断是

7. 女性，32岁。晨起双手指关节僵硬，活动时疼痛，关节肿胀、压痛。X线检查显示指关节周围软

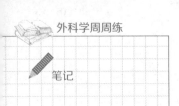

组织阴影肿大，骨质疏松。其诊断是

8. 男童，10岁。突然发热，伴左大腿内下部持续性剧痛半个月，拒按，膝关节不肿，无压痛，浮髌试验阴性。白细胞计数增多。X线检查见股骨下端骨破坏。其诊断是

X型题

9. 下列关于单发性骨软骨瘤，叙述正确的是

A. 年轻人多见

B. 好发于干骺端

C. 随年龄的增长不断长大

D. 1%的患者可恶变

E. 单发性骨软骨瘤比多发性骨软骨瘤恶变机会少

10. 下列关于膝关节滑膜型结核的X线表现，叙述正确的是

A. 关节肿胀，局限性骨质疏松

B. 关节间隙狭窄较早

C. 骨质破坏较广泛时合并关节脱位

D. 关节边缘非持重面相对局限骨质破坏

E. 愈合后关节多为纤维性强直

【问答题】

1. 简述良、恶性骨肿瘤的临床特点。

2. 请简述慢性血源性骨髓炎的治疗原则、手术指征和手术禁忌证。

参考答案

【填空题】

1. 血源性感染；创伤性感染；邻近感染灶蔓延

2. 乳腺癌；前列腺癌；肺癌；肾癌

3. 浆液性渗出期；浆液纤维素性渗出期；脓性渗出期

4．早期；联合；适量；规律；全程

【判断题】

1．×　15岁以下全关节结核患者行病灶切除术；15岁以上且关节破坏严重、畸形的全关节结核患者同时行膝关节加压融合术。

2．×　骨肉瘤X线表现为成骨性、溶骨性和混合性骨质破坏，骨膜反应明显，呈Codman三角或"日光射线"现象。

3．√

4．√

5．×　HLA-DR4与类风湿关节炎有不同程度的相关；强直性脊柱炎与HLA-B27相关；HLA-B27阳性率达88%～96%。

【名词解释】

1．竹节样脊柱　强直性脊柱炎椎间小关节融合，形成广泛而严重的骨化性骨桥表现，称为"竹节样脊柱"。

2．寒性脓肿　又称冷脓肿，全关节结核进一步发展，导致病灶部位积聚了大量脓液、结核性肉芽组织、死骨和干酪样坏死组织，一般没有红、热等急性炎症反应。

【选择题】

A型题　1．D　2．C　3．D　4．D　5．B

B型题　6．C　7．B　8．A

X型题　9．ABDE　10．ACDE

【问答题】

1．答案如下：良性骨肿瘤的特点为多无疼痛；质硬而无压痛；引起功能障碍、压迫症状。恶性骨肿瘤的特点为生长迅速，疼痛，压痛，局部血管怒张，引起功能障碍、压迫症状。

2．答案见知识点总结（一）2（5）。

第16周　脊柱骨折、脊髓损伤、骨盆及髋臼骨折、股骨头坏死、颈椎及腰椎退行性疾病

一、考研真题解析

1.（2012年A型题）钩椎关节（Luschka关节）所在部位是

A. 颈椎　　　　　B. 胸椎　　　　　C. 腰椎　　　　　D. 骶、尾椎

【答案与解析】　1. A。脊柱颈段有7个颈椎，第1颈椎又称寰椎，没有椎体和棘突；第2颈椎又称枢椎，其椎体上方形成齿状突，与寰椎的前弓构成寰齿关节。颈椎椎体上缘侧后方有嵴状突起，称为钩突；椎体下缘侧后方呈斜坡状。下一椎体的钩突与上一椎体的斜坡构成钩椎关节，又称弓体关节或Luschka关节，这一结构在胸腰、骶尾段脊椎并不存在。

2.（2013年A型题）颈椎病中发病率最高的类型是

A. 脊髓型　　　　B. 神经根型　　　　C. 椎动脉型　　　　D. 交感型

【答案与解析】　2. B。颈椎病是指颈椎间盘退行性变及其继发性椎间关节退行性变所致脊髓、神经、血管损害而表现的相应症状和体征。颈椎间盘退行性变是基本原因，急、慢性损伤均可诱发和加重本病。根据受损部位不同，临床上将颈椎病分为神经

根型、脊髓型、椎动脉型和交感型，其中神经根型发病率最高（占50%～60%）。

3.（2013年X型题）腰椎间盘突出致骶1神经根受压时，所表现出的症状有

A．外踝附近及足外侧痛、触觉减退　　　B．踝及趾背伸肌肌力下降

C．踝反射减弱或消失　　　　　　　　　D．直腿抬高试验及加强试验阳性

【答案与解析】　3．ACD。腰椎间盘突出症是由于腰椎间盘变形，纤维环破裂，髓核突出刺激或压迫马尾神经、神经根引起一系列症状的一种综合征。常见于20～50岁男性；$L_{4～5}$、$L_5～S_1$间隙发生率最高。椎间盘退行性变是其基本病因，积累损伤是椎间盘退变的主要原因，另有遗传、妊娠等影响因素。直腿抬高试验及加强试验阳性为腰椎间盘突出症患者常见的体征之一，急性腰扭伤时可出现直腿抬高试验阳性，但加强试验阴性。其神经系统表现见表16-1。

表16-1　腰椎间盘突出症的神经系统表现

	L_4神经根	L_5神经根	S_1神经根
受累椎间盘	$L_{3～4}$	$L_{4～5}$	$L_5～S_1$
感觉异常	小腿前内侧及膝前侧痛、触觉减退	小腿前外侧及足内侧的痛、触觉减退	外踝附近及足外侧的痛、触觉减退
肌力下降	膝无力	踝及趾背伸肌肌力下降	趾及足跖屈肌肌力下降
反射异常	膝反射减弱	无改变	踝反射减弱

4.（2014年A型题）脊髓型颈椎病早期出现的症状是

A. 颈肩痛向上肢放射　　　　　　　　B. 四肢乏力，持物不稳

C. 眩晕　　　　　　　　　　　　　　D. 头痛、心悸

【答案与解析】　4. B。脊髓型颈椎病占颈椎病的10%～15%，脊髓受压早期颈痛不明显，而以四肢乏力，行走、持物不稳为最先出现的症状。随着病情加重，发生自下而上的上运动神经元性瘫痪。

（5～7题共用题干）（2014年A型题）

男性，29岁。从3楼跌落，臀部着地，双下肢完全不能活动，双侧腹股沟平面以下感觉丧失，尿潴留。

5. 患者最可能的诊断是

A. 骨盆骨折　　　　B. 第4胸椎骨折　　　C. 第10胸椎骨折　　　D. 第5腰椎骨折

6. 不必立即采取的检查项目是

A. X线检查　　　　　　　　　　　　B. 磁共振成像（MRI）检查

C. 下肢肌电图检查　　　　　　　　　D. 心电图及血气分析检查

7. 应采取的最佳治疗措施是

A. 牵引外固定，平卧硬板床

B. 给予维生素B、糖皮质激素等药物治疗

C. 高压氧治疗

D. 减压、内固定手术治疗

笔记

【答案与解析】 5．C。该男性患者坠楼后臀部着地，双下肢完全不能活动，双侧腹股沟平面以下感觉丧失，伴有尿潴留，提示最可能损伤的是胸12脊髓，对应的是第9、第10胸椎，故该题考虑是第10胸椎骨折伴脊髓损伤。6．C。胸椎骨折后应及时行X线检查，可了解损伤部位的脊柱骨折或脱位；对于疑有脊髓、神经损伤的患者应及时采取MRI检查，不仅可了解脊髓受压程度，还可观察脊髓信号强度、脊髓信号改变的范围等情况；心电图及血气分析检查可以了解危重症患者的生命体征及酸碱平衡情况，可指导下一步的治疗，故也需要立即检查；而下肢肌电图检查可判断下肢神经肌肉的功能状态，不是需要立即采取的检查项目，可待患者病情稳定后再做。7．D。该患者双下肢完全不由成能活动，腹股沟平面以下感觉丧失，同时伴有尿潴留，提示已有脊髓损伤，故不宜保守治疗，首选减压内固定、手术治疗。

8．（2015年A型题）骨盆骨折早期最危险的并发症是

A．膀胱、尿道破裂　B．坐骨神经损伤　　　C．直肠损伤　　　　　D．出血性休克

【答案与解析】 8．D。骨盆骨折多有强大暴力外伤史，主要是车祸高空坠落和工业意外。骨折后多存在严重的多发伤，其中最危险的早期并发症是出血性休克。骨盆骨折还可发现下列体征：①骨盆分离和挤压试验阳性。②肢体长度不对称。③会阴部瘀斑是耻骨与坐骨骨折的特有体征。

（9～11题共用题干）（2015年A型题）

男性，60岁。左手麻木半年，双下肢乏力，行走不稳3个月。查体：左上肢桡骨膜反射减弱，左手拇指针刺觉减退，双下肢腱反射亢进，双侧巴宾斯基（Babinski）征

笔记

（＋）。初步诊断为颈椎病。

9. 颈椎病变的平面最可能位于

A．颈 4～5　　　　B．颈 5～6　　　　C．颈 6～7　　　　D．颈 7～胸 1

10. 对诊断最有意义的影像学检查是

A．X 线　　　　　　　　　　　　　B．CT 微动脉

C．增强 CT　　　　　　　　　　　D．磁共振成像（MRI）

11. 患者最终确诊为颈椎单一节段的椎间盘突出，相应平面颈椎管狭窄，预脊髓变性。不宜采取的治疗是

A．颈椎前路手术　　B．颈椎后路手术　　C．颈椎前后路联合手术　D．按摩治疗

【答案与解析】　9．B。该男性颈椎病患者出现一系列反射异常，但最高位神经支配的是桡骨膜反射。桡骨膜反射是叩击桡骨茎突、屈肘、屈指、肘关节旋前的反射，若异常提示病变的平面位于颈 5～6（拇指针刺觉减退提示颈 6 神经损伤）。10．D。该患者为脊髓型颈椎病，对其诊断最有意义的影像学检查是 MRI 检查，其可以显示颈椎的解剖学形态。11．D。脊髓型颈椎病的自然史为症状逐渐发展加重，故确诊后应及时手术治疗。禁用颌枕带牵引，禁用推拿按摩、物理治疗、药物治疗。

12.（2015 年 A 型题）骨盆多处骨折后出现排尿困难的泌尿系统损伤的常见部位是

A．后尿道　　　　B．尿道球部　　　　C．腹膜内膀胱　　　D．腹膜外膀胱

【答案与解析】　12．A。尿道以尿生殖膈为界分为前尿道和后尿道，前尿道包括球部和阴茎部，后尿道包括前列腺部和膜部。前尿道的球部相对固定，损伤多发于此，最

常见的为会阴部骑跨伤，其主要临床表现为尿道出血、排尿困难。后尿道的膜部相对固定，损伤多发于此，多由骨盆骨折所致，其主要临床表现为排尿困难（急性尿潴留）、创伤性休克、无或仅有少量尿道出血。

13.（2015年X型题）胸腰椎骨折的临床表现包括

A. 畸形、后凸、生理弧度消失　　　　　B. 功能障碍

C. 异常活动及骨擦音　　　　　D. 疼痛及肿胀

【答案与解析】 13. ABD。胸腰椎骨折患者有严重外伤病史，其主要表现为局部疼痛、肿胀，站立及翻身困难，如有瘫痪，则表现为四肢或双下肢感觉运动功能障碍。查体时可看见或触及畸形、后凸、生理弧度消失。胸腰椎骨折不会出现典型的骨折特有体征，如异常活动、骨擦音或骨擦感。

14.（2015年X型题）腰椎间盘突出症致坐骨神经痛的原因有

A. 纤维环内层受到突出的髓核刺激

B. 破裂的椎间盘组织产生化学物质的刺激

C. 自身免疫反应使神经根发生炎症

D. 受压的神经根缺血

【答案与解析】 14. BCD。腰椎间盘突出产生坐骨神经痛的机制如下：①机械性压迫。神经根受到突入椎管的髓核的急性机械性压迫会产生腰腿痛症状。②免疫反应。突出的髓核作为免疫学刺激物，可引起自身免疫反应，使神经根发生炎症。③炎症反应。破裂的椎间盘组织产生化学物质的刺激，可导致周围组织及神经根发生炎症反应。而纤

维环内层受到突出的髓核刺激不会导致坐骨神经痛。

15.（2016年A型题）颈椎压缩骨折合并脱位首选的治疗方法是

A．颌枕带牵引   B．手法复位，石膏固定

C．颅骨牵引   D．切开复位

【答案与解析】 15．C。颈椎压缩骨折合并脱位，若无椎间盘突出，可行颅骨牵引复位及前路椎间融合术，也可行后路切开复位固定术。若合并急性椎间盘突出，在复位前须先行前路椎间盘切除，再行后路切开复位内固定和前路植骨融合。

16.（2016年A型题）女性，52岁。颈痛伴右肩部痛1年余，近5个月出现四肢麻木、无力，行走时有踩棉花样感觉。查体：颈椎无明显畸形，活动轻度受限，右手及前臂尺侧感觉减退，双下肢肌张力增高，肌力4级。X线检查见颈椎骨质增生，生理曲度变直。最可能的诊断是

A．肩周炎   B．交感神经型颈椎病

C．脊髓型颈椎病   D．颈椎肿瘤

【答案与解析】 16．C。脊髓型颈椎病患者临床表现为四肢感觉、运动、反射、二便功能障碍，体格检查时有感觉障碍平面，肌力减退，四肢腱反射亢进而浅反射减弱或消失，霍夫曼（Hoffmann）征、Babinski征等病理征阳性，为颈椎病最严重的类型。该患者为老年女性，出现四肢麻木、无力，行走时有踩棉花样感觉，右手及前臂尺侧感觉减退，双下肢肌张力增高，肌力5级，判断为脊髓型颈椎病。交感神经型颈椎病主要表现为一系列交感神经兴奋或抑制的症状和体征。肩周炎多发于50岁左右中老年人，

笔记

女性多见；肩各方向主动、被动活动均不同程度受限，以外旋外展和内旋后伸最重；6 ～ 24个月可自愈。颈椎肿瘤压迫神经除具有神经系统症状外，还有颈部疼痛及局部肿块，严重者可引起病理性骨折。

17.（2017年Ａ型题）关于颈椎病的叙述，不正确的是

A. 可有心动过速等交感神经兴奋表现　　B. 神经根型表现为手部麻木、无力

C. 交感型颈椎病最多见　　　　　　　　D. 骨赘压迫食管可引起吞咽困难

【答案与解析】 17．C。颈椎病依据其对脊髓神经、血管等重要组织的压迫，分为神经根型、脊髓型、交感神经型和椎动脉型。交感神经型主要表现为一系列交感神经兴奋或抑制的症状和体征，可表现为心动过速等交感神经兴奋症状。所有颈椎病中，神经根型颈椎病发病率最高，可有向上肢放射的颈肩痛；感觉异常、肌力下降；上肢无力、手指不灵活等神经受压指征；压头试验、上肢牵拉试验阳性。另有极少数神经根型颈椎病患者椎体前方有较大而尖锐的骨赘增生，从而压迫食管引起吞咽困难，可归纳为"食管型颈椎病"。

18.（2018年Ａ型题）腰椎间盘突出如髓核突出在神经根的外侧时，减轻疼痛的姿势性代偿变位是

A. 腰椎凸向健侧　　B. 腰椎凸向患侧　　　C. 腰椎无侧凸变化　　D. 腰椎前凸消失

【答案与解析】 18．B。腰椎间盘突出如髓核突出在神经根的外侧，上身向健侧弯曲，腰椎凸向患侧可松弛受压的神经根；如突出髓核在神经根腋部时，上身向患侧弯曲，腰椎凸向健侧可缓解疼痛。

（19～21题共用题干）（2018年A型题）

男性，29岁。高处坠落2小时，主诉胸背部疼痛，双下肢不能活动。

19. 根据患者情况，首先考虑的是

A. 脊柱损伤合并骨盆骨折　　　　　B. 脊柱损伤合并脊髓损伤

C. 脊柱损伤合并双下肢骨折　　　　D. 胸部损伤合并骨盆骨折

20. 对诊断最有价值的检查是

A. 脊髓造影检查　　　　　　　　　B. MRI检查

C. X线检查　　　　　　　　　　　D. 脑脊液穿刺检查

21. 现场对该患者的正确搬运方法是

A. 一人用一手抱颈，另一手抱足放于担架上

B. 一人抬头，另一人抬足放于木板上

C. 两人架其上肢拉到担架上

D. 两人将躯干保持平直状态成一整体平移至木板上

【答案与解析】 19. B。该患者为年轻男性，根据情况考虑为高处坠落后脊柱损伤合并脊髓损伤。脊柱损伤或胸部损伤合并骨盆骨折表现为会阴部瘀斑，无下肢活动障碍。下肢骨折可出现畸形、异常活动、骨擦音等特殊表现。20. B。对于怀疑脊髓、神经损伤或椎间盘损伤时，应做脊柱MRI检查，可了解脊髓受压程度。21. D。脊柱骨折患者从受伤现场运输至医院内的急救搬运方式至关重要。一人抬头、一人抬足或者搂抱的方法十分危险，会增加脊柱弯曲，可能将碎骨片挤入椎管，加重脊髓损伤。正确方法

为平托或滚动法，保持患者平直状态。

（22～24题共用题干）（2019年A型题）

男性,55岁。腰痛3个月。查体：L_4、L_5水平棘突间压痛；双下肢无畸形，肌力正常，双侧膝反射正常，跟腱反射未引出；双下肢肢体深、浅感觉对称、正常，鞍区痛、触觉减退。

22．为明确诊断，应首选的检查是

A．X线 　　　　　B．MRI 　　　　　C．肌电图 　　　　　D．脊髓造影

23．本病与腰椎管狭窄症进行鉴别诊断的要点是

A．下腰痛 　　　　　　　　　B．持续跛行

C．症状多、阳性体征少 　　　　　D．鞍区感觉异常

24．首选的治疗方案是

A．微创髓核摘除术 　　　　　　　B．椎板切除减压术

C．非手术治疗 　　　　　　　　　D．椎板减压加椎弓根钉内固定术

【答案与解析】 22．B。该患者腰痛3个月，查体L_4、L_5水平棘突间压痛，提示累及坐骨神经；跟腱反射消失、鞍区痛、触觉减退，提示累及马尾神经，考虑为腰椎间盘突出症。MRI，对于腰椎间盘突出症的诊断有极大帮助可以全面的观察各椎间盘退变情况，也可以了解髓核突出的程度及位置，并鉴别是否存在椎管内其他占位性病变。X线通常作为常规检查，对腰椎间盘突出显示不清晰，对神经损伤定位不准确，对诊断本病价值有限。肌电图对诊断本病无意义。脊髓造影为有创检查，不作为首选。23．C。腰

椎管狭窄症和腰椎间盘突出症的症状相似，主要鉴别点在于腰椎管狭窄症体征较腰椎间盘突出症少，直腿抬高试验阴性，加强试验阴性。下腰痛、持续跛行、鞍区感觉异常在腰椎间盘突出症与腰椎管狭窄症中均可出现。24. C。该患者有马尾神经受压症状，考虑为腰椎间盘突出症，首选非手术治疗。手术治疗用于病史超过半年且经非手术治疗无效的患者，经非手术治疗有效但仍反复发作且症状较重者，马尾综合征急症者（大小便失禁，深、浅感觉消失）等情况。手术方法首选微创髓核摘除术，此手术损伤小、恢复快。椎板切除减压术、椎板减压加椎弓根钉内固定术也可治疗腰椎间盘突出症，但这2种手术损伤较大，不作为首选。

25.（2021年A型题）单纯椎间盘突出症患者行经皮腰椎间盘切除术的适应证是

A. 膨出型　　　　B. 脱出型　　　　C. 经骨突出型　　　D. Schmorl结节型

【答案与解析】 25. B。脱出型椎间盘突出症髓核穿破后纵韧带，形同菜花，但其根部仍在椎间隙内，需要手术治疗。

26.（2021年A型题）骨盆骨折最常见的并发症是

A. 尿道损伤　　　　B. 膀胱损伤　　　　C. 肾损伤　　　　D. 直肠损伤

【答案与解析】 26. A。骨盆骨折常伴有严重的并发症，而且常较骨折本身更为严重，应引起重视。常见的有腹膜后血肿、盆腔内脏器损伤、神经损伤、脂肪栓塞与静脉栓塞。盆腔内脏器损伤包括膀胱、后尿道与直肠损伤，其中尿道损伤多见。

27.（2021年X型题）属于椎间盘的结构

A. 前纵韧带　　　　B. 软骨终板　　　　C. 髓核　　　　D. 纤维环

【答案与解析】 27．BCD。椎间盘是由上、下软骨终板，中心的髓核以及四周的纤维环构成，不包括前纵韧带。

28．（2022年A型题）腰椎管狭窄症区别于腰椎间盘突出症的主要临床特点是

A．腰痛

B．坐骨神经痛

C．腰椎侧凸

D．神经源性间歇跛行

【答案与解析】 28．D。腰椎管狭窄症临床上以下腰痛、马尾神经或腰神经受压症状为主要表现，以神经源性间歇性跛行为主要特点。腰椎间盘突出症以腰痛、坐骨神经痛、马尾综合征为主要表现，有腰椎侧凸，腰部活动受限，压痛及骶棘肌痉挛，直腿抬高试验及加强试验阳性，感觉异常、肌力下降、反射异常等神经系统表现。

29．（2022年A型题）下列不属于颈椎骨折合并高位截瘫并发症的是

A．呼吸道感染　　　B．泌尿道结石　　　C．心力衰竭　　　D．体温失调

【答案与解析】 29．C。颈椎骨折合并脊髓损伤常见并发症主要为呼吸衰竭及呼吸道感染、泌尿生殖道感染和结石、压疮、体温失调。

二、知识点总结

本周知识点考点频率统计见表16-2。

笔记

笔记

表16-2　脊柱骨折、脊髓损伤、骨盆及髋臼骨折、股骨头坏死、颈椎及腰椎退行性疾病考点频率统计表（2012—2022年）

年份	脊柱骨折	脊髓损伤	骨盆骨折	髋臼骨折	股骨头坏死	颈椎退行性疾病	腰椎退行性疾病
2022	√						√
2021	√						√
2020							
2019							√
2018	√	√					√
2017						√	
2016	√					√	
2015	√		√			√	
2014			√			√	
2013						√	√
2012						√	

（一）脊柱骨折、脊髓损伤

1. 脊柱骨折　以胸腰段骨折最多见。

（1）解剖概要：从解剖结构和功能上可将整个脊柱分为前、中、后三柱。中柱和后柱组成椎管，容纳脊髓和马尾神经，该区的损伤可累及神经系统，特别是中柱的损伤，碎骨片和髓核组织可以从前方突入椎管，损伤脊髓或马尾神经。因此，对每个脊柱骨折病例都必须了解有无中柱损伤。胸腰段脊柱（$T_{10} \sim L_2$）位于胸腰生理弧度的交汇部，是应力集中之处，因此该处容易发生骨折。颈、胸椎骨折可合并脊髓损伤，下腰椎骨折不会导致脊髓损伤，因为脊髓下缘平第1腰椎。

（2）分类：①颈椎骨折，可分为屈曲型损伤（包括压缩型骨折、骨折－脱位）、垂直压缩型骨折［包括杰斐逊型寰椎骨折（Jeffeson 骨折）、爆裂型骨折］、过伸损伤（包括无骨折－脱位过伸损伤、枢椎椎弓根骨折）、齿状突骨折（包括Ⅰ型、Ⅱ型和Ⅲ型）。②胸腰椎骨折，依据骨折稳定性可分为稳定性骨折、不稳定性骨折，依据骨折形态可分为压缩骨折、爆裂骨折、Chance骨折、骨折－脱位。

（3）临床表现：①外伤史。有严重外伤史，如交通事故、高空坠落、重物撞击腰背部、塌方事件等。②症状。局部疼痛；站立及翻身困难；腹痛、腹胀、肠麻痹等症状；如有瘫痪，则表现为四肢或双下肢感觉、运动障碍。③体征。体位，观察能否站立行走，是否为强迫体位；压痛，按压或叩击棘突局部肿胀和明显压痛，提示后柱已有损伤；畸形，胸腰段脊柱骨折常可看见或触及后凸畸形；感觉，检查躯干和四肢的痛觉、触觉、温度觉，应注意检查会阴部感觉；检查肌力及膝反射、踝反射、病理反射、肛门反射、球海绵体反射等反射。

（4）影像学检查：①X线检查。拍摄压痛区域的正、侧位片，必要时加摄斜位片、张口片。②CT检查。拍摄压痛区域的CT及三维重建，必要时可拍摄脊柱全长的CT及三维重建。③MRI检查。疑有脊髓、神经或椎间盘损伤时，应做MRI检查。④其他。如超声检查有无腹膜后血肿，电生理检查双下肢神经情况等。

（5）急救搬运方法：正确方法是使用担架、木板或门板，采取平托或滚动法，使伤

笔记

员保持平直状态，以免加重脊髓损伤。

（6）上颈椎损伤治疗：①Jeffeson骨折即寰椎前、后弓双侧骨折。骨折块向椎管四周移位，不压迫颈髓，不产生脊髓受压症状。患者仅有颈项痛，治疗以Halo架固定12周或行颅骨牵引治疗。②寰枢椎脱位。可压迫颈髓，属于不稳定型损伤，须在牵引复位后行寰枢椎融合术。③齿状突骨折。对Ⅰ型、Ⅲ型和没有移位的Ⅱ型齿状突骨折，一般采用非手术治疗，用Halo架固定；对于Ⅱ型骨折，如移位＞4mm，则愈合率极低，一般主张手术治疗。④枢椎椎弓根骨折。无移位的枢椎椎弓根骨折行牵引或Halo架固定12周。若椎体有向前移位，则为枢椎创伤性滑脱，应行颅骨牵引复位、植骨融合内固定。

（7）下颈椎（$C_{3\sim7}$）损伤的治疗：①压缩性骨折。最常见于$C_{4\sim5}$或$C_{5\sim6}$节段。椎体压缩＜1/3，可行头颈胸支具固定。椎体压缩超过1/3的不稳定骨折，应行骨折椎体次全切除，植骨融合内固定。②爆裂骨折。常累及椎管合并脊髓损伤，应行前路手术，骨折椎体次全切除，植骨融合内固定。③骨折－脱位。若无椎间盘突出，可行颅骨牵引复位及前路椎间融合，也可行后路切开复位固定术。若合并急性椎间盘突出，在复位前须先行前路椎间盘切除和植骨融合内固定，再行后路切开复位内固定。④颈椎过伸性损伤。若患者有椎管狭窄，可行后路椎板成形术扩大椎管容积。

（8）胸腰椎骨折的治疗：根据胸腰椎骨折分型和严重程度评分（TLICS），确定治疗方案，评分大于等于5分，行手术治疗；小于等于3分行非手术治疗；等于4分者既可手术，也可非手术治疗。

2. **脊髓损伤**　是脊柱骨折的严重并发症，由于椎体的移位或碎骨片突入椎管内，使脊髓或马尾神经产生不同程度的损伤。胸腰段损伤使下肢的感觉与运动产生障碍，称为截瘫；而颈段脊髓损伤后，四肢都出现神经功能障碍，为四肢瘫痪，简称"四瘫"。

（1）病理生理：①脊髓震荡。是最轻微的脊髓损伤。脊髓受到强烈震荡后发生超限抑制，脊髓功能处于生理停滞状态。脊髓神经细胞结构正常，无形态学改变。②不完全性脊髓损伤。伤后3小时灰质内出血较少，白质无改变；伤后6～10小时，出血灶扩大。神经组织水肿，24～48小时以后逐渐消退。脊髓挫伤的程度差异很大，预后极不相同。③完全性脊髓损伤。伤后3小时脊髓灰质内多灶性出血，白质尚正常；伤后6小时灰质内出血增多，白质水肿；伤后12小时白质内出现出血灶，神经轴索开始退变，灰质内神经细胞退变坏死。伤后24小时灰质中心出现坏死，白质中多处轴索退变；伤后48小时灰质中心软化，白质退变。脊髓完全性损伤后，脊髓内的病变呈进行性加重，预后恶劣。

（2）临床表现：①脊髓震荡。伤平面以下感觉、运动、反射完全消失或大部分消失。②不完全性脊髓损伤。损伤平面以下保留某些感觉和运动功能，为不完全性脊髓损伤，包括前脊髓综合征、后脊髓综合征、脊髓中央管周围综合征、脊髓半切综合征4种类型。③完全性脊髓损伤。可先表现为脊髓休克，后变成痉挛性瘫痪，表现为肌张力增高、腱反射亢进、病理性锥体束征。胸髓损伤表现为截瘫。颈髓损伤表现为四肢瘫。上颈椎损伤的四肢瘫均为痉挛性瘫痪，下颈椎损伤的四肢瘫表现为上肢弛缓性瘫痪、下肢痉挛性瘫痪。④脊髓圆锥损伤。会阴部皮肤感觉缺失，括约肌功能丧失，双下肢感觉和运动正常。⑤马尾神经损伤。损伤平面以下弛缓性瘫痪，运动及感觉障碍，括约肌功能丧失，肌张力降低，腱反射消失，没有病理性锥体束征。

笔记

（3）辅助检查：①X线和CT检查。是最常规的影像学检查，发现损伤部位的脊柱骨折或脱位。②MRI检查。是首选检查，可观察到脊髓损害变化。③电生理检查。包括体感诱发电位检查（SEP）、运动诱发电位检查（MEP），可了解脊髓的功能状态。

（4）并发症：①呼吸衰竭及呼吸道感染。是颈脊髓损伤的严重并发症，只有下颈髓损伤才能保住腹式呼吸而生存。坠积性肺炎应适时做气管切开，使用呼吸机辅助呼吸，应用指征为上颈椎损伤者、出现呼吸衰竭者、呼吸道感染痰液不易咳出者、已有窒息者。②泌尿生殖系统感染和结石。③压疮。最常发生在骶部、股骨大转子、髂嵴、足跟等处。④体温失调。易发生高热。

（5）非手术治疗：伤后6小时内是关键时期，伤后24小时内为急性期，应尽早治疗。①药物治疗。采用甲泼尼龙冲击疗法，适用于伤后8小时以内。②高压氧治疗。一般伤后4～6小时内应用，效果良好。

（6）手术治疗：可解除对脊髓的压迫和恢复脊柱的稳定性，目前还无法使损伤的脊髓恢复功能。手术指征：脊柱骨折-脱位有关节突交锁者；脊柱骨折复位不满意，或者仍有脊柱不稳定因素存在者；影像学显示有碎骨片突入人椎管内压迫脊髓者；截瘫平面不断上升，提示椎管内有活动性出血者。

（二）骨盆及髋臼骨折、股骨头坏死

1. 骨盆骨折

（1）分类：①根据骨折部位，分为骨盆边缘撕脱性骨折、髂骨翼骨折、骶尾骨骨折、骨盆环骨折4种类型。②根据骨盆环的稳定性，分为稳定型，部分稳定型，旋转、垂直均不稳定3种类型。③根据暴力的方向，分为侧方挤压损伤、前后挤压损伤、垂直剪力损伤、混合暴力损伤4种类型。

（2）临床表现：①外伤史。多有强大暴力外伤史，主要是车祸、高空坠落和工业意外。②多发伤。多存在严重的多发伤，休克常见。③体征。骨盆分离试验及挤压试验阳性、双侧肢体不等长、会阴部瘀斑。

（3）诊断：一般根据外伤史、临床表现及影像学检查，即可诊断。①X线检查：可显示骨折类型及骨折块移位情况。②CT检查：可了解骶髂关节情况。CT三维重建可更立体直观地显示骨折类型和移位方向。

（4）合并症：常见的有腹膜后血肿；盆腔内脏器损伤，包括膀胱、后尿道、直肠损伤；神经损伤；脂肪栓塞；静脉栓塞。腹膜后血肿为最严重的合并症。

（5）骨盆骨折的急救处理：①监测血压和脉搏。本病易损伤周围血管导致失血性休克，脉搏较血压敏感。②快速建立补液输血通道。应建立于上肢或颈部。③必要检查。根据病情，及早完成X线和CT检查，并检查有无其他合并损伤。④检查有无泌尿道损伤。嘱患者排尿，观察有无血尿。如患者不能排尿，应导尿。⑤诊断性腹腔穿刺。有腹痛、腹胀及腹肌紧张等腹膜刺激征者。⑥B超检查。可作为腹、盆腔内脏器损伤的筛查方法。

（6）治疗：应优先处理危及生命的急症，注意切勿打开腹膜后血肿，有合并症者应多学科协同处理。骨盆骨折本身的处理原则如下：①骨盆边缘性骨折。无移位者不必特殊处理，可卧床休息3～4周。②骶骨骨折。明显移位者须手术治疗。无移位者可采用非手术治疗，卧床休息为主。③尾骨骨折。有移位者可将手指插入肛门内，将骨折片向后推挤复位，但易再移位。④单纯性耻骨联合分离。分离较轻者可采用骨盆兜悬吊固定。分离＞2.5cm者应采用钢板螺钉内固定。⑤骨盆环双处骨折伴骨盆环断裂。多采用手术复位＋内固定，必要时辅以外固定支架。

2. 髋臼骨折　髋臼骨折的治疗应尽可能恢复其前、后柱的解剖关系。

（1）分类：依据解剖结构的改变。①单一骨折，分为后壁骨折、后柱骨折、前壁骨折、前柱骨折、横断骨折5种类型。②复合骨折，分为T形骨折、后柱伴后壁骨折、横断伴后壁骨折、前柱伴后半横形骨折、双柱骨折5种类型。

（2）治疗：髋关节是全身负荷最大的关节，有移位的原则上应手术治疗。①保守治疗。主要是卧床和牵引。适应证：无移位或移位＜3mm；严重骨质疏松；局部或其他部位有感染；有手术禁忌证，如合并其他系统疾病，不能耐受手术；闭合复位且较稳定的髋臼骨折。②手术治疗。髋关节不稳定及移位＞3mm者应手术治疗。最佳手术时机为伤后4～7天。

3. 股骨头坏死

（1）病因：①创伤性因素。为常见原因。股骨颈骨折、髋关节外伤性脱位、股骨头骨折等。②非创伤性因素。糖皮质激素、乙醇中毒、减压病、镰状细胞贫血、特发性股骨头坏死、其他（系统性红斑狼疮、抗磷脂综合征、戈谢病、易栓症等）。

（2）病理表现：①肉眼观。髋关节早期表现为滑膜增厚、水肿、充血；股骨头软骨较完整，可出现软骨表面压痕，关节软骨下沉，触之有乒乓球样浮动感，软骨龟裂、剥脱，股骨头变形，头颈交界处明显骨质增生。髋臼软骨表面早期无改变，晚期常出现软骨面不平整、髋臼边缘骨质增生等退行性骨关节炎改变。②镜下观。可分为5层，A层为关节软骨，B层为坏死的骨组织，C层为肉芽组织，D层为反应性新生骨，E层为正常

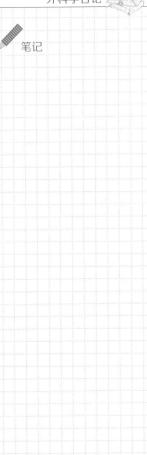

组织。

（3）临床表现：①症状。早期多为腹股沟、臀部、大腿部位为主的关节痛，偶伴膝关节疼痛。疼痛间断发作并逐渐加重，双侧病变可呈交替性疼痛。②体征。典型体征为腹股沟区深部压痛，可放射至臀或膝部。可有"4"字试验阳性。可有内收肌压痛、髋关节活动受限，其中以内旋、屈曲、外旋活动受限最为明显。

（4）辅助检查：①X线检查。Ⅰ期，骨下溶解期，新月征具有重要价值；Ⅱ期，股骨头修复期；Ⅲ期，股骨头塌陷期，Shenton线基本保持连续；Ⅳ期，股骨头脱位期，股骨头外上方移位，Shenton线不连续，有骨关节炎表现。②CT检查。可发现早期细微骨质改变。③MRI检查。是一种有效的非创伤性的早期诊断方法，可呈双线征。④放射性核素骨显像检查。对早期诊断具有很大的价值，其准确率可达90%以上。

（5）治疗：①非手术治疗。包括保护性负重、药物治疗、物理治疗、康复锻炼等。②手术治疗。包括髓芯减压术、带血管蒂骨移植、截骨术、关节置换术等。

（三）颈、腰椎退行性疾病

1．颈椎病

（1）病因：运动范围大、易劳损的节段最易发病，$C_{5\sim6}$最常见，$C_{4\sim5}$及$C_{6\sim7}$次之。①颈椎间盘退行性变。是颈椎病发生和发展的最基本原因。②损伤。急性损伤可使原已退变的颈椎和椎间盘损害加重而诱发颈椎病。慢性损伤可加速已退变颈椎的退变过程，导致提前出现症状。③颈椎发育性椎管狭窄。即使退变比较轻，也可出现压迫症状而发病。

（2）分型：颈椎病分型及其比较见表16-3。

表16-3 颈椎病分型及其比较

鉴别点	神经根型颈椎病	脊髓型颈椎病	椎动脉型颈椎病	交感型颈椎病
机制	突出的椎间盘、增生的钩椎关节压迫神经根所致	颈椎退变结构压迫脊髓所致，最严重	颈椎退变，机械性压迫椎动脉所致	椎间盘突出，压迫交感神经纤维所致
占比	50%～60%	10%～15%	少见	少见
症状	颈肩痛，短期内加重，并向上肢放射（范围在神经分布相应皮节），可有皮肤麻木、过敏，上肢肌力下降，手指动作不灵活	四肢感觉、运动、反射、二便功能障碍	椎-基底动脉供血不足表现，头晕，恶心、耳鸣，偏头痛，转动颈椎时突发眩晕而猝倒。自主神经症状，心悸、心律失常、胃肠功能减退等	交感神经兴奋症状，头痛、头晕、恶心、呕吐、视物模糊、视力下降、瞳孔扩大或缩小、心率增快、心律不齐、血压升高、头颈及上肢出汗异常、耳鸣、听力下降、发音障碍等。交感神经抑制症状，如头昏、眼花、流泪、鼻塞、心动过缓、血压下降、胃肠胀气等
体格检查	侧颈部肌肉紧张，局部有压痛，患肢活动受限。上肢牵拉试验及压头试验阳性	有感觉障碍平面，肌力减退，四肢腱反射亢进，而浅反射减弱或消失，霍夫曼（Hoffmann）征、Babinski征等病理征阳性	神经系统检查正常	体征少，症状多

笔记

续　表

鉴别点	神经根型颈椎病	脊髓型颈椎病	椎动脉型颈椎病	交感型颈椎病
鉴别诊断	周围神经卡压综合征、肩关节周围炎	肌萎缩侧索硬化症、脊髓空洞症	前庭疾病、脑血管病、眼肌疾病、梅尼埃病	心脑血管病、引起眩晕的疾病
治疗	先行非手术治疗，无效行手术治疗	行手术治疗	先行非手术治疗，无效行手术治疗	先行非手术治疗，无效行手术治疗

（3）辅助检查：①X线检查。可见颈椎生理前凸消失、椎体前后缘骨赘形成、椎间隙变窄。②CT检查。可见颈椎间盘突出、椎管矢状径变小、黄韧带骨化、硬膜外腔脂肪消失、脊髓受压。③MRI检查。可见椎间盘突出、硬膜外腔消失、脊神经受压。④椎动脉造影检查。椎动脉型颈椎病可有阳性发现。

（4）治疗：①非手术治疗。包括颈椎牵引、颈部制动、颈部物理治疗、改善不良工作体位和睡眠姿势、调整枕头高度。配合用非甾体抗炎药、肌肉松弛药、神经营养药等。②手术适应证为神经根性疼痛剧烈、保守治疗无效；脊髓或神经根受压明显，伴神经功能障碍；症状不严重，但保守治疗半年无效或影响正常生活工作。手术术式包括颈椎前路减压融合术、后路减压术。

2. 颈椎间盘突出症

（1）病因：当颈椎间盘退变时，后侧纤维环部分损伤或断裂，颈椎过伸或过屈运动，前者致近侧椎骨向后移位，后者致近侧椎骨向前移位，使椎间盘纤维环完全断裂，髓核组织突入椎管，压迫脊髓、神经根而产生相应症状和体征。

（2）临床表现：①好发于40～50岁中年人，以$C_{5\sim6}$、$C_{4\sim5}$多见。②颈神经根压迫症状。颈项痛、颈肩痛或上肢放射痛，疼痛较重，可向神经根分布范围放射，可有麻木感，不能抬举上肢，手部无力。颈部强迫体位或颈部僵硬、活动受限，神经支配区可有相应部位的感觉障碍，患肢肌力下降，腱反射减弱或消失。③脊髓压迫症状。四肢不同限度的感觉、运动障碍或括约肌功能障碍，也可表现为截瘫、四肢瘫、布朗-塞卡（Brown-Sequard）综合征等。

（3）辅助检查：①X线检查。可观察有无颈椎退行性改变。②CT检查。可显示椎间盘突出的类型、骨赘形成与否、椎管形态改变。③MRI检查。可显示椎间盘突出的形态和脊髓受压情况，是诊断本病的重要依据。

（4）诊断与鉴别诊断：根据典型临床表现和影像学检查结果可确诊，但应与颈椎管狭窄症、椎管内肿瘤、肩关节周围炎相鉴别。

（5）治疗：①非手术治疗。包括适当休息、卧床、牵引、物理治疗等。②手术治疗。非手术治疗无效、疼痛加重，甚至出现肌肉瘫痪者，应手术治疗。

3. 腰椎间盘突出症

（1）病因：①椎间盘退变。是根本原因。在退变基础上，劳损积累和外力的作用使椎间盘发生破裂，髓核、纤维环、终板均可向后突出，严重者可压迫神经产生症状。②损伤。积累损伤是椎间盘退变的主要原因。③妊娠。韧带系统处于松弛状态，腰骶部承受更大应力，增加了风险。④遗传因素。有色人种发病率较低。＜20岁的青少年患者约32%有阳性家族史。⑤发育异常。腰椎骶化、骶椎腰化、关节突不对称等先天发育

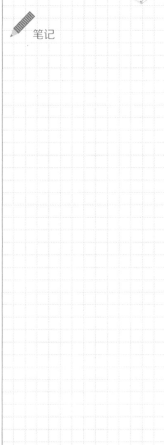

异常会增加损害。

（2）病理及发病机制：①解剖学基础。椎间盘承受躯干及上肢的重量，易发生劳损。椎间盘仅有少量血液供应，营养主要靠软骨终板渗透，较有限，从而极易发生退变。②生化成分改变。椎间盘退变时，Ⅰ型胶原增加，Ⅱ型胶原减少，蛋白多糖、弹性蛋白含量下降，弹性纤维密度降低，髓核水分下降。③椎间盘突出产生腰腿痛的机制。机械性压迫，突出的大小直接影响疼痛的程度。④炎症反应，可能是引起临床症状的原因。

（3）分型：见表16-4。

表 16-4　腰椎间盘突出症分型

分型	具体	治疗
膨出型	纤维环部分破裂，但表层完整，此时髓核因压力向椎管内局限性隆起，但表面光滑	保守治疗
突出型	纤维环完全破裂，髓核突向椎管，但后纵韧带仍然完整	手术治疗
脱出型	髓核穿破后纵韧带，形同菜花状，但其根部仍在椎间隙内	手术治疗
游离型	大块髓核组织穿破纤维环和后纵韧带，完全突入椎管，与原间盘脱离	手术治疗
Schmorl结节及经骨突出型	前者指髓核经上下软骨终板的裂隙突入椎体松质骨内；后者指髓核沿椎体软骨终板和椎体之间的血管通道向前纵韧带方向突出，形成椎体前缘的游离骨块	保守治疗

（4）临床表现：①症状。腰痛、坐骨神经痛、马尾综合征。②体征。腰椎侧凸；腰部活动受限；压痛及骶棘肌痉挛；直腿抬高试验及加强试验阳性；感觉异常、肌力下降、反射异常等神经系统表现。

（5）辅助检查：①X线检查，是常规检查。腰椎X线片可完全正常，但很多患者可见腰椎侧凸、生理前凸减少或消失、椎体边缘增生、椎间隙狭窄、纤维环钙化、骨质增生、关节突肥大、硬化等退变的表现。②造影检查，需要慎重使用。③CT检查，对诊断有极大价值。椎间盘后缘变形突出、硬脊膜囊受压变形、硬膜外脂肪移位、硬膜外间隙中软组织密度影及神经根鞘受压移位等。④MRI检查，对诊断有极大帮助，可以全面地观察各椎间盘退变情况，也可以了解髓核突出的程度和位置，并鉴别是否存在椎管内其他占位性病变。⑤其他检查：肌电图可推断神经受损的节段，有助于诊断。

（6）诊断与鉴别诊断：①诊断。根据病史、症状、体征及X线片上相应的节段有椎间盘退行性改变，即可作出初步诊断，注意仅有CT、MRI改变而无临床症状不诊断为本病。②鉴别诊断。腰肌劳损、第三腰椎横突综合征、梨状肌综合征、腰椎管狭窄症、腰椎滑脱与椎弓峡部裂、腰椎结核、脊柱肿瘤、椎管内肿瘤、盆腔疾病、下肢血管病变。

（7）治疗：①非手术治疗。适应证：初次发作，病程较短者；休息后症状可自行缓解者；由于全身疾病或局部皮肤疾病，不能施行手术者；不同意手术者。治疗方法：严格卧床休息3周后带腰围下地活动，应用非甾体抗炎药，牵引疗法（以骨盆牵引最常用），物理治疗。②手术治疗。适应证：症状严重，反复发作，经半年以上非手术治疗无效，且病情加重，影响工作和生活者；中央型突出有马尾神经综合征，括约肌功能障碍者，应急诊手术；有明显神经受累表现者。手术方法：全椎板切除髓核摘除术，半椎板切除髓核摘除术，微创腰椎间盘摘除术，人工椎间盘置换术。

4. 腰椎管狭窄症　临床上下腰痛、马尾神经或腰神经受压症状为主要表现，以神经源性间歇性跛行为主要特点。主诉症状多而阳性体征少。结合CT和MRI检查可明确诊断。

拓展练习及参考答案

拓展练习

【填空题】

1. 脊髓损伤常见并发症为（   ）、（   ）、（   ）、（   ）、（   ）、（   ）及其他7类。

2. 骨盆骨折的合并症主要有（   ）、（   ）、（   ）、（   ）、（   ）等。

3. 椎间盘突出上常分为（   ）、（   ）、（   ）、（   ）、（   ）5型。

4. 颈椎病的非手术治疗包括（   ）、（   ）、（   ）、（   ）、（   ）。

【判断题】

1. 颈椎压缩性骨折常见于$C_{6\sim7}$或$C_{5\sim6}$节段。

2. 颈椎病均可以行颈椎牵引、颈部物理治疗等非手术治疗。

3. 有移位的髋臼骨折必须手术治疗。

4. 颈椎间盘退行性变是颈椎病发生和发展的最基本原因。

5. 直腿抬高试验阳性仅见于腰椎间盘突出症。

【名词解释】

1. 骨盆分离试验阳性

2. 脊髓震荡

3. 马尾综合征

4. 新月征

笔记

笔记

【选择题】

A型题

1. 可导致马尾神经损伤的是

A. 第10胸椎骨折脱位　　　　　　B. 第11胸椎骨折脱位　　　　　　C. 第12胸椎骨折脱位

D. 第1腰椎骨折脱位　　　　　　　E. 第2腰椎骨折脱位

2. 颈椎骨折脱位合并颈髓损伤，早期出现的严重并发症是

A. 胃肠功能减弱　　　　　　　　B. 心力衰竭　　　　　　　　　C. 呼吸衰竭

D. 肢体肌肉萎缩　　　　　　　　E. 四肢关节挛缩

3. 腰椎间盘突出症患者最常见的症状是

A. 腰痛　　　　　　　　　　　　B. 坐骨神经痛　　　　　　　　C. 股神经痛

D. 下肢无力　　　　　　　　　　E. 大、小便障碍

4. 女性，45岁。诉头晕，颈侧弯后伸后头晕加重。颈椎X线片显示钩椎关节增生。最可能的诊断是

A. 椎动脉型颈椎病　　　　　　　B. 脊髓肿瘤　　　　　　　　　C. 体位性眩晕

D. 梅尼埃病　　　　　　　　　　E. 脑瘤

5. 女性，50岁。腰痛伴右下肢放射痛4个月，反复发作，咳嗽或用力排便加重，休息后减轻。查体：右直腿抬高试验阳性，加强试验阳性。X线片示$L_{4\sim5}$椎间隙变窄。该患者下肢麻木的区域可能是

A. 右小腿外侧及足背　　　　　　B. 股前侧　　　　　　　　　　C. 小腿内侧

D. 小腿及足外侧，足底　　　　　E. 臀部和股后侧

B型题

（6～9题共用选项）

A. 脊髓　　　　　B. 马尾　　　　　C. 脊髓圆锥　　　　　D. 骶神经根　　　　　E. 闭孔神经

6. T_{12}骨折合并的神经损伤为

7. L_1骨折合并的神经损伤为

8. L_3骨折合并的神经损伤为

9. 髋臼骨折合并的神经损伤为

X型题

10. 骨盆骨折的急救处理包括

A. 监测血压和脉搏　　　　　B. 快速建立补液输血通道　　　C. 检查有无泌尿道损伤

D. 诊断性腹腔穿刺　　　　　E. B超检查

【问答题】

1. 简述脊柱骨折的急救搬运方法。

2. 简述腰椎间盘突出症手术治疗的适应证及主要手术术式。

✎ 参考答案

【填空题】

1. 呼吸衰竭；呼吸道感染；泌尿生殖道感染；泌尿生殖道结石；压疮；体温失调

2. 腹膜后血肿；盆腔内脏器损伤；神经损伤；脂肪栓塞；静脉栓塞

3. 膨出型；突出型；脱出型；游离型；Schmorl结节及经骨突出型

4. 颈椎牵引；颈部制动；颈部理疗；改善不良工作体位和睡眠姿势；调整枕头高度

【判断题】

1. ×　最常见于$C_{4 \sim 5}$或$C_{5 \sim 6}$节段。

2. ×　脊髓型颈椎病压迫脊髓，需要及时进行手术治疗。

3. ×　有移位的髋臼骨折原则上应手术治疗，但移位＜3mm者可行卧床和牵引等保守治疗。

4. √

5. × 还可见于急性腰扭伤，但急性腰扭伤加强试验阴性而腰椎间盘突出症均阳性。

【名词解释】

1. 骨盆分离试验阳性　检查者双手交叉撑开两侧髂嵴，使骨盆前环产生分离，如出现疼痛，即为骨盆分离试验阳性。

2. 脊髓震荡　最轻微的脊髓损伤。脊髓受到强烈震荡后而发生超限抑制，脊髓功能处于生理停滞状态。脊髓神经细胞结构正常，无形态学改变。

3. 马尾综合征　中央型的腰椎间盘突出可压迫马尾神经，出现大、小便障碍，鞍区感觉异常。

4. 新月征　股骨头坏死早期通过X线检查可发现在股骨头负重区关节软骨下骨的骨质中，可见1～2cm宽的弧形透明带，构成"新月征"，股骨头外形完整，关节间隙正常。"新月征"在诊断股骨头缺血坏死中有重要价值。

【选择题】

A型题　1. E　2. C　3. A　4. A　5. C

B型题　6. A　7. C　8. B　9. E

X型题　10. ABCDE

【问答题】

1. 答案见知识点总结（一）1（5）。

2. 答案见知识的总结（三）3（7）②。

第17周　手外伤、断肢（指）再植、运动系统畸形、周围神经损伤、运动系统慢性损伤

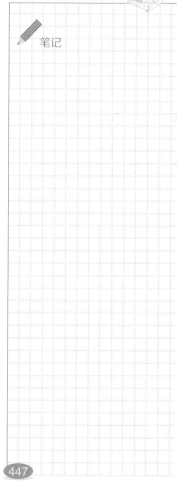

笔记

一、考研真题解析

1.（2012年X型题）典型性先天性髋关节脱位的主要发病因素有

A．髋臼发育不良

B．股骨颈前倾角增大

C．关节囊、韧带松弛

D．股骨头发育不良

【答案与解析】　1．AC。先天性髋关节脱位的病因仍不十分清楚，与种族地域、基因异常、内分泌等因素有关，且约20%患儿有家族史。其中，原发性髋臼发育不良，关节囊、韧带松弛是髋关节脱位的重要病因。而股骨颈前倾角增大、股骨头发育不良为先天性髋关节脱位的病理改变。

（2～4题共用题干）（2013年A型题）

女童，13岁。1年前无意中发现双肩背部不等高，后逐渐明显。X线显示胸椎侧凸畸形，科布（Cobb）角25°。临床诊断为特发性脊柱侧凸。

2．该患者的最佳治疗方案是

A．改变坐姿

B．牵引按摩治疗，每月随诊1次

C．佩戴支具，每半年随诊1次　　　　　D．立即手术治疗

3．其治疗目的是

A．找到病因，去除病因

B．尽早手术，矫正畸形

C．维持目前状态，待骨骼成熟后再行手术治疗

D．矫正畸形，获得稳定，维持平衡

4．关于该病，以下说法不正确的是

A．属于非结构性脊柱侧凸

B．最常见，占全部脊柱侧凸的75%～80%

C．严重胸廓畸形，可使肺受压变形，引起通气功能障碍

D．可分为婴儿型，少儿型，青少的成人型。

【答案与解析】　2．C。青少年型特发性脊柱侧凸的治疗方法包括观察随访、支具治疗、手术治疗3种。其治疗原则：①Cobb角＜25°应严密观察，如每年进展＞5°且Cobb角＞25°，应行支具治疗。②Cobb角为25°～40°，行支具治疗。③Cobb角＞40°，且每年加重＞5°，应手术治疗。④Cobb角为40°～50°，进展加重的概率较大，如果患者未发育成熟，行手术治疗。⑤Cobb角＞50°，应手术治疗。支具每天至少应佩戴16～23小时，4～6个月复查1次支具情况，每3～6个月随诊1次。3．D。脊柱侧凸的治疗目的：①矫正畸形。②获得稳定。③维持平衡。4．A。脊柱侧凸分为2种类型，即非结构性和结构性脊柱侧凸。非结构性脊柱侧凸是指脊柱及其支持组织无内在的固有

改变，在侧方弯曲像或牵引像上畸形可矫正；结构性脊柱侧凸是指伴有旋转的、结构固定的侧方弯曲，侧弯不能通过平卧或侧方弯曲自行矫正，或者虽可矫正但无法维持，受累椎体被固定于旋转位。特发性脊柱侧凸属于结构性脊柱侧凸，最常见，占全部脊柱侧凸的 75% ～ 80%，其根据发病年龄又分为婴儿型（0 ～ 3 岁）、少儿型（4 ～ 10 岁）、青少年型（11 ～ 18 岁）、成人型（> 18 岁）。

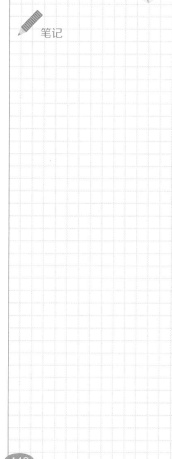

笔记

5.（2013 年 X 型题）关于先天性肌性斜颈（CMT），下列描述不正确的有

A. 头部向健侧倾斜　　　　　　B. 下颌转向健侧

C. 患侧面部发育较大　　　　　D. 健侧面部发育较大

【答案与解析】 5. AC。先天性肌性斜颈（CMT）是指一侧胸锁乳突肌纤维性挛缩，导致颈部和头面部向患侧偏斜畸形。病因至今仍不完全清楚，考虑是先天性或遗传因素所致。主要表现为婴儿出生后一侧胸锁乳突肌出现肿块，质硬，椭圆形或圆形，不活动，无压痛。半年左右肿块逐渐消失，但胸锁乳突肌出现纤维性挛缩、变短，呈条索状，导致头部偏向患侧，下颌转向健侧肩部。随病情继续发展，双侧面部发育不对称，健侧长而圆、患侧短而扁，双眼、双耳不在同一水平，严重者可有颈椎侧凸畸形。

6.（2014 年 A 型题）女性，48 岁。左腕部玻璃切割伤。表现为左腕部掌侧斜行切口，深达肌层，左手呈爪状畸形，拇指对掌功能丧失，手指浅感觉丧失。其损伤的神经可能是

A. 正中神经　　　　　　　　　B. 尺神经及正中神经

C. 桡神经及正中神经　　　　　D. 尺神经及桡神经

【答案与解析】 6．B。正中神经在腕部和肘部位置表浅，易受损伤，正中神经损伤特别多见于腕部切割伤。腕部损伤时，正中神经支配的鱼际肌和蚓状肌麻痹，表现为拇指对掌功能障碍和手的桡侧半感觉障碍，特别是示、中指远节感觉消失。而肘上损伤时，正中神经支配的前臂肌亦麻痹，另有拇指、示指、中指屈曲功能障碍。

尺神经也易在腕部和肘部损伤，腕部损伤主要表现为骨间肌、蚓状肌、拇收肌麻痹所致环、小指爪形手畸形，及手指内收、外展障碍和弗罗门特（Froment）征以及手部尺侧半和尺侧一个半手指感觉障碍，特别是小指感觉消失。肘上损伤除以上表现外，另有环、小指末节屈曲功能障碍，一般仅表现为屈曲无力。

该患者左腕部切割伤后，手指浅感觉丧失，不仅左手呈爪状畸形，而且拇指对掌功能丧失，故损伤的神经最可能是尺神经及正中神经。

7．（2015年A型题）下列不属于腓总神经损伤的临床表现是

A．足不能背屈、外翻、伸趾　　　　　B．马蹄内翻足

C．小腿前内侧区感觉障碍　　　　　　D．行走困难，呈"跨阈步态"

【答案与解析】 7．C。腓总神经于腘窝沿股二头肌内缘斜向外下，经腓骨长肌两头之间绕着腓骨颈，支配小腿前外侧伸肌群及小腿前外侧和足背皮肤。腓骨头、颈部骨折易引起腓总神经损伤，导致小腿前外侧伸肌麻痹，出现踝背伸、外翻功能障碍，呈足内翻下垂畸形（马蹄内翻足）；伸踇、伸趾功能丧失，小腿前外侧和足背前、内侧感觉障碍。最终，导致行走困难，呈"跨阈步态"。

8．（2016年X型题）严重腰肌劳损可采用的治疗措施有

A. 卧床休息，活动时使用腰围　　　　B. 物理治疗

C. 联合服用2种非甾体抗炎药　　　　D. 压痛点行激素封闭治疗

【答案与解析】8. ABD。严重腰肌劳损须卧床休息，行物理治疗压痛点局部行激素封闭有良好效果。非甾体抗炎药多种合用容易增加不良反应，因此不建议联合应用。

9.（2017年X型题）关于肩关节周围炎的治疗，可以采用的措施有

A. 临床观察　　　　B. 物理治疗　　　　C. 三角巾悬吊固定　　D. 关节镜松解术

【答案与解析】9. ABD。肩关节周围炎有自限性，一般在6～24个月可自愈，所以轻症患者可临床观察。肩关节周围炎治疗目的：缓解疼痛；恢复功能，避免肌肉萎缩。早期给予物理治疗、针灸、适度按摩。痛点局限者，可局部注射醋酸泼尼松龙。疼痛持续、夜间难以入睡者，可短期服用非甾体抗炎药。无论病程长短、症状轻重，每日均需要进行肩关节主动活动，无须使用三角巾悬吊固定。症状持续且重者，可在麻醉下手法或关节镜下松解粘连。

（10、11题共用题干）（2019年A型题）

男性，28岁。右前臂刀割伤半小时来诊。检查发现垂腕畸形，掌指关节不能主动伸直。

10. 下列处理方法中，不正确的是

A. 神经探查修复术　　　　B. 肌腱、血管探查

C. 前臂骨筋膜室切开减压术　　　　D. 伤口清创术

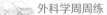

11．最可能损伤的是

A．尺神经　　　　B．尺动脉　　　　C．正中神经　　　　D．桡神经

【答案与解析】 10．C。该患者为右前臂刀割伤，应立即清创，随后探查神经、血管、肌腱有无损伤，因为此患者并无骨筋膜室综合征的表现，因此行前臂骨筋膜室切开减压术是错误的。11．D。该患者来院检查发现垂腕畸形，掌指关节不能主动伸直，考虑为桡神经损伤。尺神经损伤应表现为爪形手，正中神经受损应表现为猿手。尺动脉受损一般不会引起神经系统受损的表现。

12．（2019年X型题）下列属于非结构性脊柱侧凸的有

A．腰椎间盘突出合并脊柱侧凸　　　　B．马方综合征合并脊柱侧凸

C．下肢不等长合并脊柱侧凸　　　　D．姿势不正性脊柱侧凸

【答案与解析】 12．ACD。非结构性脊柱侧凸可由下列原因引起：①姿势性脊柱侧凸。②癔症性脊柱侧凸。③神经根受刺激：椎间盘突出、肿瘤。④炎症。⑤下肢不等长。⑥髋关节挛缩。马方综合征合并脊柱侧凸属于结构性脊柱侧凸。

13．（2020年X型题）关于粘连性肩关节囊炎，正确的描述有

A．最主要的激发因素是肩部急性挫伤

B．肩盂肱关节囊粘连、僵硬，致肩关节周围疼痛和活动受限

C．颈椎病可诱发本病

D．本病有自限性

【答案与解析】 13．BCD。粘连性肩关节囊炎最主要的激发因素是慢性损伤，如长

期过度活动、姿势不良等，颈椎病也可诱发本病，所以其激发因素不会是急性挫伤。本病是多种原因导致的肩盂肱关节囊炎性粘连、僵硬，以肩关节周围疼痛、各方面活动受限为特点，尤其是外展外旋和内旋后伸活动。本病有自限性，一般在6～24个月可自愈，但部分不能恢复到正常功能水平，早期给予物理治疗、针灸、适度的推拿按摩可改善症状，但若不配合治疗和功能锻炼，将遗留不同程度的功能障碍。

14．（2021年A型题）站立前期先天性髋关节脱位的典型体征是

A．屈髋畸形
B．骨盆挤压试验阳性
C．摇摆式跛行
D．弹入试验（Ortolani）阳性

【答案与解析】 14．D。站立前期先天性髋关节脱位的主要表现：两侧大腿内侧皮肤皱褶不对称；患儿会阴部增宽；患侧关节活动少且受限；患侧下肢短缩；牵拉患侧下肢时有弹响声或弹响感；髋关节屈曲外展试验阳性；膝高低征（Allis征）阳性；弹入试验阳性，弹出试验阳性。

（15、16题共用题干）（2022年A型题）

男婴，20天。1天前洗澡时无意中发现右颈部有一椭圆形肿物，局部无红肿热痛，头部轻度向右偏斜，下颌右侧被动旋转活动受限，无发热及腹泻，偶有吐奶。

15．该患儿最可能的诊断是

A．颈部软组织炎症
B．先天性肌性斜颈
C．视力性斜颈
D．骨性斜颈

16．对该患儿采取的治疗措施是

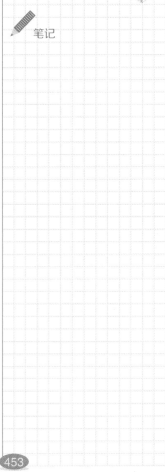

笔记

A．胸锁乳突肌切除术　　　　　　　　B．给予肌松药
C．胸锁乳突肌松解术　　　　　　　　D．局部按摩、热敷

【答案与解析】　15．B。先天性肌性斜颈的主要临床表现：婴儿出生后，一侧胸锁乳突肌即有肿块，质硬、固定。头部偏向患侧，下颌转向健侧；继之肿块缩小至消失，约半年后形成纤维性挛缩的条索。少数病例肿块不完全消失，或者未出现颈部肿块而直接发生胸锁乳突肌挛缩。病情继续发展可出现患侧颜面短而扁，健侧颜面长而圆，双眼、双耳不在同一平面，严重者导致颈椎侧凸畸形。16．D。先天性肌性斜颈的治疗：①非手术治疗，适用于1岁以内的患儿，包括局部热敷、按摩、手法矫正和矫正帽外固定。②手术治疗，适用于1岁及以上患儿，最佳手术年龄为1～4岁，最常用胸锁乳突肌切断术。

17．（2022年X型题）属于非结构性脊柱侧凸的原因有
A．姿势性脊柱侧凸　　　　　　　　　B．癔症性脊柱侧凸
C．神经根受刺激　　　　　　　　　　D．先天性脊柱侧凸

【答案与解析】　17．ABC。非结构性脊柱侧凸是指脊柱及其支持组织无内在的固有改变，针对病因治疗后，脊柱侧凸即能消除。病因包括姿势性脊柱侧凸、癔症性脊柱侧凸、神经根受刺激、炎症、下肢不等长、髋关节挛缩。

二、知识点总结

本周知识点考点频率统计见表17-1。

表 17-1　手外伤、断肢（指）再植、运动系统畸形、周围神经损伤、运动系统慢性损伤

考点频率统计表（2012—2022年）

年份	手外伤	断肢（指）再植	运动系统畸形			周围神经损伤				运动系统慢性损伤		
			先天性肌性斜颈	先天性髋关节脱位	脊柱侧凸	概论	上肢神经损伤	下肢神经损伤	周围神经卡压综合征	概论	狭窄性腱鞘炎	粘连性肩关节囊炎
2022			√		√							
2021				√								
2020												√
2019					√		√					
2018												
2017												√
2016										√		
2015								√				
2014	√											
2013			√		√							
2012				√								

（一）手外伤及断肢（指）再植

1. 手外伤

（1）应用解剖：手的休息位是手内在肌、外在肌、关节囊、韧带张力处于相对平衡的状态，即手自然静止的状态。手的功能位是手将发挥功能时的准备体位，呈握球状。严重手外伤术后，特别是估计日后关节功能难以恢复正常者，在此位置固定可使患肢保持最大的功能。

（2）损伤原因及特点：①刺伤。伤口小而深，可将污染物带入造成深部组织感染。②切割伤。伤口较齐，污染较轻，造成血管、神经、肌腱断裂，重者断指断掌。③钝器伤。致皮肤裂伤或撕脱，神经、肌腱、血管损伤，重者造成手部毁损。④挤压伤。可致广泛皮肤撕脱或脱套，合并深部组织损伤、多发性骨折。⑤火器伤。伤口呈多样性，组织损伤重，坏死组织多，污染重，易感染。

（3）检查与诊断：①皮肤损伤的检查。应了解创口的部位、性质，是否合并深部组织损伤及皮肤缺损，判断皮肤活力（检查皮肤的颜色与温度、进行毛细血管回流试验、观察皮肤边缘出血情况）。②肌腱损伤的检查。屈指深浅肌腱断裂，手指呈伸直位；伸肌腱断裂，相应损伤平面以远关节屈曲位。③神经损伤的检查。在腕平面及以远，正中神经、尺神经支配运动及感觉，桡神经只支配感觉。④血管损伤的检查。了解手指的颜色、温度、毛细血管回流和血管搏动情况。血管通畅试验又称艾伦（Allen）试验，是判断尺、桡动脉是否通畅的有效方法之一。⑤骨关节损伤的检查。X线检查最为重要。CT检查适用于复杂腕骨骨折。磁共振成像（MRI）检查适用于韧带及三角纤维软骨复合体损伤。

笔记

（4）现场急救：①止血。局部加压包扎简单有效。禁忌采用束带类物在腕平面以上捆扎。②创口包扎。采用无菌敷料或清洁布类包扎伤口，避免进一步污染。③局部固定。固定至腕平面以上，以减轻疼痛，防止组织进一步损伤。④迅速转运。赢得处理的最佳时机。

（5）治疗原则：①早期彻底清创。清创应在良好的麻醉和气囊止血带控制下进行，从浅到深，按顺序将各种组织清晰辨别、认真清创，以防漏诊，以利修复和防止进一步损伤组织。②组织修复。清创后，应尽可能一期修复手部的肌腱、神经、血管、骨等组织。应争取在伤后6～8小时内进行。若受伤超过12小时，创口污染严重，组织损伤广泛，可延期修复（3周左右）或二期修复（12周左右）。对于影响手部血液循环的血管，应立即修复。③一期闭合伤口。根据损伤情况，采取直接缝合、自体皮肤移植、皮瓣转移修复或再次清创延期修复。④术后处理。根据组织损伤与修复情况进行相应固定，肌腱固定3～4周，神经修复固定4周，关节脱位固定3周，骨折固定4～6周。手部骨折与脱位须准确复位、有效固定、早期康复锻炼；肌腱应一期修复；神经修复尽量一期修复，无法一期修复的将神经外膜固定于周围组织，防止神经退缩，以利二期修复。

2. 断肢（指）再植

（1）急救：止血、包扎、固定、断肢（指）保存，迅速转运。

（2）适应证：①良好的全身情况，是再植的必要条件。②肢体损伤程度，锐器切割伤再植成功率高，撕裂（脱）伤再移植成功率较低。③断肢（指）离断平面与再植时限，高位断肢的再植时间应严格控制在6～8小时内，断指的再植时间可延长至12～24小时。④年龄，老年人体质差，常合并慢性器质性疾病，再植应慎重。

（3）禁忌证：①合并全身性慢性疾病或严重脏器损伤，不能耐受长时间手术，有出血倾向者。②断肢（指）多发骨折、严重软组织挫伤、血管床严重破坏，血管、神经、肌腱高位撕脱，预计术后功能恢复差。③断肢（指）经刺激性液体或其他消毒液长时间浸泡者。④高温季节，离断时间过长，断肢未经冷藏保存者。⑤合并精神异常，不愿合作，无再植要求者。

（4）手术原则：①彻底清创。②修整重建骨支架。③缝合肌（肉）腱。④重建血液循环。⑤缝合神经。⑥闭合创口。⑦包扎。

（5）术后护理：①一般护理。②密切观察全身反应。③定期观察再植肢（指）体血液循环，及时发现和处理血管危象。④防止血管痉挛、抗血液凝固治疗。⑤抗生素应用。⑥再植肢（指）体康复治疗。

（二）运动系统畸形

1. 先天性肌性斜颈

（1）病因：尚不明确，有多种学说。①产伤。多数学者支持产伤或子宫内位置不良引起局部缺血的学说。②遗传因素。有学者认为是先天性或遗传因素所致。③其他因素。包括子宫内、外感染，动、静脉栓塞等学说。

（2）临床表现：婴儿出生后，一侧胸锁乳突肌即有肿块，质硬、固定。头部偏向患侧，下颌转向健侧。继之肿块缩小至消失，约半年后形成纤维性挛缩的条索。少数病例肿块不完全消失，或者未出现颈部肿块而直接发生胸锁乳突肌挛缩。病情继续发展可出现患侧颜面短而扁，健侧颜面长而圆，双眼、双耳不在同一平面，严重者导致颈椎侧凸畸形。

（3）诊断：根据临床表现，患侧胸锁乳突肌呈条索状挛缩，头面部偏斜即可诊断。

（4）鉴别诊断：本病须与骨性倾斜、颈部感染引发的斜颈、视力性斜颈鉴别。

（5）治疗：①非手术治疗。适用于1岁以内患儿。②手术治疗。适用于1岁及以上患儿，最佳年龄为1～4岁，最常用胸锁乳突肌切断术。

2. 先天性髋关节脱位

（1）病因：①原发性髋臼发育不良、关节韧带松弛症是髋关节脱位的重要病因。②遗传。约20%患儿有家族史，说明发病有一定的遗传因素。③胎位。发病与胎位有关。经临床统计，臀位产发病率最高。④生活习惯和环境因素。如在使用襁褓包裹婴儿、束缚双下肢的地区，发病率明显增高。

（2）病理：见表17-2。

表17-2　先天性髋关节脱位的病理变化

分类		定义	举例
原发性病变	髋臼	前、上、后缘发育不良，平坦，髋臼浅	髋臼缘不发育，髋臼更浅而平坦，充满脂肪和纤维组织；假臼形成
	股骨头	较小，圆韧带肥厚，股骨头可在髋臼内脱位或半脱位，但易回纳入髋臼	向髋臼后上方脱出，小而扁平或形状不规则，圆韧带肥厚
	股骨颈	倾角略增大，变短变粗	前倾角明显增大
	关节囊	松弛，关节不稳	随股骨头上移而拉长，增厚呈葫芦形
继发性病变		—	引起脊柱腰段侧凸或过度前凸，久之可致腰肌劳损、脊柱骨关节病、骨盆倾斜

（3）临床表现：①站立前期。症状：两侧大腿内侧皮肤皱褶不对称，患儿会阴部增宽，患侧髋关节活动少且受限，患侧下肢短缩，牵拉患侧下肢时有弹响声或弹响感。体征：髋关节屈曲外展试验阳性、阿利斯（Allis）征阳性、弹入试验阳性、弹出试验阳性。②脱位期。步态异常，跛行或鸭行步态，打气筒征阳性，特伦德伦堡（Trendelenburg）征（单足站立试验）阳性。

（4）辅助检查：①超声检查，可了解有无髋臼发育异常。②X线检查，可髋臼指数、珀金（Perkin）象限、申顿（Shenton）线帮助诊断。③CT及MRI检查，CT检查测量前倾角方便准确，MRI检查对治疗具有参考价值。

（5）治疗：关键是早期诊断，早期治疗；越早治疗，效果越好。①0～6个月为黄金时期，首选Pavlik吊带，定期检查。②6个月至1.5岁首选麻醉下闭合复位＋"人类位"石膏裤固定。③1.5～3.0岁应采取切开复位，行骨盆或股骨截骨术。④＞3岁切开复位、骨盆截骨、股骨近端截骨术。8岁以上常采用姑息性手术。

3. 脊柱侧凸

（1）分类：①非结构性脊柱侧凸。是指脊柱及其支持组织无内在的固有改变，针对病因治疗后，脊柱侧凸即能消除。可由下列原因引起：姿势性脊柱侧凸、癔症性脊柱侧凸、神经根受刺激、炎症、下肢不等长、髋关节挛缩。②结构性脊柱侧凸。伴有旋转、结构固定的侧方弯曲。包括特发性脊柱侧凸、先天性脊柱侧凸、神经肌肉型脊柱侧凸、神经纤维瘤病合并脊柱侧凸、间充质病变合并脊柱侧凸、骨软骨营养不良合并脊柱侧凸、代谢性障碍合并脊柱侧凸、其他原因导致的脊柱侧凸等。

（2）病理：①脊柱结构的改变。侧凸椎体凹侧楔形变、旋转，主侧弯的椎体向凸

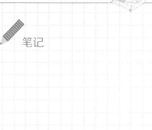

侧旋转，棘突向凹侧旋转、倾斜，凹侧椎弓根变短、变窄，椎板略小于凸侧，凹侧椎管变窄。②椎间盘、肌肉及韧带的改变。凹侧椎间隙变窄，小肌肉轻度挛缩；凸侧椎间隙增宽。③肋骨的改变。严重者出现"剃刀背"。凸侧肋间隙增宽，凹侧肋骨挤压前突。④内脏的改变。肺受压变形，严重者可引起肺源性心脏病。

（3）临床表现：双肩不等高；双肩胛骨不等高；脊柱偏离中线；一侧腰部皱褶皮纹；前弯腰时两侧背部不对称，形成"剃刀背"。

（4）辅助检查：①X线检查。站立位脊柱全长正侧位像是诊断脊柱侧凸的基本方法。曲度测量Cobb法、椎体旋转度测量Nash-Moe法等可帮助诊断及确定治疗方案。②脊髓造影检查。有助于了解与骨性畸形同时存在的神经系统畸形。③CT检查。能清晰显示椎骨、椎管内、椎旁组织的细微结构。④MRI检查。与CT检查相比，对脊髓病变的分辨力强，对骨性结构的显影差。⑤肺功能检查。应作为常规检查，患者肺总量、肺活量减少，而残气量多正常。⑥电生理检查。对了解患者是否合并神经、肌肉系统障碍有重要意义，包括肌电图、神经传导速度测定、诱发电位检查、术中脊髓监测、发育成熟度鉴定（在治疗中尤为重要）。

（5）治疗：①治疗目的。矫正畸形、获得稳定、维持平衡、减缓或阻止进展。②治疗方法。青少年特发性脊柱侧凸，如Cobb角＜20°，观察随访；如Cobb角20°～40°，须行支具治疗；如支具治疗无效、生长期儿童侧凸不断加重、脊柱失平衡、有明显外观畸形，须手术治疗。

4. 其他常见畸形　见表17-3。

表17-3　其他常见畸形

畸形	病因	临床特点	治疗
先天性并指畸形	不明，与遗传相关	双侧，常累及中、环指，软组织相连多见，偶见骨及关节相连	改善功能外观，学龄前手术
多指畸形	与遗传相关	常见于拇指、小指。副指可为外在软组织，具有手指条件并附着于掌骨头，具有完整的掌骨及外生手指	1岁以后为佳，切除副指，保留正指
先天性马蹄内翻足	不明，有多种学说	前足内收、踝关节跖屈、跟骨内翻、继发性胫骨远端内旋	Ponseti矫正法、手法扳正、手术治疗
平足症	先天性或后天性因素	分为姿势性与痉挛性；站立位足跟外翻，足内缘饱满，足纵弓低平或消失，舟骨结节向内侧突出，足印明显肥大。侧位X线片示足纵弓明显低平塌陷，跟、舟、骰、距骨关系失常	柔韧性平足症首选非手术治疗，僵硬性平足症应手术治疗
踇外翻	遗传、穿鞋不当	踇外翻、滑囊炎、胼胝、踇外翻角＞15°，第1、2跖骨间角＞10°	非手术治疗、手术治疗

（三）周围神经损伤

1. 概论

（1）病因及分类：①神经损伤的病因。周围神经可因切割、牵拉、挤压等而受损。②神经损伤的分类。可分为神经传导功能障碍、神经轴索中断和神经断裂3种类型。

（2）病理：①神经断裂。神经纤维远端发生沃勒（Waller）变性，近端也发生类

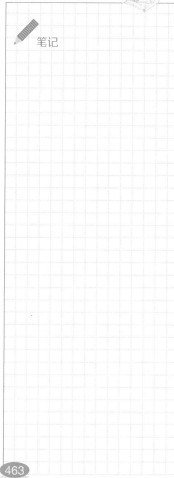

似变化。神经元胞体发生轴索反应，即胞体肿大，胞浆尼氏体溶解或消失。神经终末靶器官（运动终板、感觉小体）发生变性、萎缩，甚至消失。②神经再生。表现为伤后1周，若断端相连，近端轴索再生支芽长入远端的施万鞘内以每天1～2mm的速度再生，直至终末器官恢复功能，同时施万细胞形成新的髓鞘。如神经两端不相连，则近端形成假性神经瘤，远端形成神经胶质瘤。③神经活性物质，如神经营养因子、神经生长因子，可诱导、促进近端再生的神经纤维按感觉、运动特性定向长入远端。

（3）临床表现及辅助检查：①运动功能障碍。肌肉呈弛缓性瘫痪，主动运动、肌张力、腱反射均消失。②感觉功能障碍。触、痛、温度觉丧失、衰退或过敏，实体感觉难以恢复。③自主神经功能障碍。以交感神经障碍为主，早期血管扩张，汗腺分泌停止；晚期血管收缩，皮温降低。④神经干叩击试验［蒂内尔（Tinel）试验］。按压或叩击神经干，出现针刺性痛，并有麻木感向该神经支配区放射者为阳性，提示为神经损伤部位；在神经修复处远端叩击神经干，阳性提示神经恢复。⑤神经电生理检查。包括肌电图、躯体感觉诱发电位，可判断损伤部位、程度、再生情况。

（4）治疗：①原则。尽可能早期恢复神经连续性。闭合性损伤观察3个月，同时进行必要的药物及物理治疗，如神经功能无恢复或恢复不良则手术探查。开放性损伤根据损伤性质、程度、污染情况选择一期修复、延期修复或二期修复。②手术方法。包括神经松解术、神经缝合术、神经移植术、神经移位术、神经植入术。

2. 上肢神经损伤　重要肢神经损伤及其临床特点见表17-4。

表 17-4　重要上肢神经损伤的临床特点

损伤神经	损伤部位	运动障碍	感觉障碍
臂丛神经	上臂丛	肩外展、屈肘功能障碍	上臂外侧、前臂外侧及拇、示指感觉障碍
	下臂丛	尺神经支配肌肉麻痹，部分正中神经、桡神经功能障碍	环小指，前臂内侧，上臂内侧中、下部感觉障碍
	全臂丛	整个上肢弛缓性瘫痪	上述感觉障碍＋可有霍纳（Horner）征
正中神经	腕部损伤	鱼际肌、蚓状肌麻痹，拇指对掌功能障碍	手的桡侧半感觉障碍，示、中指远端感觉消失
	肘上损伤	除上述腕部损伤表现外，还有拇指和示、中指屈曲功能障碍	手的桡侧半感觉障碍，示、中指远端感觉消失
尺神经	腕部损伤	爪形手，手指内收、外展障碍，Froment征阳性	手的尺侧半及1个半手指感觉障碍，小指感觉消失
	肘上损伤	除上述腕部损伤表现外，还有环、小指屈曲功能障碍	手的尺侧半及1个半手指感觉障碍，小指感觉消失
桡神经	肱骨中段	伸腕、伸拇、伸指、前臂旋后障碍，垂腕	手背桡侧和桡侧3个半个手指感觉障碍
	桡骨头	伸拇、伸指障碍	—

3. 下肢神经损伤　重要下肢神经损伤及其临床特点见表17-5。

4. 常见周围神经卡压综合征　见表17-6。

笔记

表 17-5　重要下肢神经损伤的临床特点

损伤神经	损伤部位	运动障碍	感觉障碍
股神经	—	股四头肌麻痹所致膝关节伸直障碍	股前及小腿内侧感觉障碍
坐骨神经	臀部	股后部肌肉、小腿和足部所有肌肉全部瘫痪，足下垂	小腿后外侧和足部感觉丧失
	股后中下	踝，足趾功能障碍	小腿后外侧和足部感觉丧失
胫神经	胫骨上端	踝跖屈、内收、内翻障碍，足趾跖屈、外展、内收障碍	小腿后侧、足背外侧、跟外侧和足底感觉障碍
腓总神经	腓骨头、颈	踝背伸、外翻障碍，足内翻下垂，伸踇、伸趾功能丧失	小腿前外侧和足背前、内侧感觉障碍

表 17-6　常见周围神经卡压综合征的比较

类型	病因	临床表现	治疗
腕管综合征	管腔变小或内容物增多	桡侧3个手指麻木或疼痛、感觉过敏或迟钝，拇指对掌无力，正中神经Tinel征阳性，屈腕试验阳性	制动、药物或物理治疗、增生物切除、切开减压
肘管综合征	畸形、骨折、尺神经脱位等	手背尺侧、小鱼际、小指及环指尺侧半皮肤感觉异常，爪形手，尺神经沟处Tinel征、Froment征、夹纸试验阳性	手术探查、尺神经松解移位
旋后肌综合征	旋后肌腱弓处狭窄	拇指外展、伸直障碍，2～5指掌关节不能伸直，伸腕桡偏	切开旋后肌腱弓减压，必要时行神经松解
梨状肌综合征	坐骨神经受压	坐骨神经痛，疼痛性跛行，小腿感觉异常，"4"字试验时予以外力拮抗可诱发、加重坐骨神经痛	保守治疗手术治疗

（四）运动系统慢性损伤

1. 概论

（1）病因：①全身疾病造成的局部组织病理性紧张、痉挛。②环境温度变化引起局部血管痉挛，循环供给下降，局部代谢产物积聚。③长期、反复、持续地重复同一个姿势，超越了人体局部的代偿能力。④操作中技术不熟练、注意力不集中、姿势不正确，使局部产生异常应力。⑤身体生理结构或姿态性异常，应力分布不均。⑥急性损伤后未得到正确的康复，转变为慢性损伤。

（2）分类：①软组织慢性损伤：包括肌、肌腱、腱鞘、韧带、滑囊的慢性损伤。②骨的慢性损伤。主要指在骨结构较纤细及易产生应力集中部位的疲劳性骨折。③软骨的慢性损伤。包括关节软骨和骨骺软骨的慢性损伤。④周围神经卡压伤。神经组织结构因频繁的重复活动出现神经损伤；或者神经组织周围结构增生、狭窄，造成局部的神经损伤。

（3）临床特点：①局部长期慢性疼痛，但无明确外伤史。②特定部位有一压痛点或肿块，常伴有某种特殊的体征。③局部无明显急性炎症表现。④近期有与疼痛部位相关的过度活动史。⑤有不正确的姿势、不良工作习惯或职业史。

（4）治疗原则：①减少损伤性因素。减少损伤性因素，增加保护性因素是治疗的关键。②物理治疗。改善局部血液循环、减少粘连，有助于改善症状。③非甾体抗炎药。可减轻疼痛、消除局部炎症。使用原则为短期用药、合理选择、避免合用。④糖皮质激素。合理、正确使用，局部注射有助于抑制损伤性炎症，减轻粘连。⑤手术治疗。狭窄性腱鞘炎、神经卡压综合征、腱鞘囊肿等可行手术治疗。

2. 狭窄性腱鞘炎

（1）病因：手指长期快速活动、长期用力活动等慢性劳损是主要病因。

（2）临床表现：①弹响指和弹响拇。初时为晨起患指发僵、疼痛，缓慢活动后消失。随病程延长，逐渐出现弹响及明显疼痛。远侧掌横纹处触及痛性结节，屈伸患指时该结节随屈肌腱上下移动或出现弹拨现象，并感到弹响即发生于此处。②桡骨茎突狭窄性腱鞘炎。腕关节桡侧疼痛，逐渐加重，无力提物。皮肤无炎症，桡骨茎突表面局限性压痛，偶可触及痛性结节。握拳尺偏试验［又称芬克尔斯坦（Finkelstein）试验］阳性。

（3）治疗：①保守治疗。调整手部活动、夹板固定、短期使用非甾体抗炎药。②局部封闭。症状严重、弹响指发作频繁、保守治疗无效者，局部糖皮质激素注射。③狭窄腱鞘切开减压术。非手术治疗无效者及先天性狭窄性腱鞘炎。

3. 粘连性肩关节囊炎

（1）病因：①肩部因素。软组织退行性变，是基本因素；长期过度活动、姿势不良等产生的慢性损伤，是主要的激发因素；上肢外伤后肩部固定过久，肩周组织继发萎缩、粘连；肩部急性挫伤、牵拉伤后治疗不当等。②肩外因素。肩部牵涉痛使肩部肌持续性痉挛、缺血而形成炎症病灶，转变为真正的粘连性肩关节囊炎；糖尿病、甲状腺疾病、脑卒中、自身免疫性疾病也与本病有关。

（2）临床表现：①自限性。一般6～24个月可自愈，但部分患者不能恢复到正常功能水平。②发病特点。多见于中老年人，女性多于男性，左侧多于右侧，也可两侧先后发病。③肩关节活动受限。肩关节各方向活动不同程度受限，以外旋外展和内旋后伸最重。肩部局限疼痛，范围随病情加重而扩大，勉强增大肩关节活动范围可引起剧烈锐痛。④压痛点。肩周痛以肩袖间隙区、肱二头肌长腱压痛为主。

（3）诊断与鉴别诊断：①诊断。根据典型临床表现及影像学检查结果，可确定诊断。X线片示结构正常，可有不同程度骨质疏松。MRI检查可见关节囊增厚，肩部滑囊可有渗出。MRI检查对鉴别诊断意义较大。②鉴别诊断。本病须与肩袖损伤、肩峰下撞击综合征、肩关节不稳、颈椎病等鉴别。

（4）治疗：缓解疼痛、恢复功能、避免肌肉萎缩。①非手术治疗。包括物理治疗、痛点注射、非甾体抗炎药镇痛、主动活动肩关节。②手术治疗。对症状持续且重者，非手术治疗无效时，可行关节镜下松解粘连。③原发病治疗。对存在肩外因素者，除局部治疗外，还需治疗原发病。

4. 其他常见的运动系统慢性损伤　见表17-7。

表17-7　其他常见的运动系统慢性损伤的特点

不同损伤	病因	临床表现	治疗
腰腿痛	创伤、炎症、肿瘤、先天性疾患为四大基本病因	局部疼痛、放射痛、牵涉痛，有明确压痛点	物理治疗＋局部注射，手术治疗
颈肩痛	创伤、劳损、结构异常等	颈项、肩背慢性疼痛，受天气、身体因素影响，存在明显痛点、痛性结节	非手术对因治疗，手术治疗

续　表

不同损伤	病因	临床表现	治疗
棘上、棘间韧带损伤	韧带撕裂损伤、出血、渗出	腰痛长期不愈，弯腰明显，过伸可引起疼痛，疼痛可向骶部、臀部放射，压痛，有时可触及棘上韧带在棘突上滑动	物理治疗＋局部注射，手术治疗
疲劳性骨折	慢性损伤	逐渐加重的疼痛，局部压痛，轻度骨性隆起，但无反常活动	与暴力骨折相似
月骨缺血性坏死	关节囊、韧带小血管损伤、闭塞	腕关节胀痛、乏力，活动时加重，休息后缓解，月骨区明显压痛，腕关节活动受限	早期固定，手术治疗
髌骨软骨软化症	髌骨关节慢性劳损	髌骨下或膝前疼痛，髌骨边缘压痛，放射性核素骨显像髌骨局限性浓聚	以非手术治疗为主
胫骨结节骨软骨病	胫骨结节骨骺撕裂	胫骨结节处逐渐出现疼痛、隆起，疼痛与活动有明显关系	以非手术治疗为主
股骨头骨软骨病	慢性损伤	髋部疼痛逐渐加重，托马斯（Thomas）征阳性，跛行，内旋、外展、后伸受限	非手术＋手术治疗
滑囊炎	创伤、感染等	关节或骨突出部无明显原因出现肿物，缓慢增大伴压痛，关节部分功能障碍，放射痛	物理治疗＋局部注射
腱鞘囊肿	病因不明	病变部位缓慢生长肿物，伴关节酸胀	物理治疗＋局部注射，手术治疗
肱骨外上髁炎	伸肌起点慢性损伤	肘关节外侧痛，在用力握拳、伸腕时疼痛加重，局限压痛，米尔斯（Mills）征阳性	物理治疗＋局部注射，手术治疗

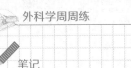

拓展练习及参考答案

拓展练习

【填空题】

1. 先天性髋关节脱位站立前期的主要体征有（　　）、（　　）、（　　）、（　　）。

2. 慢性运动系统损伤主要有（　　）、（　　）、（　　）和（　　）4种类型。

3. 粘连性肩关节囊炎的治疗目是（　　）、（　　）、（　　）。

4. 手外伤的主要损伤原因有（　　）、（　　）、（　　）、（　　）、（　　）。

【判断题】

1. Cobb角＜20°的青少年特发性脊柱侧凸首选支具治疗。

2. 疲劳性骨折具有反常活动。

3. 粘连性肩关节囊炎肩关节各方向活动不同程度受限，以外旋外展和内旋后伸最重。

4. 0～6个月的先天性髋关节脱位患儿，治疗首选Pavlik吊带。

5. 运动系统慢性损伤炎症严重时，可联合使用多种非甾体抗炎药。

【名词解释】

1. 手的功能位

2. 神经干叩击试验阳性

3. 弹入试验阳性

【选择题】

A型题

1. 男性，32岁。2小时前左手掌切割伤，体格检查见中指可主动屈伸，固定示指和环指，中指近侧

指间关节无屈曲运动。最有可能的诊断是

A. 中指屈指浅肌腱断裂　　　B. 中指屈指深肌腱断裂　　　C. 中指屈指深浅肌腱均断裂

D. 中指伸指肌腱断裂　　　　E. 中指远侧指间关节损伤

2. 男性，25岁。2小时前刀砍伤致左手示、中、环及小指离断，对断肢的正确处理是

A. 捆扎在一起包好　　　　　B. 浸泡于活力碘中保存　　　C. 直接置于冰块中

D. 清洁布包好放入4℃冰箱　　E. 分别予以标记置于保温箱

3. 关于运动系统慢性损伤的治疗，临床上最常用的行之有效的方法是

A. 限制致伤动作　　　　　　B. 局部注射肾上腺皮质激素　C. 物理治疗、按摩

D. 服用抗炎镇痛药　　　　　E. 手术治疗

4. 下列慢性损伤不适合进行局部封闭的是

A. 腰肌劳损　　　　　　　　B. 狭窄性腱鞘炎　　　　　　C. 网球肘

D. 肩关节周围炎　　　　　　E. 胫骨结节骨软骨病

5. 先天性肌性斜颈的最佳手术时间是

A. 1～4岁　　　B. 2～5岁　　　C. 6岁以上　　　D. 12岁以上　　　E. 1岁以上

B型题

（6～9题共用选项）

A. 正中神经损伤　　　　　　B. 尺神经损伤　　　　　　　C. 屈指肌腱损伤

D. 桡神经损伤　　　　　　　E. 伸指肌腱损伤

6. Froment征提示有

7. 拇指对掌功能障碍及拇、示指捏物功能障碍，提示

8. 桡侧3个半手指近位指间关节近端感觉障碍，提示

9. 手指末节屈曲呈锤状指畸形，提示

X型题

10. 下列属于狭窄性腱鞘炎体征的是

A. 弹响指　　　　　　　　　B. 弹响拇　　　　　　　　　C. 扳机指

D. 鼓槌指　　　　　　　　　E. 握拳尺偏试验阳性

【问答题】

1. 简述断肢（指）再植的手术原则及术后护理

2. 请简述下肢神经损伤的临床特点。

参考答案

【填空题】

1. 髋关节屈曲外展试验阳性；Allis征阳性；弹入试验阳性；弹出试验阳性

2. 软组织慢性损伤；骨的慢性损伤；软骨的慢性损伤；周围神经卡压伤

3. 缓解疼痛；恢复功能；避免肌肉萎缩

4. 刺伤；切割伤；钝器伤；挤压伤；火器伤

【判断题】

1. ×　Cobb角＜20°观察随访，Cobb角20°～40°支具治疗。

2. ×　疲劳性骨折不具有反常活动。

3. √

4. √

5. ×　慢性运动系统损伤非甾体抗炎药使用原则为短期用药、合理选择、避免合用。

【名词解释】

1. 手的功能位　是手将发挥功能时的准备体位，呈握球状。严重手外伤术后，特别是估计日后关节功能难以恢复正常者，在此位置固定可使患肢保持最大的功能。

2. **神经干叩击试验阳性**　即Tinel征阳性。按压或叩击神经干，出现针刺性痛，麻木感向该神经支配区放射者为阳性，提示损伤部位；神经修复处远端叩击神经干，阳性提示神经恢复。

3. **弹入试验阳性**　病儿仰卧位，助手固定骨盆，屈膝、屈髋各90°，并逐步外展，当髋外展至一定角度后突然听到或感到"弹跳"，即为阳性。

【选择题】

A型题　1. A　2. D　3. A　4. E　5. A

B型题　6. B　7. A　8. D　9. E

X型题　10. ABCE

【问答题】

1. 答案见知识点总结（一）2（4）及（5）。

2. 答案见表17-5。

期末外科学总论综合测试

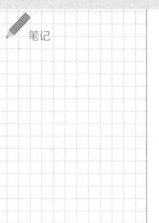
笔记

一、填空题（每空1分，共20分）

1. 外科疾病按照病因可分为（ ）、（ ）、（ ）、（ ）、（ ）、（ ）及其他。
2. 各类休克的共同特点为（ ），外科最常见的休克是（ ）、（ ）。
3. 外科中最常见的脱水类型是（ ），口渴最明显的脱水是（ ），最易发生休克的脱水是（ ），水中毒最易发生于（ ）患者。
4. 低钾血症的常见病因有（ ）、（ ）、（ ）等。
5. 输血的适应证包括（ ）、（ ）、（ ）和（ ）。

二、单项选择题（每题1分，共30分）

1. 手术进行中，术者前臂碰触了有菌地方，此时应
A. 更换另一手套   B. 重新洗手穿无菌衣戴手套
C. 用75%乙醇消毒术者前臂衣袖   D. 加穿上另一无菌袖套
E. 重新更换手术无菌单

2. 等渗性脱水多发生于

A. 水分摄入不足

B. 水分丧失过多

C. 渗透性利尿

D. 消化液急性丧失

E. 消化液长期慢性丧失

3. 休克患者的血压和中心静脉压都低，提示

A. 血容量严重不足

B. 血容量不足

C. 心功能不全

D. 容量血管过度收缩

E. 血容量相对过多

4. 经高压蒸汽灭菌的物品一般可保留

A. 5天

B. 7天

C. 10天

D. 14天

E. 21天

5. 下列不属于切口感染的预防措施的是

A. 术中严格无菌技术

B. 术前、术后注意提高患者抵抗力，纠正贫血、低蛋白血症等

C. 及时局部物理治疗

D. 避免异物存留

E. 避免切口内血肿

6. 男性，20岁。肠梗阻3天入院。查体：呼吸28次/分，血压75/60mmHg，血钠130mmol/L，血钾3mmol/L，血碳酸氢根（HCO_3^-）11mmol/L。目前诊断中不应包括

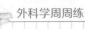

A．休克　　　　　　　　B．低钠血症　　　　　　C．低钾血症

D．代谢性碱中毒　　　　E．呼吸性碱中毒

7．60岁急性肾功能衰竭患者，血钾5.6mmol/L，下列治疗措施中有原则性错误的是

A．10%氯化钾20ml静脉滴注

B．口服钠型树脂15g，1日3次

C．山梨醇5g，每2小时口服1次

D．5%碳酸氢钠溶液100ml，缓慢静脉滴注

E．25%葡萄糖溶液加胰岛素（3～5g：1U）200ml，静脉滴注

8．麻醉前给药的目的不包括

A．提高麻醉效果　　　　B．降低毒性反应　　　　C．提高基础代谢率

D．提高痛阈　　　　　　E．增加安全

9．男性，43岁。因胃溃疡行胃大部切除术，术后切口血肿，但尚未化脓，则该患者的切口为

A．Ⅰ类切口/丙级愈合　　　　　　　B．Ⅱ类切口/乙级愈合

C．Ⅱ类切口/丙级愈合　　　　　　　D．Ⅲ类切口/乙级愈合

E．Ⅲ类切口/丙级愈合

10．下列关于急性肾衰竭的叙述，正确的是

A．肾性急性肾衰竭时通常尿液浓缩，尿比重和渗透压高

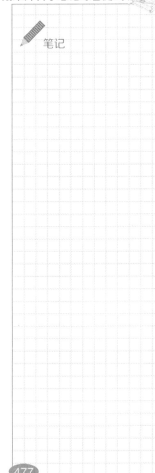

笔记

B. 多尿量是判断有无急性肾衰竭的唯一指标

C. 20%的急性肾衰竭与创伤和手术相关

D. 高钾血症是少尿期最主要的死亡原因

E. 多尿期时氨质血症恢复正常

11. 下列关于手术后拆线时间的叙述，不正确的是

A. 四肢10～12天 B. 下腹部5～6天

C. 减张缝合2周 D. 胸、上腹部7～8天

E. 头颈部4～5天

12. 下列关于代谢性酸中毒病因的叙述，错误的是

A. 主要发生于呼吸道梗阻 B. 主要由于体内HCO_3^-减少

C. 可发生于肠道液体大量丧失时 D. 可发生于急性肾衰竭

E. 当循环与组织灌注不足时可以发生

13. 下列关于术前胃肠道准备的叙述，错误的是

A. 胃肠道手术患者术前1～2天始进流质饮食

B. 结肠或直肠手术应行清洁灌肠及口服肠道抑菌药

C. 一般性手术术前1天做肥皂水灌肠

D. 术前12小时开始禁食，术前2小时禁水

E. 必要时可做胃肠减压

14. 下列手术中不属于择期手术的是

A. 胃十二指肠溃疡的胃大部分切除术

B. 甲状腺功能亢进的甲状腺次全切除术

C. 下肢静脉曲张高位结扎术

D. 房间隔缺损修补术

E. 贲门癌根治术

15. 引起气性坏疽的病原菌是

A. 金黄色葡萄球菌   B. 厌氧性链球菌

C. 变形杆菌   D. 梭状芽孢杆菌

E. 大肠埃希菌

16. 破伤风患者的治疗原则是

A. 防治休克   B. 早期行气管切开

C. 行高压氧辅助   D. 应用破伤风类毒素

E. 清除毒素来源，中和毒素，控制和解除痉挛

17. 一患者车祸后2小时送至医院，诉咳嗽，胸部疼痛。查体：体温36.5℃，脉搏130次/分，呼吸30次/分，血压90/60mmHg，神清，右胸压痛明显，右肺呼吸音低，右下肢骨折征。胸部X线片示右侧液气胸。首先应采取的处理措施是

A. 镇痛   B. 骨折固定   C. 镇静

D. 胸腔闭式引流   E. 吸氧

18. 男性，40岁。8小时前因塌方砸伤双下肢，伤后排尿1次，红茶色。查体：神

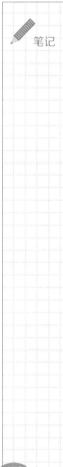

笔记

清，血压140/90mmHg，心率62次/分，心律不齐，肢体肌张力低。该患者不应选择的治疗是

    A．输入甘露醇   B．输入碳酸氢钠

    C．输血   D．口服离子交换树脂

    E．输入葡萄糖加胰岛素

19．成年男性，倒开水时不慎摔倒，双上肢被烧伤，创面渗出明显，可见多个较大水疱，创底肿胀发红，触之温度较高，有疼痛。对该患者烧伤面积和深度的诊断是

    A．9%，Ⅰ度烧伤   B．10%，深Ⅱ度烧伤

    C．10%，浅Ⅱ度烧伤   D．18%，浅Ⅱ度烧伤

    E．18%，深Ⅱ度烧伤

20．下列关于止血带的说法，错误的是

A．使用止血带时应每隔1小时，放松1～2分钟

B．紧急情况下，止血带可直接捆扎患肢

C．松止血带之前应保证患者有足够的血容量

D．止血带应在靠近伤口的最近端

E．止血带上应有显著的标识

21．下列关于清创缝合的描述，错误的是

A．清除伤口内异物，切除失活组织

B．遇大出血，须在快速扩容的同时进行紧急清创止血

C. 清创应尽可能于伤后 6 ～ 8 小时内进行

D. 关节、大血管或神经暴露的伤口清创后不缝合

E. 伤口污染较重者，皮肤缝线可暂不结扎，24 小时后无感染再行结扎对合

22. 在全国通用的烧伤补液公式中，下列叙述正确的是

A. 面积是 Ⅰ、Ⅱ、Ⅲ度烧伤面积之和　　　B. 胶体液首选全血

C. 第 1 个 8 小时应输入总量的 1/3　　　　D. 基础水分量是 2500ml

E. 胶体液和电解质溶液的比例是 0.5 : 1.0

23. 下列病变中不属于癌前病变的是

A. 肠道腺瘤样息肉　　　　　　　　　　B. 胆囊息肉

C. 慢性萎缩性胃炎　　　　　　　　　　D. 慢性乙型肝炎

E. 乳腺囊性增生症伴上皮增生

24. 下列有关恶性肿瘤临床表现的叙述，错误的是

A. 疼痛为初发症状　　　　　　　　　　B. 常易出血和形成溃疡

C. 局部不一定触及肿块　　　　　　　　D. 可出现淋巴转移和血行转移

E. 消瘦、乏力、发热常为晚期表现

25. 搬运腹部内脏脱出伤员时，不正确的是

A. 使伤员仰卧担架上　　　　　　　　　B. 使伤员双腿屈曲位

C. 使伤员腹肌放松　　　　　　　　　　D. 先将脱出的内脏送回腹腔

E. 腹部保温

26．男性，30岁。车祸受伤急送手术室。查体：呼吸32次/分，血压75/60mmHg，神志淡漠，明显呼吸困难，左肺呼吸音低，左下胸有骨擦感，胸壁见一伤口有血液及气泡溢出，腹肌紧张，明显压痛、反跳痛，肠鸣音减弱。右下腹穿刺抽出2ml不凝固血液。首要处理措施是

A．给氧、补液　　　　　　　　　B．输血及应用止血药

C．封闭胸部伤口　　　　　　　　D．立即剖胸探查

E．剖胸、剖腹探查

27．下列关于麻醉前患者准备的叙述，错误的是

A．合并高血压者，血压应控制在180/100mmHg以下较为安全

B．合并急、慢性肺部感染者，应用有效抗生素3～5天

C．有心力衰竭史、心房颤动或心脏明显扩大者，术前3天应停用洋地黄类药物

D．糖尿病者空腹血糖不高于8.3mmol/L

E．小儿术前应禁食4～6小时，禁水2小时

28．女性，65岁。背部有一4cm×3cm大小肿块，质软，呈分叶状，边界不太清楚，活动度较小，无压痛，表面皮肤无红肿，未见静脉扩张。最可能的诊断是

A．皮肤癌　　　　　　B．平滑肌瘤　　　　　　C．神经纤维瘤

D．皮脂腺囊肿　　　　E．脂肪瘤

29．下列防治术后尿潴留的措施中，不妥的是

A．术前练习卧床小便　　　　　　B．术前或术后常规留置导尿管

C. 及时恰当地镇静、镇痛　　　　　　　　D. 下腹部热敷

E. 情况允许可坐起或站立小便

30. 下列关于器官移植的叙述，错误的是

A. 心脏移植后长期存活的主要障碍是植入心脏的冠状动脉硬化

B. 肾移植在临床各类器官移植中疗效最稳定和最显著

C. 胰腺移植的适应证是药物治疗无效的 1 型糖尿病

D. 肺移植后近期主要死亡原因是肺部感染

E. 小肠移植后预防排斥反应较容易

三、名词解释题（每题 3 分，共 15 分）

1. 肠外营养

2. 局部麻醉药物毒性反应

3. 移植免疫耐受

4. 疝

5. 深度烧伤

四、问答题（每题 10 分，共 20 分）

1. 男性，55 岁。左肾肿瘤，准备行左肾切除术，患高血压、糖尿病、冠状动脉粥样硬化性心脏病，近期服用阿司匹林，吸烟 20 年。如何进行术前准备？

2. 详述清创缝合术的步骤。

五、病例分析（15分）

男性，40岁。左下肢肿胀、疼痛及活动受限10天。突发寒战、高热，伴头痛、头晕、恶心、呕吐，全身疲乏无力，表情淡漠2天。体温40.2℃，脉搏118次/分，呼吸24次/分，血压90/70mmHg。表情淡漠，面色潮红，四肢温暖，巩膜轻度黄染，皮肤有红色皮疹，左腹股沟淋巴结肿大、有压痛。心率118次/分，心音弱，心律整齐无杂音。双肺呼吸音清，无干湿啰音。腹部膨隆，无胃肠型及蠕动波，肝大（肋下3.0cm），质地柔软，轻度压痛，脾不大，腹部无压痛、反跳痛及肌紧张，叩诊呈鼓音，移动性浊音阴性，肠鸣音减弱（2～3次/分）。左小腿肿胀，皮肤颜色暗红，周围界线不清，尤以小腿后侧为重，其后侧皮肤呈暗紫色，中央部分有10cm×6cm皮肤坏死。辅助检查：血常规白细胞计数$25×10^9$/L，核左移，可见中毒颗粒，血红蛋白80g/L。血培养有溶血性链球菌生长。

1. 该患者的诊断及诊断依据是什么？（8分）
2. 简述处理原则。（7分）

参考答案

参考答案

一、填空题

1. 损伤；感染；肿瘤；畸形；内分泌功能失调；寄生虫病

2. 有效循环血量减少；感染性休克；低血容量性休克

3. 等渗性脱水；高渗性脱水；低渗性脱水；肾功能不全

4. 摄入不足；排出过多；组织内分布异常

5. 大量失血；贫血或低蛋白血症；重症感染；凝血异常

二、单项选择题

1. D　2. D　3. A　4. D　5. C　6. D　7. A　8. C　9. B　10. D　11. B　12. A　13. D
14. E　15. D　16. E　17. D　18. C　19. D　20. B　21. D　22. E　23. B　24. A　25. D
26. C　27. C　28. E　29. B　30. E

三、名词解释

1. **肠外营养**　指通过胃肠道以外途径（即静脉途径）提供营养的方式。

2. **局部麻醉药物毒性反应**　指局部麻醉药物的血药浓度超过一定阈值，可能发生的不良反应，主要累及中枢神经系统、心血管系统，甚至危及患者生命。一次用量超过患者的耐受量、意外注入血管、注药部位血供丰富、患者耐受力降低等是其常见原因。

3. **移植免疫耐受**　指受体免疫系统在不使用任何免疫抑制药的情况下，对移植物不产生排斥反应，且保持对其他抗原的免疫应答，从而使移植物长期存活的免疫状态。

4. **疖**　指单个毛囊和周围组织的急性细菌性化脓性炎症，病原菌多为金黄色葡萄糖球菌，与局部皮肤不洁、擦伤、毛囊与皮脂腺分泌物排泄不畅或机体抵抗力降低有关。

5. **深度烧伤**　深Ⅱ度和Ⅲ度烧伤即为深度烧伤，烧伤累及真皮乳头层以下。

四、问答题

1. 答案如下：①心理准备。医务人员帮助患者消除恐惧、紧张心理，使患者积极配合手术和术后治疗。医务人员向患者家属或单位介绍和解释病情及相关情况，患者或其亲属签署各项医疗文书如手术麻醉同意书等。②生理准备。适应性训练、鉴定血型及备血、预防感染、保证营养、胃肠道准备（禁食、禁饮）、保障睡眠、排空膀胱及备皮等。③特殊准备。因患者有高血压、糖尿病及冠状动脉粥样硬化性心脏病，应将血压降到160/100mmHg以下，监测血糖、血糖降正常或接近正常，停用阿司匹林和停止吸烟1周以上。

2. 答案如下：无菌纱布覆盖伤口，轻柔清洗伤口周围及去除毛发，生理盐水冲洗伤口，消毒伤口及铺无菌巾，戴无菌手套，局部麻醉，检查伤口，清除异物、血凝块及组织碎块，切除坏死组织，充分止血，过氧化氢溶液冲洗伤口，重新消毒铺巾，更换手术器械，缝合各层组织，消毒及缝合皮肤，对合及整理皮肤，覆盖及固定纱布。

五、病例分析

1. 答案如下：①左小腿急性蜂窝织炎。诊断依据：左下肢肿胀、疼痛及活动受限10天。查体见左小腿肿胀，皮肤颜色暗红，周围界线不清，尤以小腿后侧为重，其后侧皮肤呈暗紫色，中央部分有10cm×6cm皮肤坏死。辅助检查示血常规白细胞计数25×10^9/L，核左移，可见中毒颗粒。②败血症。诊断依据：突发寒战、高热，伴头痛、头晕、恶心、呕吐，全身疲乏无力，表情淡漠2天。体温40.2℃，血压90/70mmHg。巩膜黄染，红色皮疹，血常规白细胞计数25×10^9/L，核左移，可见中毒颗粒，血红蛋白80g/L。血培养有溶血性链球菌生长。③感染性休克。诊断依据：体温40.2℃，血压90/70mmHg。脉搏、呼吸加快，表情淡漠。

2. 答案如下：处理原则为抗休克、抗感染、对症支持治疗、切开引流。

附录 2

期末外科学各论综合测试

笔记

一、单项选择题（每题1分，共30分）

1. 颅内压增高的三主征是指

A. 头痛、呕吐及头晕

B. 头痛、恶心及头晕

C. 头痛、呕吐及视乳头水肿

D. 头痛、恶心及视乳头水肿

E. 头痛、恶心及发热

2. 胸腔闭式引流术的适应证是

A. 脓胸脓液黏稠需要持续排脓者

B. 中等量血胸者

C. 气胸需要持续排气者

D. 剖胸手术者

E. 以上都是

3. 在下列哪种情况下，胃癌不能行胃癌根治术

A. 肝总动脉淋巴结有转移

B. 腹腔动脉淋巴结有转移

C. 肝、腹膜、肠系膜广泛转移

D. 癌浸润到横结肠或脾

E. 肝左外叶局限性癌浸润

486

4. 原发性肝癌肝内播散的最主要途径是

A. 经淋巴管　　　　　　B. 经肝静脉　　　　　　C. 直接侵犯

D. 经肝动脉　　　　　　E. 经门静脉

5. 溃疡性结肠炎的典型临床表现是

A. 腹泻、腹痛、脓血便　　　　　　B. 排便困难伴腹痛，无便血

C. 腹泻与便秘交替伴发热　　　　　　D. 硬结便带鲜血，便与血不混

E. 腹痛，便后可缓解，无便血

6. 胃大部切除术后 24 小时内的消化道出血，最常见的原因是

A. 吻合口黏膜脱落坏死　　　　　　B. 凝血功能障碍

C. 吻合口感染　　　　　　D. 吻合口张力过高

E. 术中止血不确切

7. 胆总管结石梗阻后最典型的临床表现是

A. 查科（Charcot）三联征　　　　　　B. 格雷·特纳（Grey Turner）征

C. 墨菲（Murphy）征　　　　　　D. 卡伦（Cullen）征

E. 惠普尔（Whipple）三联征

8. 对疑有腹腔内空腔脏器破裂的腹部闭合性损伤患者，在观察期内处理错误的是

A. 使用广谱抗生素　　　　　　B. 胃肠减压

C. 补充血容量　　　　　　D. 注射镇痛药

笔记

E. 禁饮食

9. 发生先天性腹股沟斜疝的最主要原因是

A. 腹外斜肌发育不全   B. 腹横筋膜发育不全

C. 腹内斜肌发育不全   D. 腹横肌发育不全

E. 腹膜鞘状突不闭锁

10. 不宜用作甲状腺功能亢进症（简称甲亢）常规治疗的药物是

A. 碘化物   B. 甲硫氧嘧啶   C. 丙硫氧嘧啶

D. 甲巯咪唑   E. 卡比马唑

11. 检查阴囊内肿物，若透光试验呈阳性，多表明肿块为

A. 睾丸炎   B. 睾丸肿瘤   C. 鞘膜积液

D. 腹外疝   E. 附睾炎

12. 直肠指检发现前列腺腺体有坚硬如石的不光整结节，首先要考虑的是

A. 前列腺炎   B. 前列腺增生   C. 前列腺结核

D. 前列腺脓肿   E. 前列腺癌

13. 男性，49岁。腰腿痛10年。查体：腰5骶1间压痛并放射至小腿外侧，左侧直腿抬高20度出现疼痛，直腿抬高加强试验阳性，最可能的诊断是

A. 棘上韧带炎   B. 棘突炎   C. 棘间韧带炎

D. 腰椎管狭窄症   E. 椎间盘突出症

14. 肩前方疼痛，肩关节活动受限，X线大致正常。在下列治疗中极为重要的是

A. 局部注射醋酸泼尼松龙　　　　B. 物理治疗、热疗

C. 肩关节主动功能锻炼　　　　　D. 针灸、按摩

E. 肩关节被动活动

15. 下列关于急性骨髓炎的叙述，正确的是

A. 最常见的致病菌是乙型溶血性链球菌

B. 多发生在骨干

C. 主要的感染途径是血源性感染

D. 老年人抵抗力弱，最易发病

E. 主要的感染途径是经淋巴系统感染

16. 自发性蛛网膜下腔出血的最常见原因是

A. 颅内动脉瘤破裂　　　　　　　B. 颅内肿瘤卒中

C. 脑动脉硬化　　　　　　　　　D. 颅内感染

E. 高血压

17. 漏斗胸常合并

A. 先天性心脏病　　　B. 上肢畸形　　　　C. 下肢畸形

D. 头颅畸形　　　　　E. 智力障碍

18. 门静脉高压症大出血的特点是

A. 发生急，来势猛，迅速引起休克　　B. 发生急，出血量不大

笔记

C. 右上腹绞痛后黑便

D. 剧烈呕吐，呕血及黑便

E. 只有便血，无呕血

19. 肝硬化最常见的并发症是

A. 自发性腹膜炎

B. 原发性肝癌

C. 肝性脑病

D. 门静脉血栓形成

E. 上消化道大出血

20. 下列关于隆起型结肠癌的描述，错误的是

A. 好发于左半结肠

B. 肿瘤向肠腔内生长，瘤体大

C. 生长慢，转移晚

D. 易发生溃烂、出血

E. 不易引起狭窄及梗阻

21. 急性胆囊炎的临床表现不包括

A. 右下腹持续性疼痛并阵发性加重

B. 大多伴有黄疸

C. 右上腹局限性肌紧张

D. 可伴有右肩部不适症状

E. 右上腹压痛

22. 急性阑尾炎最常见的并发症是

A. 阑尾穿孔、腹膜炎

B. 门静脉炎

C. 膈下脓肿

D. 盆腔脓肿

E. 肠间脓肿

23. 克罗恩（Crohn）病最多见于

A. 空肠   B. 回肠   C. 空回肠交界处

D. 回盲部   E. 回肠末端

24. 乳腺癌最常见的部位是

A. 内上象限   B. 外上象限   C. 内下象限

D. 外下象限   E. 乳头区

25. 急性胰腺炎最常见的原因是

A. 胰、胆管开口梗阻，胆汁逆流   B. 穿壁性消化性溃疡

C. 流行性腮腺炎   D. 饮酒

E. 胰腺外伤

26. 少尿是指24小时尿量少于

A. 400ml   B. 500ml   C. 600ml

D. 700ml   E. 800ml

27. 间歇性无痛性全程血尿最常见的原因是

A. 泌尿系统炎症   B. 泌尿系统结石   C. 泌尿系统结核

D. 泌尿系统肿瘤   E. 泌尿系统损伤

28. 不会因慢性损伤而受到损害的组织是

A. 骨   B. 关节

C. 肌肉、肌腱、韧带、骨膜   D. 血管

笔记

E. 淋巴结

29. 在脊髓损伤中，不可能出现的表现是

A. 四肢瘫   B. 双上肢瘫   C. 双下肢瘫

D. 截瘫   E. 节段性瘫痪

30. 男性，20岁。右上臂撞伤，中下段成角畸形，伤后腕关节不能主动背伸，各掌指关节不能主动伸直，除考虑肱骨干中下段骨折外，还应首先考虑的合并伤是

A. 臂丛神经损伤   B. 肌皮神经损伤   C. 桡神经损伤

D. 尺神经损伤   E. 正中神经损伤

二、填空题（每空1分，共20分）

1. 临床上常见的脑疝分为（　　）、（　　）和（　　）。

2. 缺血性肌肉挛缩主要临床表现可记作5P征，即（　　）、（　　）、（　　）、（　　）和无脉。

3. 肾癌的主要临床表现有（　　）、（　　）和（　　）。

4. Charcot三联征是指（　　），（　　），（　　）。

5. 胫骨上1/3骨折容易损伤的血管是（　　）。

6. 急性阑尾炎阑尾切除术后并发症有（　　）、（　　）、（　　）、（　　）。

7. 良性前列腺增生患者最常见的早期症状是（　　），而（　　）是其最重要的症状。

三、名词解释（每题5分，共15分）

1. 压力性尿失禁
2. 肘后三角
3. Whipple 三联征

四、简答题（每题10分，共20分）

1. 简述骨折的并发症。
2. 简述上尿路结石的治疗。

五、病例分析（共15分）

男性，35岁。因腹痛2天入院。患者2天前无明显诱因感上腹部疼痛不适，呈持续性钝痛，无放射痛，伴恶心、呕吐胃内容物1次，当时自行口服胃药（具体不详），腹痛不缓解。后腹痛转移至右下腹，呈持续性，阵发性加重，无腹胀、腹泻，无腰痛、血尿，不发热。今日腹痛蔓延至全腹，伴发热（体温38℃），为进一步治疗来院就诊。既往体健，否认外伤史、手术史及传染病史。查体：急性病容，步入诊室，神清合作，言语清，被动蜷曲体位。皮肤、巩膜无黄染，浅表淋巴结不肿大。颈部软，气管居中，甲状腺不肿大。双肺呼吸音清，无啰音。心脏各听诊区未闻及病理性杂音。腹平，未见胃肠型及蠕动波，肝、脾肋下未触及，全腹压痛、反跳痛、肌紧张，以右下腹为著，未触及包块，双肾区无叩击痛，移动性浊音未叩出，肠鸣音减弱。神经系统无阳性体征。辅助检查：血常规白细胞计数21.5×10^9/L，中性粒细胞占比0.8；腹部透视可见腹部数个小气液平面。

1. 该患者的诊断及诊断依据是什么？

2. 如何进行鉴别诊断？

3. 治疗原则是什么？

参考答案

参考答案

一、选择题

1. C 2. E 3. C 4. E 5. A 6. E 7. A 8. D 9. E 10. A 11. C 12. E 13. E 14. C 15. C 16. A 17. A 18. A 19. E 20. E 21. B 22. A 23. E 24. B 25. A 26. A 27. D 28. E 29. E 30. C

二、填空题

1. 小脑幕切迹疝或颞叶疝；枕骨大孔疝或小脑扁桃体疝；大脑镰下疝或扣带回疝

2. 无痛；苍白；感觉异常；肌肉瘫痪

3. 血尿；疼痛；肿块

4. 腹痛；寒战、高热；黄疸

5. 胫后动脉

6. 出血；切口感染；粘连性肠梗阻；阑尾残株炎

7. 尿频；排尿困难

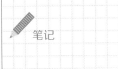

三、名词解释

1. 压力性尿失禁　即当腹内压力突然增高时，尿液不随意地流出。压力性尿失禁是由于膀胱和尿道间正常解剖关系的异常，使腹压增加，传导至膀胱和尿道的压力不等，膀胱压力增高而没有相应的尿道压力增高。

2. 肘后三角　肘关节完全屈曲时，肱骨内、外上髁，尺骨鹰嘴构成一等腰三角形，肘关节脱位时，3者关系改变。

3. Whipple三联征　见于胰岛素瘤患者，表现为空腹或运动后低血糖，症状发生时血糖＜2.2mmol/L，予以葡萄糖后症状可迅速缓解。

四、简答题

1. 答案见知识点总结第14周（一）3。

2. 答案见知识点总结第12周（三）2（3）。

五、病例分析题

1. 答案如下：该患者的诊断为急性弥漫性腹膜炎、急性阑尾炎穿孔。诊断依据：①病史。转移性右下腹痛伴全腹痛病史。②查体。全腹压痛、反跳痛、肌紧张，以右下腹为著，未触及包块，肠鸣音减弱。③辅助检查。血常规白细胞计数$21.5×10^9$/L，中性粒细胞占比0.8。

2. 答案如下：①胃十二指肠溃疡急性穿孔。多有溃疡病史，突发上腹剧痛并迅速扩展至全腹，全腹腹膜炎，板状腹，肝浊音界缩小或消失。腹部透视见膈下游离气体。该患者症状、体征以右下腹为主，膈下无游离气体，可排除胃十二指肠溃疡急性穿孔。②右输尿管结石。此病表现为右侧腰腹痛，阵发性绞痛剧烈，伴会阴部及大腿根部放射痛，右肾区叩击痛，实验室检查有尿隐血或血尿。该患者无腰痛、血尿，肾区无叩击痛，可除外右输尿管结石。③急性胰腺炎。多于饱餐或酒后发病，突发左上腹痛伴左腰背部放射痛，腹胀、呕吐，上腹部可有腹膜炎体征，血、尿淀粉酶升高，B超、CT检查可发现胰腺边缘模糊、胰周积液。该患者症状、体征、检查结果与胰腺炎不

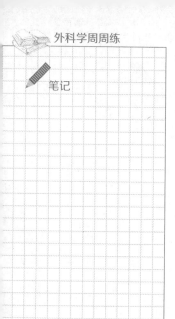

笔记

符，可排除。④急性胆囊炎。多于油腻饮食后发病，右上腹阵发性绞痛，伴右肩背部放射痛，查体右上腹压痛，可有腹膜炎体征。墨菲征阳性，有时触及肿大的胆囊。B超检查可发现胆囊肿大、壁厚、周围渗液。该患者症状及体征与急性胆囊炎不符，可基本除外此诊断可能。必要时查B超。

3. 答案如下：治疗原则为积极进行术前准备，急诊行剖腹探查阑尾切除、腹腔冲洗引流术，术后行抗炎、补液、营养支持、对症治疗。